Solved Question Bank (In Hindi)

पिडिएट्रीक नर्सिंग

(Pediatric Nursing)

For GNM Students
Previous 5 Years Question Papers

Solved Question Bank (In Hindi)

पिडिएट्रीक नर्सिंग

(Pediatric Nursing)

For GNM Students

Previous 5 Years Question Papers

Second Edition

Arjita Sengar PhD(N) MSc(N) BSc(N)

Professor

Vivekananda College of Nursing

Lucknow, Uttar Pradesh

India

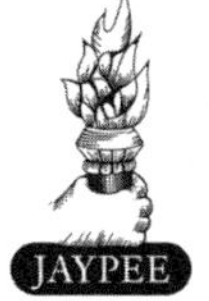

JAYPEE BROTHERS MEDICAL PUBLISHERS

The Health Sciences Publisher

New Delhi | London

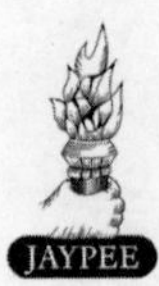

JAYPEE **Jaypee Brothers Medical Publishers (P) Ltd**

Headquarters
Jaypee Brothers Medical Publishers (P) Ltd
EMCA House, 23/23-B
Ansari Road, Daryaganj
New Delhi 110 002, India
Landline: +91-11-23272143, +91-11-23272703
+91-11-23282021, +91-11-23245672
Email: jaypee@jaypeebrothers.com

Corporate Office
Jaypee Brothers Medical Publishers (P) Ltd
4838/24, Ansari Road, Daryaganj
New Delhi 110 002, India
Phone: +91-11-43574357
Fax: +91-11-43574314
Email: jaypee@jaypeebrothers.com

Overseas Office
J.P. Medical Ltd
83, Victoria Street, London
SW1H 0HW (UK)
Phone: +44 20 3170 8910
Fax: +44 (0)20 3008 6180
Email: info@jpmedpub.com

Website: www.jaypeebrothers.com
Website: www.jaypeedigital.com

Inquiries for bulk sales may be solicited at: jaypee@jaypeebrothers.com

पिडिएट्रीक नर्सिंग [*Solved Question Bank (In Hindi): Pediatric Nursing*]

First Edition: 2015

Second Edition: **2024**

ISBN: 978-93-5696-554-6

Printed in India at Sterling Graphics Pvt. Ltd.

प्रस्तावना दूसरा संस्करण

नर्सिंग एक ऐसा प्रोफेशन है, जिसमें निरंतर कई प्रकार के कौशल एवं ज्ञान की वृद्धि दिन प्रतिदिन बढ़ रही है। जी.एन.एम. एक ऐसा कोर्स है जो इससे सक्रिय रूप से प्रभावित होता है। मेरी हमेशा से यही कोशिश रही है कि इन छात्रों के लिए नर्सिंग की शिक्षा को जितना सरलता से पढ़ाया जाए, उतना ही इनको लाभ होगा।

उत्तर भारतीय भाषा को ध्यान में रखते हुए एवं प्रथम संस्करण की सफलता के बाद इस संस्करण को पुनः प्रकाशित किया जा रहा है।

इस संस्करण में भी हमनें पुराने संस्करण के मूल को कायम रखा है, जैसे सरल हिन्दी भाषा, आवश्यक अंग्रेजी शब्दों का उपयोग तथा इंडियन नर्सिंग कौंसिल के प्रस्तावित पाठ्यक्रम के अनुरूप का पालन करना।

इस संस्करण में हिन्दी भाषी राज्यों द्वारा की जाने वाली परीक्षा के पिछले पाँच वर्षों के पेपर को हल किया गया है तथा साथ ही विगत दस वर्षों में हुई परीक्षाओं के प्रश्नों को Short notes, Long notes, MCQ's, Fill in the blanks एवं True or False के रूप में सम्मिलित किया गया है, ताकि छात्रों के पास पिछले पाँच वर्षों के प्रश्नपत्रों का कोष रहे एवं प्रत्येक परीक्षा में वे अधिक से अधिक लाभांन्वित रहें।

इस पुस्तक को लिखने का मुख्य उद्देश्य है, कि छात्रों को एक ही पुस्तक में सभी समस्याओं का सरल एवं उचित हल मिले तथा उन्हें परीक्षा उत्तीर्ण करने में कोई परेशानी न हो।

अर्जिता सेंगर

मुझे अत्यंत खुशी है कि मुझे यह सौभाग्य मिला कि मैं GNM के छात्रों के लिए 'पिडिएट्रीक नर्सिंग' के हल प्रश्न पत्र, हिन्दी भाषा में प्रस्तुत कर सकूँ।

GNM छात्रों को पढ़ाने के दौरान मैंने पाया कि इन छात्रों के लिए हिन्दी भाषा में ऐसे हल प्रश्न पत्र उपस्थित नहीं हैं, जो उन्हें परीक्षा में आने वाले प्रश्नों का सही उत्तर प्रदान कर सके। इसी बात को ध्यान में रखकर मैंने हिन्दी में ली जाने वाली परीक्षा के प्रश्न हल किए तथा उन्हें पुस्तक के रूप में प्रस्तुत किया। इस पुस्तक में प्रश्नों के उत्तर इस प्रकार दिए गए हैं, कि यह न सिर्फ Indian Nursing Council (INC) द्वारा प्रस्तावित पूर्ण पाठ्यक्रम को कवर करे, बल्कि साथ ही यह प्रत्येक राज्य में हिन्दी भाषा में होने वाली GNM की परीक्षा में भी छात्रों को लाभान्वित कर सके।

इस पुस्तक को लिखते समय इस बात पर विशेष ध्यान दिया गया है कि इसकी भाषा सरल हिन्दी में हो। साथ ही तकनीकी एवं चिकित्सकीय शब्दों के लिए अंग्रेजी का भी प्रयोग किया गया है। परीक्षा के हल प्रश्नों के अलावा, परीक्षा में संभावित, आवश्यक एवं अतिरिक्त प्रश्नों को भी इस पुस्तक में Short notes, Long notes, MCQs, Fill in the blanks एवं True or False के रूप में सम्मिलित किया गया है, ताकि यह छात्रों को सहायता प्रदान कर सके एवं परीक्षा की तैयारी करते समय, सभी प्रश्नों के उत्तर एक ही पुस्तक में मिल जाए।

इस पुस्तक को लिखते समय GNM छात्रों की आश्यकताओं पर विशेष ध्यान दिया गया है तथा इसे पूरे ध्यान एवं सतर्कता के साथ पूरा किया गया है।

अर्जिता सेंगर

इस पुस्तक को पूरा करना मेरे अकेले की उपलब्धि नहीं है। ऐसे कई लोग हैं, जिनके बिना इस पुस्तक का पूरा होना संभव नहीं था। इस पुस्तक को पूरा करने में कई लोगों ने प्रत्यक्ष एवं अप्रत्यक्ष रूप से मेरी सहायता की एवं मुझे अपना सहयोग दिया। इस कार्य को पूरा करने में कुछ विशेष लोगों का आशीर्वाद, प्यार, प्रोत्साहन एवं मार्गदर्शन मिला, जिन्हें मैं दिल से धन्यवाद करना चाहती हूँ।

सबसे पहले मैं उस परमपिता परमेश्वर का धन्यवाद करना चाहूँगी जिनका आशीर्वाद सदा मेरे ऊपर रहता है तथा जो मुझे जीवन में अच्छे एवं बुरे समय में आगे बढ़ते रहने का साहस देते हैं।

मैं धन्यवाद करना चाहती हूँ मेरे पिताश्री एसके सिंह जी का, मेरी माँ श्रीमती अरूणलता सिंह जी का एवं मेरी सास श्रीमती नमिता यादव जी का जिनका आशीर्वाद हमेशा मेरे साथ रहता है तथा जो हमेशा यह कामना करते हैं, कि मुझे जीवन में सफलता मिले।

मैं Vivekananda Polyclinic and Institute of Medical Sciences, Lucknow के सेक्रेटरी स्वामी मुक्तिनाथानंद की अत्यंत आभारी हूँ जिनके सहयोग एवं मार्गदर्शन से इस पुस्तक का कार्य सरलता से संभव हो पाया।

मैं अपने GNM छात्रों की भी आभारी हूँ, जिनकी आवश्यकता एवं जिज्ञासा ने मुझे यह विचार दिया कि मैं उनके लिए यह पुस्तक लिखूं। उनके बिना इस पुस्तक का अस्तित्व संभव नहीं है।

इस पुस्तक को यहाँ तक पहुँचाना कदापि संभव न हो पाता, यदि मेरे पति श्री अंकित यादव ने मेरा साथ न दिया होता। उनके निरंतर प्रोत्साहन, सहयोग एवं विश्वास के कारण ही मैं यह कार्य पूरा करने में सक्षम रही।

मैं मेसर्स जेपी ब्रदर्स मेडिकल पब्लिशर्स (प्रा.) लिमिटेड, नई दिल्ली, की पूरी टीम की बहुत आभारी हूँ, जिन्होंने मेरी मदद की और मार्गदर्शन किया। श्री जितेंदर पी विज (ग्रुप चेयरमैन), श्री अंकित विज (मैनेजिंग डायरेक्टर), श्री एम.एस. मनी (ग्रुप प्रेसिडैन्ट), डॉ मधु चौधरी (डायरेक्टर–एजुकेशन पब्लिशिंग), सुश्री पूजा भंडारी [डायरेक्टर–प्रोडक्शन (बुक्स और जर्नल)], सुश्री सुनीता काटला (एग्जीक्युटिव असिस्टेंट, ग्रुप चेयरमैन और पब्लिशिंग मैनेजर), श्री अजय कुमार शर्मा [डिप्टी जनरल मैनेजर (बुक्स और जर्नल)], सुश्री समीना खान (एग्जीक्युटिव असिस्टेंट, डायरेक्टर–एजुकेशन पब्लिशिंग), सुश्री जितिका रॉयल (कंटेंट स्ट्रेटेजिस्ट–नर्सिंग), श्री राजेश शर्मा (प्रोडक्शन कोऑर्डिनेटर), सुश्री सीमा डोगरा (कवर विजुअलाइज़र), नेहा वर्मा (ग्राफिक डिजाइनर), श्री मिथिलेश सिंह (प्रुफ़रीडर), श्री महेश चन्द जोशी (टाईपसेटर) और उनकी टीम के सदस्यों को इस प्रोजेक्ट में काम करने और इसे सफल बनाने के लिए उनके पूरे सहयोग के लिए धन्यवाद। उनके सहयोग के बिना मैं यह प्रोजेक्ट पूरा नहीं कर पाती।

अनुक्रमाणिका

SOLVED PAPERS

1.	Pediatric Nursing, November 2023	3
2.	Pediatric Nursing, November 2022	18
3.	Pediatric Nursing, December 2021	34
4.	Pediatric Nursing, February 2020	46
5.	Pediatric Nursing, August 2019	58

OTHER IMPORTANT QUESTIONS

6.	Short Notes	87
7.	Long Answers	151
8.	Multiple Choice Questions	206
9.	Fill in the Blanks	235
10.	True and False	249

Solved Papers

PEDIATRIC NURSING

November 2023

Course: Diploma in General Nursing and Midwifery   **Year:** Second

Subject: Pediatric Nursing   **Code:** 4509

Time: 3 hours   **M. Marks:** 75

1. **Four options of answer of each question are given, only one option is correct. Choose and write only the correct option. ($1 \times 5 = 5$)**

1.1 **Shakir's tape is used by a nurse for measurement of ....**
शाकिर के टेप का उपयोग नर्स द्वारा माप के लिए किया जाता है।
(a) Head circumference (सिर की परिधि)
(b) Chest circumference (छाती की परिधि)
(c) Mid upper arm circumference (बांह के मध्य की परिधि)
(d) Height of the Baby (शिशु की ऊंचाई)
उत्तर: (c) Mid upper arm circumference (बांह के मध्य की परिधि)   1

1.2 **Newborn baby's birth weight is less than 2500 gm is known as ....**
नवजात शिशु का वजन जन्म के समय 2500 ग्राम से कम होना कहलाता है।
(a) Pre term (प्री टर्म)
(b) Low birth weight (जन्म के समय कम वजन)
(c) Large for date (तारीख के लिए बड़ा)
(d) Post term (पोस्ट टर्म)
उत्तर: (b) Low birth weight (जन्म के समय कम वजन)   1

1.3 **Exclusive breast feeding is recommended at least for .... months**
कम से कम के लिए विशेष स्तनपान की सिफारिश की जाती है।
(a) 4 months (4 महीने)
(b) 6 months (6 महीने)
(c) 9 months (9 महीने)
(d) 12 months (12 महीने)
उत्तर: (b) 6 months (6 महीने)   1

1.4 **Kangaroo mother care is useful for the management & prevention of ....**
कंगारू मदर केयर प्रबंधन एवं रोकथाम के लिए उपयोगी है।
(a) Seizures (दौरे)

    (b) Hypothermia (हाइपोथर्मिया)

    (c) Enuresis (एन्यूरेसिस)

    (d) Jaundice (पीलिया)

    उत्तरः (b) Hypothermia (हाइपोथर्मिया)   1

1.5 **An Infant gives social smile to a familiar face at the age of ....**
एक शिशु इस उम्र में एक परिचित चेहरे पर सामाजिक मुस्कान देता है।

    (a) 2 to 4 weeks (2 से 4 सप्ताह)

    (b) 6 to 8 weeks (6 से 8 सप्ताह)

    (c) 10 to 12 weeks (10 से 12 सप्ताह)

    (d) 13 to 14 weeks (13 से 14 सप्ताह)

    उत्तरः (c) 10 to 12 weeks (10 से 12 सप्ताह)   1

2. **Choose right and wrong in the following statements: (1 × 5 = 5)**

2.1 **BFHI was launched in 1993.**
बीएफएचआइ को 1993 में लॉन्च किया गया था।
उत्तरः सही   1

2.2 **Patent ductus arteriosus is an acyanotic congenital heart disease.**
पेटेंट डक्टस आर्टेरियोसस एक एसाइनोटिक जन्मजात हृदय रोग है।
उत्तरः सही   1

2.3 **Cracked pot sign is seen in a patient with hydrocephalus.**
हाइड्रोसिफ़लस के रोगी में पॉट फूटने का लक्षण दिखाई देता है।
उत्तरः सही   1

2.4 **Phototherapy is used in the treatment of neonatal sepsis.**
फोटोथेरेपी का उपयोग नवजात सेप्सिस के उपचार में किया जाता है।
उत्तरः गलत   1

2.5 **In hypospadias urethral opening is present on the ventral side of the penis.**
हाइपोस्पेडिया में मूत्रमार्ग का उद्घाटन लिंग के उदर पक्ष पर मौजूद होता है।
उत्तरः सही   1

3. **Fill up the blanks: (1 × 5 = 5)**

3.1 **First stool of newborn baby is known as ....**
नवजात शिशु का पहला मल कहलाता है।
उत्तरः Meconium (मीकोनियम)   1

3.2 **Surgical management for phimosis is:**
फिमोसिस के लिए सर्जिकल प्रबंधन है।
उत्तरः Circumcision (सर्कमसिज़न)   1

3.3 .... neonatal reflex is essential for breast feeding

.... नवजात शिशु का रिफ्लेक्स स्तनपान के लिए आवश्यक है।

उत्तर: Suckling (चूसना) 1

3.4 Wilm's tumor is a tumor of .... organ

विल्म्स ट्यूमर .... अंग का ट्यूमर है।

उत्तर: Kidney (गुर्दा) 1

3.5 .... disease is characterized by yellowish discoloration of skin

.... इस रोग की विशेषता त्वचा का रंग पीला पड़ना है।

उत्तर: Jaundice (पीलिया) 1

4. Write short notes on any 4 of the following.

4.1 Write about antenatal preventive paediatrics.

प्रसवपूर्व निवारक बाल चिकित्सा के बारे में लिखें।

उत्तर: प्रसवपूर्व निवारक बाल चिकित्सा (Antenatal Preventive Pediatrics) प्रसवपूर्व, बच्चों में बीमारियों की रोकथाम तथा शारीरिक एवं मानसिक स्वास्थ्य को बढ़ावा देने को प्रसवपूर्व निवारक बाल चिकित्सा कहते हैं।

उद्देश्य (Aim)

रोगों की रोकथाम तथा शारीरिक, मानसिक एवं सामाजिक स्वास्थ्य को बढ़ावा देना ताकि बच्चा जिस भी लिंग का पैदा हो, अपनी आनुवांशिक (genetic) क्षमता को पूर्णतः प्राप्त कर सके।

निवारक चिकित्सा के पाँच आयाम (Five Components of preventive pediatrics)

1. अच्छे स्वास्थ्य को बढ़ावा देने के लिए अच्छा पोषण (Nutrition to promote good health)
2. स्वास्थ्य देखभाल और स्वास्थ्य को बनाए रखना (Health care and health maintenance)
3. बचपन के रोगों की रोकथाम के लिए टीकाकरण (Immunizations to prevent childhood diseases)
4. सुरक्षा एवं दुर्घटनाओं की रोकथाम (Safety and accident prevention)
5. घर में भावनात्मक वातावरण (Emotional climate in the home).

प्रसवपूर्व देखभाल के उद्देश्य (Objectives of antenatal care)

निवारक बाल चिकित्सा के लिए प्रसवपूर्व देखभाल का बहुत महत्व है। क्योंकि यदि गर्भावस्था के दौरान माँ स्वस्थ है तो उसका सीधा असर बच्चे के स्वास्थ्य पर पड़ता है। इसलिए प्रसवपूर्व देखभाल के निम्नलिखित उद्देश्य होते हैं:

• गर्भावस्था के दौरान माँ के स्वास्थ्य को बढ़ावा देना, बचाना तथा बनाए रखना।

- उच्च जोखिम गर्भावस्था का समय रहते पता लगाना तथा उसका ध्यान एवं प्रबंधन करना।
- होने वाली जटिलताओं का अनुमान लगाना तथा उन्हें रोकना।
- डिलीवरी से संबंधित घबराहट एवं डर को हटाना।
- मातृ एवं शिशु मृत्यु दर एवं रुग्णता दर (maternal and infant mortality and morbidity rate) को कम करना।

4.2 Piagets theory of cognitive development.
संज्ञानात्मक विकास का पियागेट सिद्धांत।
उत्तरः संज्ञानात्मक विकास का पियागेट सिद्धांत (Piaget's Theory of Cognitive development).

डॉ. जीन पियागेट ने बुद्धि के विषय में अपना तर्क दिया कि बुद्धि जन्मजात नहीं होती है। जैसे-जैसे बच्चे की आयु बढ़ती है, वैसे-वैसे उसका कार्य क्षेत्र भी बढ़ता है और बुद्धि का विकास भी संभव होता है। प्रारंभ में बच्चा सिर्फ सरल सम्प्रत्ययों (concept) को सीखता है और जैसे-जैसे में उसका अनुभव बढ़ता है, बुद्धि का विकास होता है, वह जटिल सम्प्रत्ययों (concept) को सीखता है।

बालक के संज्ञानात्मक विकास की चार अवस्थाएँ होती है–

1. संवेदी पेशीय अवस्था (Sensory motor stage) (0–2 वर्ष)
   - यह संज्ञानात्मक विकास की प्रथम अवस्था होती है।
   - यह 2 वर्ष तक अवस्था होती है, जिसमें बच्चा केवल सरल क्रियाएँ ही करता है।
   - इस सरल क्रियाओं को पियागेट ने सहज स्कीमा कहा है।

2. पूर्व-सक्रिय अवस्था (Pre-operational stage) (2-7 वर्ष)
   - यह द्वितीय अवस्था होती है जो 2-7 वर्ष तक होती है।
   - इसमें बच्चा अपने आस-पास की वस्तुओं और प्राणियों व शब्दों में संबंध स्थापित करना सीखता है।
   - बच्चे प्रायः खेल के अनुकरण (act of play) द्वारा सीखते हैं।
   - बच्चा भाषा सीखने लगता है एवं चिंतन करना शुरु कर देता है।

3. मूर्तसंक्रिया अवस्था (Concrete operational stage) (7–11 वर्ष)
   - इस अवस्था में बालक अधिक व्यवहारिक व यथार्थवादी होते हैं।
   - तर्कशक्ति की क्षमता का विकास होना प्रारम्भ हो जाता है। इस अवस्था में बच्चे वस्तुओं को उनके गुणों के आधार पर पहचानना शुरु कर देते हैं।
   - गणित (maths) को जानना व वस्तुओं को गिनना शुरु कर देते हैं।

4. औपचारिक संक्रिया की अवस्था (Formal operational stage) (12 वर्ष से वयस्क होने तक)
   - बच्चा विसंगतियों को समझने की क्षमता रखता है।
   - बच्चा घटनाओं की परिकल्पना बनाने लगता है और इन्हे सत्यापित करने का भी प्रयास करता है।

- बच्चा इस अवस्था में विचारों को संगठित करना और वर्गीकृत करना सीख जाता है।
- यह अवस्था संघ्यानात्मक विकास की अंतिम अवस्था होती है।

4.3   **Explain play therapy. प्ले थेरेपी को समझाइये।**
उत्तरः वर्ष 2020 की प्रश्न संख्या 4.2 देखें।

4.4   **Role of parents in health promotion of adolescents.**
एडोलेसेंट्स के स्वास्थ्य संवर्धन में माता-पिता की भूमिका।
उत्तरः एडोलसेंट्स के स्वास्थ्यवर्धन में माता पिता की भूमिका (Role of parents in health promotion of adolescents)

निम्नलिखित भूमिका द्वारा माता-पिता एडोलसेंट्स बच्चों में स्वास्थ-वर्धन कर सकते हैं:

1.   **पोषण (Nutrition)**
   - यौवनावस्था में बच्चे 20% लम्बाई ग्रहण करते हैं तथा वयस्क काल के वजन का 25-50% वजन भी इसी दौरान बढ़ता है।
   - इस अवस्था में बच्चों में तेजी से शारीरिक विकास होता है, जिसके लिए बच्चों को अच्छे संतुलित एवं पोषक भोजन की आवश्यकता होती है।
   - परन्तु यौवनावस्था में बच्चे विभिन्न कारणों से अपनी recommended diet से कम खाना ग्रहण करते हैं।
   - माता-पिता इस बात पर विशेष ध्यान दें कि बच्चों की जरूरत और पसंद को ध्यान में रखकर उनको पोषक भोजन मिले ताकि उनकी वृद्धि और विकास अच्छे से हो सके।

2.   **यौवनावस्था में बच्चों की काउंसलिंग (Adolescent counseling)**
   - इस उम्र में बच्चे कई प्रकार के बढ़ते शारीरिक, मानसिक, भावनात्मक, सामाजिक तथा यौनिक परिवर्तन से गुजरते हैं।
   - इन सब बढ़ते आचरण के कारण वो चिंताजनक तथा परेशान हो सकते हैं।
   - उनके मानसिक स्वास्थ्य को बनाए रखने के लिए आवश्यक है कि माता पिता बच्चों को सहयोग प्रदान करें, उनकी बातें सुनें, उन्हें समय दें।
   - यदि आवश्यक हो तो बच्चों को professional counselor के पास ले कर जाएँ।
   - ऐसा करने से बच्चों में होने वाली मानसिक बीमारियों का समय रहते इलाज़ किया जा सकता है तथा मानसिक स्वस्थता को बढ़ावा दिया जा सकता है।

3. **यौवनावस्था में होने वाली स्वास्थ्य समस्याओं की रोकथाम (Prevention of adolescent health problems)**
   - माता पिता यौवनावस्था में बच्चों में होने वाली बीमारियों के बारे में जानकारी प्राप्त कर सकते हैं। वह इस जानकारी का प्रयोग अपने बच्चों में इन समस्याओं की रोकथाम के लिए कर सकते हैं।
   - यौवनावस्था में होने वाली कुछ स्वास्थ्य समस्याएँ हैं:
     - मोटापा (Obesity)
     - एनीमिया (Anemia)
     - खाने के रोग (Eating disorders)
     - किशोरवय में गर्भावस्था (Teenage pregnancy)
     - गर्भपात (Abortion)
     - कील मुंहासे (Acne)
     - मासिक धर्म की अनियमितता (Irregular periods)

4. **बच्चों में सकारात्मक व्यवहार का विकास करना (Development of positive behavior in adolescents)**
   - बच्चों को अच्छा ज्ञान प्रदान करना तथा उनके नैतिक मूल्यों को मजबूत बनाना ताकि वह मानसिक तौर पर मजबूत बन सकें।
   - उनको एक सुरक्षित तथा सहयोगी वातावरण प्रदान करना।
   - उनको पढ़ने लिखने के लिए अधिक दबाव में न लाना तथा किसी भी प्रकार की वचनात्मक एवं क्रियात्मक क्रिया को प्रोत्साहित करना।

4.5 **Role of nurse in prevention of adolescent obesity.**
एडोलेसेंट्स मोटापे की रोकथाम में नर्स की भूमिका।

उत्तरः एडोलेसेंट्स में मोटापे की रोकथाम में नर्स की भूमिका (Role of nurse in prevention of adolescent obesity)

1. **पोषण आहार (Diet)**
   - एडोलेसेंट अवस्था में बच्चे खाने-पीने में बड़े नखरीले हो जाते हैं, वहीं उनकी शारीरिक आवश्यकताएँ बढ़ जाती है।
   - नर्स विभिन्न स्कूलों एवं कॉलेजों में जाकर बच्चों को बढ़ती उम्र एवं शारीरिक आवश्यकताओं की पूर्ति के लिए पोषण संबंधित ज्ञान प्रदान कर सकती है, ताकि बच्चे सही खाना, सही मात्रा में लें।
   - वह बच्चों को स्वस्थ एवं अस्वस्थ भोजन के बीच अंतर एवं उसके फायदे और नुकसान बता सकती है।
   - वह बच्चों को इस अवस्था में वजन बढ़ने के नुकसान के बारे में एवं उससे होनी वाली बीमारियों के बारे में जानकारी दे सकती है।

2. **व्यायाम (Exercise)**
   - मोटापे का सबसे बड़ा कारक होता है व्यायाम की कमी। नर्स यौवनावस्था के बच्चों को व्यायाम के महत्व के बारे में ज्ञान दे सकती है।
   - वह स्कूलों के साथ संबंधित होकर विभिन्न स्कूलों में व्यायाम कराने के महत्त्व का बता सकती है एवं ऐसे कार्यक्रम आरंभ करा सकती है।
   - बच्चों को विभिन्न प्रकार के स्पोर्ट्स खेलने के लिए प्रोत्साहित कर सकती है।

3. **मानसिक कारक (Psychological factors)**
   - यौवनावस्था वह अवस्था है जब बच्चे बड़े सामाजिक, मानसिक, शारी. रिक तथा पढ़ाई संबंधित परिवर्तनों से गुजरते हैं, जो कभी-कभी उनमें तनाव की स्थिति पैदा करती है, जिससे आराम पाने के लिए बच्चे तनाव खानपान (Stress eating) करते हैं।
   - यौवनावस्था के बच्चों में stress eating मोटापे का मुख्य कारण है।
   - नर्स बच्चों की समय-समय पर काउंसलिंग कर उनके तनाव को कम करने में मदद कर सकती है।

4. **पारिवारिक एवं सामाजिक कारकों का निवारण (Prevention of family and social factors)**
   - कई परिवारों में खाने की आदतें स्वास्थ्यवर्धक नहीं होती हैं जैसे अधिाक तला-भुना खाना, बाहर खाना, व्यायाम न करना आदि।
   - नर्स इस प्रकार के परिवारों को खान-पान परिवर्तन के बारे में ज्ञान प्रदान कर सकती है ताकि बच्चों में अच्छी आदतों का विकास हो और वो मोटापे से ग्रसित न हों।

5. **कुछ रोग और दवाएँ (Certain diseases and medication)**
   - यौवनावस्था में कुछ रोग होते हैं जो बच्चों में होते हैं, जैसे Hypothyroidism, PCOD आदि। नर्स को इन रोगों के बारे में बच्चों को जागरूक और प्रेरित करना चाहिए।
   - कुछ दवाएँ भी होती हैं जो मोटापे को बढ़ावा देती है जैसे Prednisone, Gabapentin, propranolol आदि। यदि कोई बच्चा ये दवाएँ खा रहा है तो उसे मोटापा हो सकता है। नर्स को ऐसा बच्चों को इन दवाओं के साथ मोटापा ना होने के लिए शिक्षित करना चाहिए।

4.6 **Trends in pediatric nursing**
बाल चिकित्सा नर्सिंग में रुझान
उत्तरः वर्ष 2022 की प्रश्न संख्या 5.6 देखें।

5. **Answer in details of any 4 of the following:**

5.1 **Define cleft lip and palate. Write the types of cleft lip and palate. Describe the management of cleft lip and palate.**

कटे होंठ एवं तालु को परिभाषित करें। कटे होंठ एवं तालु के प्रकार लिखिए। कटे होंठ एवं तालु के प्रबंधन का वर्णन करें।

उत्तरः क्लैफ्ट लिप एवं क्लैफ्ट पैलेट (Cleft lip and Cleft palate)

परिभाषा (Definition)

यह चेहरे का एक जन्मजात विकार (Congenital Malformation) है, जो पहली ब्रेकियल वक्र (first branchial arch) के जुड़ने (fusion) की विफलता के कारण उत्पन्न होता है।

क्लैफ्ट लिप (Cleft Lip): यह होठों का विकार होता है, उसमें होंठ पूर्णरूप से विकसित नहीं होते हैं।

क्लैफ्ट पैलेट (Cleft Palate): मुँह की ऊपरी सतह पर छिद्र (Opening) या फिशर (fissure) के पाए जाने को क्लैफ्ट पैलेट कहते हैं।

कटे होंठ (cleft lip) के प्रकार

- फॉर्म फ्रस्ट यूनिलेटरल क्लेफ्ट लिप (Forme fruste unilateral cleft lip)
- इनकंप्लीट यूनिलेटरल क्लेफ्ट लिप (Incomplete unilateral cleft lip)
- इनकंप्लीट बाइलेटरल क्लेफ्ट लिप (Incomplete bilateral cleft lip)
- कंपलीट बाइलेटरल क्लेफ्ट लिप (Complete bilateral cleft lip)

कटे तालु के प्रकार (Types of Cleft palate)

- इन्कंप्लीट क्लेफ्ट पैलेट (Incomplete cleft palate)
- कंप्लीट क्लेफ्ट पैलेट (Complete cleft palate)
- सबम्यूकस क्लेफ्ट पैलेट (Submucous cleft palate)

सर्जिकल प्रबंधन (Surgical Management)

1. **क्लैफ्ट लिप (Cleft Lip)**
   - इस विकार को ठीक करने के लिए चीलोप्लास्टी (Cheiloplasty) सर्जरी की जाती है।
   - यह सर्जरी 2 से 3 महीने की उम्र में की जाती है।

2. **क्लैफ्ट पैलेट (Cleft Palate)**
   - इस विकार को ठीक करने के लिए पैलेटोप्लास्टी (Palatoplasty) की जाती है।
   - यह सर्जरी 1 से 2 वर्ष की आयु में की जाती है।

सर्जरी से पहले नर्सिंग प्रबंधन (Nursing Management before surgery)

- माता-पिता को भावात्मक सहयोग प्रदान करें।
- उन्हें सर्जरी की प्रक्रिया एवं सर्जरी के बाद की जाने वाली विशेष देखभाल के बारे में जानकारी दें।

- बच्चे को शल्य-चिकित्सक के निर्देशानुसार सर्जरी के लिए तैयार करें।
- बच्चे की सर्जरी की लिखित अनुमति माता-पिता से लें।
- बच्चे की सभी जाँच एवं दस्तावेज तैयार करए इसे सर्जरी के लिए O.T. भेजें।

सर्जरी के बाद नर्सिंग प्रबंधन (Nursing Management after Surgery)

- विकार की सर्जरी वाले भाग का विशेष ध्यान रखें।
- बच्चे का गहन अवलोकन (Close observation) करें।
    - Vital signs
    - सर्जरी के भाग के रक्तस्राव
    - मौखिक स्राव (Oral secretions)
    - उल्टी (Vomiting)
    - रोना (Crying)
- टांके पर किसी प्रकार के दबाव, क्षति, या संक्रमण की रोकथाम करें।
- बच्चे के होंठ पर adhesive tape लगाएँ, यह तनाव कम करता है तथा उसे मम्मी प्रतिबंधक (Mummy restraint) में रखें।
- बच्चे को पोषक आहार सावधानीपूर्वक दें। उसे Nasogastric tube द्वारा आहार दें।
- Cleft palate की सर्जरी के बाद बच्चे को Prone स्थिति में लिटाएँ। उसे चूसने तथा तेज़ बोलने से मना करें।
- शिशु का द्रव संतुलन बनाए रखें।
- इसकी देखभाल करते समय हाथ ठीक प्रकर से धोएं तथा aseptic विधि का प्रयोग करें।
- समय-समय पर बच्चे के मुँह एवं टाँकों की सफाई करें, विशेषकर आहार देने के बाद।
- टाँकों पर antibiotic cream/ointment लगाएँ
- पीड़ा को कम करने के लिए analgesic दवाएँ दें तथा संक्रमण की रोकथाम के लिए antibiotic दवाएं दें।
- माँ-पिता को नियमित रूप से आवश्यक जानकारी एवं निर्देश देते रहें।
- उन्हें निम्नलिखित विषय पर स्वास्थ्य शिक्षा दें:–
    - आहार एवं विधि (Feeding and its methods)
    - संक्रमण की रोकथाम (Prevention of infection)
    - पुर्नवासन (Rehabilitation)
    - समाजिक समंजन (Social adjustment)
    - भाषा थैरेपी (Speech therapy)

5.2   Define spina bifida. Explain the types of spina bifida. Describe the management of spina bifida.

स्पाइना बिफिडा को परिभाषित करें। स्पाइना बिफिडा के प्रकार बताएँ। स्पाइना बिफिडा के प्रबंधन का वर्णन करें।

उत्तरः Definition and management वर्ष 2020 की प्रश्न संख्या 5.5 देखें।

प्रकार (Types)

- स्पाइना बाईफिडा ओकल्टा (Spina bifida occulta): यह प्रकट रूप नहीं होता है।
- स्पाइना बाईफिडा मेनीफेस्टा (Spina bifida manifesta): यह प्रकट रूप होता है। इसके दो प्रकार हैं–
  1. मेनिनगोसील (Meningocele)
  2. मेनिनगोमाइलोसील (Meningomyelocele)

5.3 **Define hookworm infection. Write about the cause and mode of transmission. Explain about the preventive measures of hook worm infection.**

हुकवर्म संक्रमण को परिभाषित करें। संचरण के कारण और तरीके के बारे में लिखें। हुकवर्म संक्रमण से बचाव के उपाय बताएं।

उत्तरः हुकवर्म संक्रमण (Hookworm infection)

हुकवर्म मनुष्य की आंतों में रहने वाला एक परजीवी (parasite) है, जिसके कारण हल्के दस्त व पेट में मरोड़ की समस्या हो जाती है। हुकवर्म से होने वाला गंभीर संक्रमण नवजात शिशुओं में और छोटे बच्चों में घातक स्थिति बना सकता है।

कारण (Causes)

- संक्रमित व्यक्ति के मल से मिट्टी दूषित हो जाना।
- त्वचा का मिट्टी के संपर्क में आना।
- खाद्य पदार्थों में उपस्थित वर्म को खा जाना।

लक्षण (Signs and symptoms)

- पेट में तकलीफ महसूस होना (Disomfort in stomach)
- आँतों में ऐंठन होना (Cramps in intestine)
- खाँसी (Cough)
- दस्त (Diarrhoea)
- थकान (Fatigue)
- बुखार (Fever)
- कमजोरी महसूस होना (Weakness)
- आयरन की कमी वाला एनीमिया (Iron deficiency anemia)
- कुपोषण (Malnutrition)
- गैस (Gas)
- खुजलीदार चकत्ते (Itching petechica)
- मिचली एवं उल्टी (Nausea and vomiting)
- त्वचा पीली पड़ जाना (Paleness of skin)

रोकथाम के उपाय (Preventive measures)

- मिट्टी को मुँह के अंदर न जाने दें और फलों और सब्जियों को बिना धोए न खाएँ क्योंकि ये हुकवर्म से दूषित हो सकते हैं।
- घर के बाहर निकलने से पहले जूते पहन लें, विशेषकर ऐसे क्षेत्रों में जहाँ मिट्टी दूषित हो।
- खुली जगह शौच न करें तथा शौचालय का प्रयोग करें।
- उर्वरकों के रूप में मानव मल का प्रयोग न करें।
- हमेशा स्वच्छ पानी पिएँ।
- भोजन को खाने से पहले अच्छी तरह धो लें और पका कर खायें।
- अपने हाथों को नियमित रूप से व अच्छे से धोए, विशेषकर खाने से पहले।
- यदि घर में पालतू जानवर है तो उनका वर्म के लिए इलाज कराएँ।
- बगीचे में काम करने के दौरान थोड़ा सावधानी बरतें जैसे जूते एवं दस्ताने पहने।

5.4 **Define otitis media. Write the causes and signs and symptoms. What is the management of otitis media.**

ओटाइटिस मीडिया को परिभाषित करें। कारण और लक्षण लिखें। ओटाइटिस मीडिया का प्रबंधन क्या है?

उत्तरः परिभाषा (Definition): मध्य कान में संक्रमण एवं प्रदाह (Infection and inflammation) को ओटाइटिस मीडिया कहते हैं।

कारण (Causes)

- संक्रमण (Infection)
- जुकाम (Cold)
- एलर्जी (Allergies)
- सोर गला (Sore throat)
- Eustachian tube का बंद होना (Blockage of Eustachian tube)

जोखिम कारक (Risk factors)

- जन्म से विकार (Congenital abnormalities)
- रोग क्षमता की कमी (Immune deficiencies)
- पारिवारिक इतिवृत्त (Family history)
- तत्काल उच्च श्वसन संक्रमण (Immediate upper respiratory infections)
- एलर्जी (Allergy)

लक्षण (Symptoms)

- पीड़ा (Pain)
- बुखार (Fever)
- शारीरिक पीड़ा (Malaise)

- सिरदर्द (Headache)
- सुनने की क्षमता में कमी (Reduced hearing)

चिकित्सा प्रबंधन (Medical management)

Systemic antibiotic therapy

- यह Culture एवं Sensitivity के आधार पर दी जाती है।
- मुख्य रूप से दी जाने वाली Antibiotic दवाएँ हैं:
    - Erythromycin
    - Ampicillin
    - Penicillin
    - Tetracycline
    - Ciprofloxacin
- इसके अलावा Antibiotic ear drops एवं 2% acute acid drops का प्रयोग भी संक्रमण को कम करने के लिए किया जाता हैं।

Decongestants

यह कान के Drainage को Eustachian tube द्वारा बाहर निकालने में सहायता करता हैं। उदाहरण—Phenylphrine

Analgesics

यह दर्द कम करने के लिए दिए जाते हैं।

शल्य चिकित्सा प्रबंधन (Surgical management)

- Tympanoplasty: इस शल्य क्रिया में मध्य कान के पर्दे का मरम्मत और उसका पुनः निर्माण किया जाता है। इसमें सबसे मुख्य क्रिया है Myringotomy एवं Myringoplasty.
- Mastoidectomy: इसे Tympanoplasty के साथ ही किया जाता है ताकि रोगी टिसू (Diseased tissue) तथा संक्रमण के स्त्रोत को हटाया जा सके।

5.5 **What do you mean by child abuse? Explain about the types of child abuse. Write the role of a nurse in prevention of child abuse.**

बाल शोषण से आप क्या समझते हैं? बाल शोषण के प्रकारों के बारे में बताएं। बाल शोषण की रोकथाम में नर्स की भूमिका लिखिए।

परिभाषा: यह समाज की एक ऐसी अवस्था है जिसमें जानबूझकर अपने लाभ के लिये बच्चे को शारीरिक एवं मानसिक रूप से प्रताड़ित किया जाता है।

बाल शोषण का वर्गीकरण (Classification of child abuse)

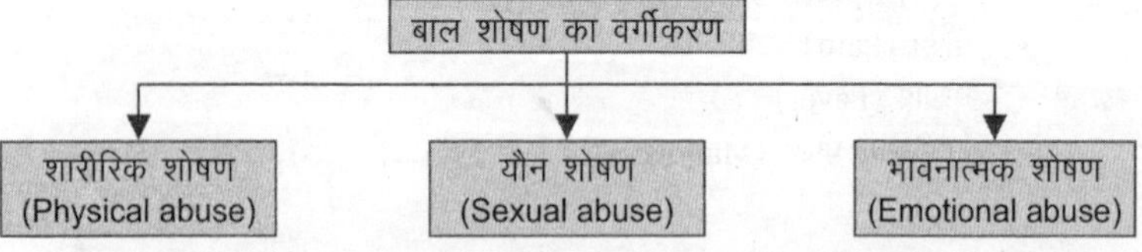

कारण (**Causes**)

- शारीरिक शोषण
    - माता-पिता के बीच लड़ाई
    - विद्यालय से कई बार गायब रहना
    - भाई-बहनों के साथ झगड़ा
    - बिना बताए घर से भागना
    - चोरी, धुम्रपान जैसी गलत लत का होना
    - अवज्ञा करना, पढ़ाई न करना
    - परिवार के भरण-पोषण के लिए मजदूरी व श्रम से मना करना।
- यौन शोषण
    - घर में अकेला रहना
    - परिवार का दूषित वातावरण
    - अभिभावकों का बच्चों पर अपर्याप्त नियंत्रण
    - उत्तरदायित्व की भारी कमी
- भावनात्मक शोषण
    - बड़ा परिवार
    - कम आय
    - शराबी अभिभावक

शोषण का बच्चों पर प्रभाव (**Effect of abuse on children**)

- बालकों के शोषण से उनका व्यवहार विचलित हो जाता है। उन्हें एकान्त अच्छा लगने लगता है, इसमें विश्वास भावना की कमी हो जाती है।
- बच्चा बहुत ज्यादा भावुक हो जाता है।
- उसका व्यक्तित्व कमजोर होता है।
    - आत्मसम्मान में कमी हो जाती है।
    - बच्चे की आत्मनिर्भरता में भी कमी आती है।
    - कई समस्याओं के चलते आपराधिक प्रवृत्ति के लक्षण उनमें आने लगते हैं।

बाल शोषण को रोकने व बालकों के विकास के लिए उपाय

- बाल मजदूरी निषेध अधिनियम (संशोधित) 2006 एक्ट का कठोरता से पालन किया जाए।
- 14 वर्ष से कम आयु के बच्चों के लिए अनिवार्य शिक्षा के प्रावधान को लागू किया जाए व निःशुल्क बाल शिक्षा उपलब्ध करवाई जाए।
- शिक्षा व संकेतों के माध्यम से अभिभावकों की सोच को बदला जाये ताकि वे बच्चों के बारे में सकारात्मक सोचे।
- बाल-विवाह पर रोक लगे तथा जनसंख्या नियंत्रण के लिए परिवार नियोजन कार्यक्रम लागू करना चाहिए।

- 1974 में राष्ट्रीय बालनीति को अपनाया गया जिसके तहत जन्म से पहले व बाद में बालकों का पूर्ण शारीरिक, मानसिक व सामाजिक विकास हो सके।
- राष्ट्रीय बाल आयोग की स्थापना।
- बच्चे के लिए 24 घंटे की आपातकालीन 'चाइल्डलाइन' 34 शहरों में कार्यरत है।
- बाल संरक्षण हेतु राष्ट्रीय प्रयास राष्ट्रीय 'सामाजिक रक्षा संस्थान एवं चाइल्डलाइन इण्डिया फाउण्डेशन' द्वारा किये जा रहे हैं।

5.6 **Define burns. Write the types of burns. Explain about the assessment of TBSA in children.**

जलने को परिभाषित करें जलने के प्रकार लिखिए। बच्चों में टीबीएसए के मूल्यांकन के बारे में बताएं।

उत्तरः जलना (Burns)

शरीर के किसी एक या अनेक अंगों का जलना एक प्रकार की दुर्घटना है जो ऊष्मा (heat), विद्युत (electricity), रसायन (chemical), प्रकाश (radiation), विकिरण (Friction) या घर्षण (friction) आदि से हो सकती है।

जलने का वर्गीकरण (Classification of burns)

1. **जलने की गहराई के आधार पर (According to the depth of burn injury)**
   - सतही जलन/आंशिक मोटाई जलन (Superficial burns/partial thickness burns)
     - सतही आंशिक मोटाई जलन (Superficial partial thickness burns)
     - सतही गहन त्वचा जलन (Superficial deep dermal burns)
   - पूर्ण मोटाई जलन (Full thickness burns)

2. **जलने की आयात के आधार पर (According to the extent of burn injury)**
   - प्रथम डिग्री जलन (First degree burn)
   - द्वितीय डिग्री जलन (Second degree burn)
   - तृतीय डिग्री जलन (Third degree burn)

3. **जलन की तीव्रता के आधार पर (According to severity of burn injury)**
   - लघु जलन (Minor burns)
   - औसत जलन (Moderate burn)
   - बड़ी जलन (Major burns)

जले हुए Body Surface area का ऑकलन (Estimation of Extent of Burns Surface area)

बच्चे के जले भाग का ऑकलन करने के लिए निम्नलिखित विधि प्रयोग की जाती हैं:—

- Rule of hand: इस विधि के अनुसार—
  बच्चे की एक बंद मुठ्ठी 1 प्रतिशत जले भाग को चिन्हित करती है।
- Rule of five: यह इस प्रकार विभाजित है।

Sr. No	भाग	0–5 वर्ष आयु	5–10 वर्ष आयु	10 वर्ष से अधिक
1.	सिर एवं गर्दन	20%	15%	10%
2.	धड़-आगे	20%	20%	20%
3.	धड़-पीछे	20%	20%	20%
4.	हाथ (Upper limbs)	10 × 2 = 20%	10 × 2 = 20%	10 × 2 = 20%
5.	पैर (Lower limbs)	10 × 2 = 20%	15 × 2 = 30%	15 × 2 = 30%
	कुल	**100**	**105**	**105**

5 से 10 तथा उससे अधिक वर्ष की आयु के बच्चे में धड़ का 5% कम कर दिया जाता है।

- Lund-Browder chart द्वारा बच्चे के शरीर के जले प्रतिशत का सही ऑकलन किया जा सकता है।
- Rule of Nine: यह दस वर्ष से अधिक आयु के बच्चों के लिए प्रयोग किया जाता है।

PEDIATRIC NURSING

November 2022

Course: Diploma in General Nursing and Midwifery   **Year:** Second

Subject: Pediatric Nursing   **Code:** 4509

Time: 3 hours   **M. Marks:** 75

---

1. Four options of answer of each question are given. Only one option is correct. Come and write only correct option after writing question no.

प्रत्येक प्रश्न के उत्तर के चार विकल्प दिए गए हैं। केवल एक ही विकल्प सही है। प्रश्न संख्या लिखने के बाद केवल सही विकल्प चुनें और लिखें। $(1 \times 5 = 5)$

1.1 Social smile develops at ....?

सामाजिक मुस्कान विकसित होती है?

(a) 2 months (2 महीने)

(b) 5 months (5 महीने)

(c) 6 months (6 महीने)

(d) 1 year (1 साल)

उत्तर: (a) 2 months (2 महीने)   1

1.2 A newborn's failure to pass meconium within the first 24 hours after birth may indicate which of the following?

जन्म के बाद पहले 24 घंटे के भीतर एक नवजात का मेकोनियम पारित करने में विफलता निम्नलिखित में से क्या संकेत कर सकती है?

(a) Hirschsprung disease (हिर्शस्प्रंगरोग)

(b) Abdominal wall defect (पेट की दीवार का दोष)

(c) Neonatal sepsis (नवजात पूति)

(d) All the above (सब)

उत्तर: (a) Hirschsprung disease (हिर्शस्प्रंगरोग)   1

1.3 Kernicterus, which may occur as a complicliation of jaundice, is a pathological condition of:

कार्निकटेरस, जो पीलिया की जटिलता के रूप मे हो सकता है, किस की रोग संबंधी स्थिति है?

(a) Liver (लिवर)

(b) Brain (दिमाग)

(c) Kidney (गुर्दा)

(d) Heart (हृदय)

उत्तरः (a) Liver (लिवर)   1

1.4 **DRS includes all except ....?**

DRS में .... के अलावा सब शामिल हैं।

(a) Sodium citrate (सोडियम साइट्रेट)

(b) Glucose (ग्लूकोस)

(c) Potassium chloride (पोटेशियम क्लोराइड)

(d) Sodium carbonate (सोडियम कार्बोनेट)

उत्तरः (a) Sodium citrate (सोडियम साइट्रेट)   1

1.5 **Is Colosturm?**

कोलोस्ट्रम है?

(a) First milk produce when starting breastfeeding: (स्तनपान शुरू करते समय सबसे पहले दूध का उत्पादन)

(b) Oral secretion (मौखिक स्त्राव)

(c) Body fluids (शरीर के तरल पदार्थ)

(d) Nasal secretion (नाक स्त्राव)

उत्तरः (a) First milk produce when starting breastfeeding (स्तनपान शुरू करते समय सबसे पहले दूध का उत्पादन)   1

2. **Choose right & wrong in the following statements:**

निम्नलिखित कथनों में से सही गलत चुनोः ($1 \times 5 = 5$)

2.1 **Tics is a pattern of eating non-nutritious food materials.**

टिक्स गैर—पौष्टिक खाद्य सामग्री खाने का एक पैटर्न है।

उत्तरः गलत   1

2.2 **BCG vaccination is recommended for all older children at risk of TB.**

टीवी के जोखिम वाले सभी बड़े बच्चों के लिए बी.सी.जी. टीकाकरण की सिफारिश की जाती है।

उत्तरः गलत   1

2.3 **Rickets is caused by the deficiency of Vitamin-A.**

रिकेट्स विटामिन ए की कमी से होता है।

उत्तरः गलत   1

2.4 **Inflammation of middle ear is known as mastoiditis:**

मध्य कान की सूजन को मास्टोइडाइटिस के रूप में जाना जाता है।

उत्तरः गलत   1

2.5 Objective of under-five clinic is to monitor growth and development of the child until 5 years of age.

पांच साल से कम उम्र के बच्चे के विकास और विकास की निगरानी करना पांच साल से कम उम्र के क्लिनिक का उद्देश्य है।

उत्तर: सही   1

3. **Fill up the blanks**

रिक्त स्थान भरें **(1 × 5 = 5)**

3.1 The .... of age the by closes normally fontanelle anterior.

पूर्व काल फॉन्टानेल सामान्य रूप से .... की उम्र तक बंद हो जाता है।

उत्तर: One and half month (डेढ़ महीना)   1

3.2 In children temporary or milk teeth is called ....

बच्चों में अस्थाईया दूध के दांत .... कहलाते हैं।

उत्तर: Deciduous (डेसीडुयूअस)   1

3.3 At birth the normal length of a healthy full-term newborn baby is .... cms.

जन्म के समय एक स्वस्थ पूर्णकालिक नवजात शिशु की सामान्य लंबाई होती है .... cms.

उत्तर: 50 cms.   1

3.4 Reduced osmolarity DRS has an osmolarity of ....

घटी हुई परासरणता DRS में .... की परासरणता होती है।

उत्तर: 245 mmol/l   1

3.5 Exclusive breast feeding should be given upto months ....

.... माह तक विशेष स्तनपान कराना चाहिए।

उत्तर: Six (छः महीना)   1

4. **Write short notes on any four of the following.**

4.1 Advantage of breastfeeding स्तनपान के लाभ लिखें।

उत्तर: स्तनपान के लाभ (Advantages of breastfeeding)

माता को लाभ (Advantages to Mother)

- यह एक सरल एवं सुविधाजनक विधि होती है।
- माँ एवं शिशु के बीच बंधन (bonding) को मजबूती मिलती है तथा माँ में मातृत्व एवं आत्मविश्वास की भावना बढ़ती है।
- यह समय एवं धन की बचत में सहयोगी होता है।

- यह एक प्रकार के प्राकृतिक गर्भनिरोध की भूमिका निभाता है, मतलब वह माँ जो स्तनपान कराती हैं, उन्हें गर्भनिरोधक विधियाँ अपनाने की आवश्यकता नहीं होती है।
- यह प्रसूति के बाद प्रजनन अंगों (reproductive organ) को उनकी स्थिति में पुनः स्थापित करने में सहायक होता है।
- यह माँ एवं बच्चे, दोनों के लिए सुरक्षित विधि होती है।
- यह माँ में स्तन कैंसर होने की रोकथाम का उपाय भी है।

शिशु को लाभ (Advantage to the Newborn)

- माँ का दूध शिशु की शारीरिक एवं मानसिक आवश्यकता के अनुरूप उपयुक्त होता है।
- यह शिशु को पूर्ण आहार प्रदान करता है। इससे शिशु की आवश्यकता अनुसार पूर्ण पोषण प्रदान होता है।
- यह आसानी से पच जाता है।
- यह शिशु को विभिन्न रोग एवं एलर्जी से सुरक्षा प्रदान करता है।
- यह शिशु एवं माँ के बीच बंधन को मजबूत करता है।
- स्तनपान शिशु के मस्तिष्क के विकास में सहयोगी होता है तथा यह उसमें सुरक्षात्मक भावना उत्पन्न करता है।
- स्तनपान करने वाले शिशुओं में मानसिक एवं भावनात्मक विकार नहीं पाए जाते।

4.2 **Importance of play. खेलों का महत्व**
उत्तरः वर्ष 2020 की प्रश्न संख्या 4.2 देखें।

4.3 **National health programme for children in India.**
भारत में बच्चों के लिए राष्ट्रीय स्वास्थ्य कार्यक्रमः
उत्तरः बच्चों के लिए भारत में राष्ट्रीय स्वास्थ कार्यक्रम

- राष्ट्रीय मलेरिया अल्पता प्रोग्राम (National Malarial Eradication Programme): भारत सरकार ने अप्रैल 1953 में अन्तर्राष्ट्रीय अभिकरणों की सहायता से यह कार्यक्रम प्रारम्भ किया। इस कार्यक्रम का उद्देश्य मलेरिया रोग की दर को कम करना था।
- राष्ट्रीय आयोडीन अल्पता विकार नियंत्रण कार्यक्रम (National Iodine Deficiency Disorder Control Programme): भारत सरकार ने यह कार्यक्रम वर्ष 1962 में बच्चों में आयोडिन की कमी से होने वाले रोगों की रोकथाम के लिए आरंभ किया था।
- मध्याहन भोजन कार्यक्रम (Mid-Day Meal Programme): मध्याहन भोजन कार्यक्रम की शुरुआत 15 August 1995 में की गई। इस कार्यक्रम का उद्देश्य था–

- – बच्चों को सपलीमेंट भोजन मिलना।
- – प्रतिदिन की कैलोरी की आवश्यकता को पूर्ण करना।
- – भोजन प्रदान कर बच्चों की स्कूल छोड़ने की दर को कम करना।
- एकीकृत बाल विकास सेवाएँ (Integrated child development services): यह योजना वर्ष 1975 में प्रारंभ की गई थी। इस योजना का उद्देश्य था बच्चों का संपूर्ण विकास। इस कार्यक्रम के मुख्य उद्देश्य थे–
  - – 6 वर्ष तक के बच्चों के पोषण एवं स्वास्थ्य स्तर को सुधारना।
  - – बच्चे के मानसिक, शारीरिक एवं सामाजिक विकास की उचित आधार-शिला रखना।
  - – मृत्यु दर, रोग दर, कुपोषण एवं विद्यालय छोड़ने वाले बच्चों में कमी लाना।
  - – नीतियों में प्रभावी समन्वय प्राप्त करना तथा बाल विकास को बढ़ाने वाले विभिन्न विभागों में कार्यक्रमों को क्रियान्वित करना।
  - – अच्छे पोषण तथा स्वस्थ शिक्षण के माध्यम से बच्चे के सामान्य स्वास्थ्य तथा पोषण आवश्यकताओं की देख-रेख हेतु माताओं की क्षमता में वृद्धि करना।
- Universal Immunization Programme: टीकाकरण का Expanded programme भारत में 1978 में आरंभ हुआ जिसका उद्देश्य बच्चों को संचारित रोगों से बचाना था।
- बाल जीवन तथा सुरक्षित मातृत्व कार्यक्रम (Child survival and safe motherhood programme): बाल जीवन तथा सुरक्षित मातृत्व कार्यक्रम माता और बच्चे के लिए 20 अगस्त 1992 में शुरू किया गया था।
- राष्ट्रीय पोषण पॉलिसी (National Nutrition Policy): भारत सरकार द्वारा पोषण की राष्ट्रीय पॉलिसी 1993 में अंगीकृत हुई। इसका उद्देश्य कमजोर समूह को पहचानना है।
- Vitamin A prophylaxis programme: इस कार्यक्रम के अंतर्गत बच्चों को विटामिन ए की खुराक प्रदान की जाती है।
- अन्य कार्यक्रमः
  - – Anemia Prophylaxis Programme–1970
  - – National School Health Programme
  - – National Mental Health Programme
  - – Child Welfare Programme for Disabled Children
  - – Janani Shishu Suraksha Karyakram (जननी शिशु सुरक्षा कार्यक्रम)
  - – राष्ट्रीय बाल स्वास्थ्य कार्यक्रम

4.4 FTT (failure to thrive) पनपने की विफलता

उत्तरः पनपने की विफलता (Failure to Thrive)

परिभाषा (Definition): यह एक दीर्घकालिक एवं Life threatening विकार है, जो infant एवं उन बच्चों में पाया जाता है जिनमें वजन की बढ़त नहीं होती तथा जिनका वज़न घटता रहता है।

कारण (Causes)

1. **जैविक कारण (Organic Causes)**
   - जन्मजात हृदय रोग (Congenital heart disease)
   - अवशोषण विकार (Malabsorption)
   - आंत्र में पराजीवी (intestinal parasitosis)
   - क्षयरोग (Tuberculosis)
   - किशोरावस्था का मधुमेह (Juvenile Diabetes Mellitus)
   - सिस्टिक फाइबरोसिस (Cystic Fibrosis)
   - यकृत घाव (Liver abscess)
   - GERD

2. **अजैविक कारण (Non-Organic Causes)**
   - अभिभावक–बच्चे के बिगड़े हुए संबंध।
   - भावनात्मक रूप से वंचित (Emotional Deprivation)
   - गरीबी (Poverty)
   - निरक्षरता (Illiteracy)
   - अज्ञानता (Ignorance)
   - गलत खाद्य आदतें।
   - पारिवारिक कलह।

नैदानिक लक्षण (Clinical Manifestation)

- बच्चे में अपेक्षित वृद्धि एवं विकास न होना।
- वजन का न बढ़ना तथा कभी-कभी वजन में गिरावट आना।
- सोने में परेशानी।

प्रबंधन (Management)

- **इतिवृत्ति (History Taking)**
  - बच्चे का पूर्ण पारिवारिक इतिहास लेंगे।
  - उसकी स्थिति के लिए उत्तरदायी कारकों का पता लगाएंगे।
- **शारीरिक परीक्षण (Physical Examination)**
  - बच्चे का पूर्ण शारीरिक एवं मानसिक आँकलन करेंगे।
  - उसके वृद्धि चार्ट से उसके निदान में सहायता मिलेगी।
- **अस्पताल में भर्ती (Hospitalization)**
  यह बच्चे के निदान की पुष्टि तथा कारणों के उपचार के लिए आवश्यक है।
- **नर्सिंग देखभाल (Nursing Care)**
  - बच्चे के पोषण पर विशेष ध्यान देंगे।

- उसे उच्च कैलोरी एवं प्रोटीन युक्त आहार दें।
- उसे प्यार एवं स्नेह के साथ परिवार का भावनात्मक सहयोग भी प्रदान करें।
- बच्चे की देखभाल में अभिभावक के सहयोग एवं सहभागिता को बढ़ावा देंगे।
- बच्चे का नियमित रूप से फौलो–अप करेंगे।

4.5 Coarctation of Aorta. महाधमनी का समन्वयन

उत्तरः Coarctation of aorta

परिभाषाः जब डक्टस आर्टेरीओसस (ductus arteriosus) के नजदीक aortic-arch की नली में सुकड़न आ जाती है, जिससे नली का lumen छोटा हो जाता है, इसे कुअक्कटेशन ऑफ एयोर्टा कहते हैं।

कारणः
- आनुवंशिकता (Genetic causes)
- क्रोमोसोमल विकार (Chromosomal abnormalities)
- वातावरणीय कारक (Environmental factors)
- जीवन विकार

नैदानिक लक्षण (Clinical features)

इस स्थिति के लक्षण इसके सुकड़ने (narrowing of lumen) की गंभीरता पर निर्भर करते हैं। यह लक्षण हैं:–

- उच्च रक्तचाप तथा हाथ की पल्स का उछलना (High blood pressure and bounding pulse)
- कमजोर या अनुपस्थित फिमोरल पल्स (Weak or absent femoral pulse)
- कम रक्त चाप तथा ठंडे हाथ पैर (low blood pressure with cold extremities)
- छोटे बच्चों (infants) में congestive heart failure, कम रक्तचाप विकसित होना।
- बड़े बच्चों (old children) में सिरदर्द, नाक से रक्त आना, चक्कर आना, हॉफना, कमजोरी थकावट।
- कम भूख लगना (poor appetite)
- पसीना आना (sweating)

निदान (Diagnosis)
- शारीरिक परीक्षण करना
- छाती का X-ray
- ECG
- Echo cardiogram

- Angiography
- Cardiac catheterization

प्रबंधन (Management)

इसका प्रबंधन सर्जिकल होता है। सिकुड़न युक्त भाग को शल्य क्रिया द्वारा anastomosis बना कर ठीक किया जाता है। यह शल्यक्रिया प्रायः 3 से 5 वर्ष की आयु के पश्चात की जाती है।

4.6. **Baby friendly hospital initiative.**

उत्तरः वर्ष 2019 की प्रश्न संख्या 4.1 देखें।

5. **Answer in detail of any four of the following.**

5.1 **Define diarrhea. Explain clinical manifestation and management of diarrhea.**

उत्तरः अतिसार (Diarrhoea)

परिभाषा (Definition): मल की प्रकृति में परिवर्तन होना एवं दिन में तीन बार से अधिक पानी जैसे मल के त्याग करने को अतिसार या दस्त कहते हैं।

कारण (Causes)

- Rota virus: यह अतिसार का मुख्य कारक सूक्ष्म जीवाणु है।
- अन्य जीवाणु:
    - E. coli
    - Salmonella
    - Vibrio cholera
    - Entamoeba histolytica
- रोगः
    - निमोनिया (Pneumonia)
    - मेनिनजाईटिस (Meningitis)
    - मूत्र मार्ग संक्रमण (Urinary tract infection)

संचारण (Transmission)

- यह मल-मुख मार्ग (fecal-oral route) द्वारा फैलता है तथा यह गंदे हाथों, मक्खियों द्वारा भी एक स्थान से दूसरे स्थान पर फैलता है।
- यह गर्मी एवं बरसात के मौसम में अधिक होता है।
- व्यक्तिगत या वातावरण गंदगी के कारण भी यह फैसला है।
- गलत तरीके से खाना पकाना, गंदे बरतन का प्रयोग करना आदि भी कारक है।
- नवजात शिशु को बोतल से दूध पिलाने पर भी यह होता है।
- कुपोषण।

नैदानिक लक्षण (Clinical Manifestation)

अतिसार के कारण होने वाले निर्जलीकरण (Dehydration) के कारण बच्चे में निम्नलिखित लक्षण होते हैः

- आलस्य या अचेतन (Lethargy or unconsciousness)
- आँखों का अंदर धँसना (Sunken eyes)
- चिड़चिडापन (Irritability)
- द्रव सेवन में असमर्थ (Drinking poorly)
- द्रव सेवन की क्रिया में तीव्रता (Drinking eagerly)
- उदरीय त्वचा को खींचने से उसका धीरे-धीरे अपने स्थान पर जाना (After pinching of abdomen, slow retraction of skin)
- शिथिलता एवं कमजोरी (Flaccidity and weakness)
- वजन का कम होना (Loss of weight)
- त्वचा की नमी का घटना (Poor skin turgor)
- होठों का सूखना (Dry lips)
- फोन्टेनेल का अंदर घँसना (depressed fontanelles)
- हाथ-पैरों का ठंडा पड़ना (Cold extrimities)
- श्वसन दर तथा पल्स दर बढ़ना (Tachypnea and tachycardia)
- रक्त चाप कम होना (low blood pressure)

नैदानिक जाँच (Diagnostic test)

- मल की सूक्ष्म जाँच
- Serum electrolyte

प्रबंधन (Management)

1. **Oral rehydration therapy (ORT)**

   यदि बच्चे को अतिसार है लेकिन उसमें निर्जलीकरण के लक्षण नहीं है, तो उसे घर पर ही ORT द्वारा प्रबंधित किया जा सकता है।

   ORT के अंतर्गत बच्चे को निम्नलिखित पदार्थ दिए जा सकते हैं—

   - ORS का व्यवसायिक घोल।
   - घर पर बना नमक-चीनी का घोल।
   - खाद्य पदार्थों का पोषक पानी (चावल का पानी एवं नमक या लस्सी)।
   - घर पर निर्मित फलों या सब्जियों का रस (नारियल पानी एवं निंबू पानी)।

2. **Fluid management**

   यह बच्चे के नैदानिक लक्षणों तथा निर्जलीकरण के स्तर के अनुसार दिया जाता है।

   a. **Plan A**
      - वह बच्चे जिनमें निर्जलीकरण के लक्षण नहीं है, उन्हें इस प्लान द्वारा उपचार दिया जाता है।

- बच्चे की feeding चालू रखें।
- घरेलू द्रव पदार्थ या बाजार में मिलने वाला व्यावसायिक ORS घोल दें।
- इसकी मात्रा निम्नलिखित होनी चाहिए।
    - <2 वर्ष = 50-100 mL प्रति मल त्याग।
    - 2-10 वर्ष = 100-200 mL प्रति मल त्याग।
    - >10 वर्ष = जितनी आवश्यकता हो।

b. **Plan B**
- यदि बच्चे में निर्जलीकरण के कुछ लक्षण है, तो उसे प्लान B द्वारा उपचार देंगे।
- 75 mL/kg ORS— पहले 4 घंटो में, तथा उसके बाद गणना अनुसार दें।

c. **Plan C**
- यदि बच्चे में निर्जलीकरण के तीव्र लक्षण है, तो प्लान B द्वारा उपचार देंगे।
- IV Fluid द्वारा उसे ringer lactate या normal saline देंगे। बच्चे को 100 mL द्रव की विभाजिक मात्रा में देंगे।
    - <1 वर्ष आयु–30 mL/kg पहले एक घंटे में 70 mL/kg अगले पाँच घंटे में।
    - 1 वर्ष से अधिक आयु–30 mL/kg पहले 30 मिनट में तथा बाकी अगले 2.5 घंटें में।

3. **दवाएँ (Drugs)**
अधिकतर अतिसार वाइरस के कारण होता है। इसलिए बच्चे को antiviral दवा दे सकते है। लेकिन अधिकतर अतिसार में दवा देने की सलाह नहीं दी जाती है।

4. **आहार (Diet)**
- बच्चे की feeding बंद न करें।
- उसे संतुलित एवं पोषण युक्त आहार दें।
- स्तनपान भी बंद नहीं करें। बच्चे को स्तनपान करना चालू रखना चाहिए।
- बड़े बच्चों के लिए आसानी से पचने वाला, बिना अधिक मसालेदार भोजन बनाए एवं खिलाएँ।
- खिचड़ी या केला उचित आहार होते हैं।
- व्यवसायिक जूस एवं खाद्य पदार्थ खाने के लिए न दें।

अतिसार की रोकथाम एवं प्रबंधन में नर्सिंग उत्तरदायित्व (**Nursing Responsibility in prevention and management of diarrhoea**)

* आहार (**Diet**)
  - बच्चे को 6 महीने की आयु तक उचित रूप से स्तनपान कराएँ।
  - उसे अनुप्रासन (weaning) में पोषक एवं संतुलित आहार दें।
* स्वच्छता (**Hygiene**)
  - खाना बनाने से पहले तथा खाने से पहले हाथों को अच्छी तरह साफ करें।
  - खाने को अच्छी तरह पकाएँ तथा ताजा पका खाना ही खाएँ।
  - खाना बनाने के लिए साफ बर्तनों का प्रयोग करें।
  - सुरक्षित एवं साफ जल का ही प्रयोग करें।
  - फल एवं सब्जियों को ठीक प्रकार से साफ करके ही खाएँ।
  - स्तनपान कराने वाली माँ को अपने हाथों एवं स्तन की साफ-सफाई पर ध्यान देना चाहिए।
* वातावरण की स्वच्छता (**Environmental hygiene**)
  - पीने के पानी की सुरक्षित आपूर्ति होनी चाहिए।
  - सीवेज का उचित निष्कासन होना चाहिए।
  - घर के आस-पास साफ-सफाई रखनी चाहिए।

5.2 **Define protein energy malnutrition. Differentiate in details between kwashiorkor and marasmus.**

प्रोटीन ऊर्जा कुपोषण को परिभाषित कीजिए। काशियोरकोर कोर और मरास्मस के बीच विस्तार से अंतर करें।

परिभाषा (**Definition**): प्रोटीन या कैलोरी की अपर्याप्तता के कारण बच्चे के वृद्धि एवं विकास पर पड़ने वाले प्रतिकूल प्रभाव को प्रोटीन ऊर्जा कुपोषण कहते हैं।

नैदानिक लक्षण (**Clinical Manifestation**)

* क्वाशियोरकर (**Kwashiorkar**)

  वर्ष 2019 की प्रश्न संख्या 5.6 देखें।
* मरास्मस (**Marasmus**)
  - आवश्यक लक्षण (**Essential Features**)
    ○ वृद्धि में उल्लेखनीय कमी (Marked Growth Retardation)
    ○ पेशियों एवं सबक्यूटेनियस फेट का अत्यधिक कम होना (Gross wasting of Muscles and subcutaneous fat)
    ○ एडीमा की अनुपस्थिति (Absence of edema)
  - अनावश्यक लक्षण (**Non-essential features**)
    ○ बालों की रंजकता का घटना (Hypopigmentation of Hair)
    ○ त्वचा का सूखा, खुरदरा होना।

- ○ Mid upper arm circumference का कम होना।
- ○ संक्रमण होने की अधिक संभावना होना। सामान्यतः त्वचा का संक्रमण तथा अतिसार मुख्य होता है।
- ○ बच्चे को खाने की अधिक लालसा होती हैं एवं बहुत भूख लगती है।
- ○ बच्चा चिड़चिड़ा, उदास तथा दयनीय दिखता है।
- ○ एनीमिया एवं अन्य विटामिन की कमी के लक्षण दिखते हैं।

5.3 **Define Hydrocephalus. Explain types of hydrocephalus and detail about medical and nursing management of child with hydrocephalus.**
जल शीर्ष परिभाषित कीजिए। हाइड्रोसिफलस के प्रकारों की व्याख्या करें और हाइड्रोसिफलस वाले बच्चे के चिकित्सा और नर्सिंग प्रबंधन के बारे में विस्तार से बताएं।

उत्तरः Definition वर्ष 2020 की प्रश्न संख्या 5.2 देखें।

हाइड्रोसिफ़लस के प्रकार (Types of hydrocephalus):

- **Communiting Types of hydrocephalus:** इसे extra ventricular hydrocephalus कहते हैं। सामान्य रूप से संबंध ventricle and sub-arachnoid space के बीच होता है।

- **Non communiting hydrocephalus:** इसे intra-ventricular और objective hydrocephalus के नाम से भी जाना जाता है। इसमें ventricular और subarachnoid space के बीच blockage होता है। जिससे C.S.F. के परिसंचरण (circulation) में व्यावधान उत्पन्न होता है। यह अवरोध सिलवियस की एक्विटक्त को संकरा होने अथवा aneurism अथवा sub dural hematoma के कारण हो सकता है।

प्रबंधन (Management)
- **चिकित्सकीय प्रबंधन (Medical Management)**
  ICP को कम करने के लिए दवाएँ दी जाती हैंः–
  - Acetazolamide (Diamox) 50 mg/kg/day
  - Oral glycerol
  - Isosorbide

- **शल्य–चिकित्सा (Surgery)**
  - Ventriculostomy
  - Choroid plexectomy
  - Ventriculo peritoneal shunt
  - Ventriculo-pleural shunt
  - Ventriculo-gall bladder shunt

5.4 Explain Child's hospitalization and roles of nurse in helping child and family in coping with stress of hospitalization and illness.

अस्पताल में भर्ती होने पर बच्चे की प्रतिक्रिया और अस्पताल में भर्ती होने और बीमारी के तनाव से निपटने में बच्चे और परिवार की मदद करने में नर्स की भूमिका की व्याख्या करें।

उत्तरः अस्पताल में भर्ती के दौरान बच्चे की प्रतिक्रिया **(Reaction of child on hospitalization)**

बीमारी बच्चे के शारीरिक एवं मानसिक विकास में बाधा करती है। यह विभिन्न आयु के बच्चे पर विभिन्न प्रभाव डालती है तथा इसके कारण अस्पताल में भर्ती होने पर बच्चे की निम्नलिखित प्रतिक्रिया होती है।

नवजात शिशु की प्रतिक्रिया (Reaction of Neonates)

- यह माँ एवं बच्चे के संबंध के विकास में बाधा डालता है।
- अभिभावक अपने बच्चे की देखभाल करने तथा स्नेह करने में असक्षम हो जाते हैं।
- शिशु भी अभिभावकों के प्रति स्नेह की भावना दर्शाने में असक्षम रहता है।

इन्फेंट की प्रतिक्रिया (Reaction of infant)

- माँ-पिता से दूर होने की घबराहट, जिसके कारण बच्चे का विश्वास (trust) डगमगा जाता है।
- वह भावनात्मक रूप से पृथक्क हो जाता है तथा 4 से 8 महीने के बच्चे में अवसाद (depression) के लक्षण देखे जा सकते हैं।
- वृद्धि एवं विकास पर भी प्रतिकूल प्रभाव पड़ता है।
- 8 से 12 वर्ष के बच्चों में अजनबी को देखकर अत्यधिक घबराहट एवं रोना, माँ पर अधिक निर्भर होना तथा उससे चिपके रहना आदि देखा जाता है।

टोडलर की प्रतिक्रिया (Reaction of toddler)

- यह अस्पताल में भर्ती होने के प्रति संघर्ष करते हैं, निराशा दिखाते हैं, भर्ती होने से मना करते हैं तथा प्रतिगमन में चले जाते हैं।
- वह निराशा, रोकर, नर्स के ध्यान को नकार कर, गुस्सा दिखाकर, माँ के सामने आँसू दिखाकर कर इसका विरोध करता है।
- वह माँ की अनुपस्थिति में नहीं रोता तथा नर्स के प्रति जुड़ाव महसूस करता है।

प्री-स्कूलर बच्चे की प्रतिक्रिया (Reaction of pre-schooler)

- वह विभिन्न Mental mechanism अपनाते हैं ताकि अस्पताल में भर्ती होने के विभिन्न तनावपूर्ण अनुभवों से समन्वय बना सकें।
- वह प्रतिगमन (regression), दमन (repression), प्रक्षेपण (projection), स्थानांतरण (displacement) जैसे mechanism का प्रयोग करते हैं।
- अधिकतर उनकी प्रक्रिया भी टेडलर जैसी ही होती है।

स्कूल जाने वाले बच्चों की प्रतिक्रिया (Reaction of School aged Children)

- इन बच्चों में भय, चिंता, एकांत तथा नम्रता से व्यवहार संबंधित समस्याएँ उत्पन्न होती हैं।
- यह परिपक्व व्यवहार दिखाने की कोशिश करते हैं।
- यह भी वही Mental Mechanism दर्शाते हैं जो प्री-स्कूलर अपनाते हैं।

किशोरावस्था में प्रतिक्रिया (Reaction of adolescents)

इनमें एकांत की कमी, पृथक्करण (दोस्तों एवं परिवार), शारीरिक बनावट में परिवर्तन, आत्मनिर्भरता, यौन संबंधी वृद्धि एवं विकास पर प्रतिकूल प्रभाव पड़ना है।

चिकित्सालय में भर्ती शिशु एवं परिजनों हेतु शिशु स्वास्थ्य नर्स की भूमिका

- नर्स की भूमिका होती है, रोगी शिशु की देखभाल, उपचार में सहायता करना तथा शिशु व परिजनों पर चिकित्सालय के वातावरण से उत्पन्न तनाव को कम करना।
- उसे शिशु एवं परिजनों की भावनाओं का ध्यान रख, बच्चे के ठीक होने में परिवार की मदद करनी चाहिए।
- उसे परिवार के सदस्यों को बच्चे की देखभाल में सहयोग प्रदान करने का मौका देना चाहिए।
- परिजनों को अस्पताल के नियमानुसार बच्चे के साथ समय बिताने देना चाहिए। इससे बच्चे का डर एवं बेचैनी कम होती है।
- बच्चे को डराना, डाटना या दंड नहीं देना चाहिए ताकि बच्चा अस्पताल में सहज महसूस कर सके। घर में करने वाले नियम जैसे खेलना, नहाना, खाना-खाना आदि को अस्पताल में उसी प्रकार करने देना चाहिए।
- खेल बच्चों के लिए बहुत महत्वपूर्ण होता है। बच्चे एवं नर्स में अच्छी दोस्ती उसके द्वारा बनाई जा सकती है। एक नर्स को बच्चे को खेलने को प्रोत्साहित करना चाहिए। उसकी बीमारी एवं शारीरिक क्षमता के अनुरूप उसे खेल चुनने एवं खेलने के लिए प्रोत्साहित करना चाहिए।
- माता-पिता से अलग होने का तनाव कम करने के लिए बच्चे की देखभाल में माता-पिता को सक्रिय रूप से शामिल करना चाहिए।
- बच्चे की स्वच्छता एवं देखभाल के बारे में माता-पिता एवं परिजनों को अवगत कराना चाहिए तथा उन्हें इनमें शामिल करना चाहए।
- स्कूल जाने वाले बच्चे को उसकी पढ़ाई करने में प्रेरित कर, उसे पढ़ने के लिए उचित स्थान एवं वातावरण प्रदान करना चाहिए।
- यदि बच्चा किसी बड़ी प्रक्रिया या शल्य चिकित्सा के लिए जा रहा है, तो उसे उसकी समझ के अनुसार उस procedure के बारे में आसान शब्दों में समझाना चाहिए ताकि बच्चे का डर कम हो सके एवं उसका सहयोग प्राप्त हो सके।
- बच्चे के रोग एवं अन्य आवश्यक तथ्यों की इतिव्रत्त लेनी चाहिए ताकि बच्चे की मानसिक स्थिति को समझा जा सके।

- माता-पिता के प्रश्नो का उत्तर सही एवं सरल भाषा में देकर उनकी बैचेनी को कम करना तथा उनसे सही व्यवहार रखना।

5.5 **Define spina bifida. Elaborate medical, surgical and nursing management of child with spina bifida.**

स्पाइना बिफिडा को परिभाषित कीजिए। स्पाइना बिफिडा वाले बच्चे का विस्तृत चिकित्सा, शल्य चिकित्सा और नर्सिंग प्रबंधन बताएं।

उत्तरः वर्ष 2021 की प्रश्न संख्या 5.5 देखें।

5.6 **Trends in paediatric nursing.**

बाल चिकित्सा नर्सिंग में प्रवृत्तियाँ

उत्तरः बाल चिकित्सा नर्सिंग में प्रवृत्तियाँ (Trends in pediatric nursing)

चिकित्सा एवं नर्सिंग तकनीक क्षेत्र मे बढ़ती जटिलताओं के कारण बाल चिकित्सा के क्षेत्र में विशिष्ट तकनीक की आवश्यकता उत्पन्न हुई है। वर्तमान में बच्चे की देखभाल और चिकित्सा को अधिक महत्त्व दिया जाता है क्योंकि इस आयु वर्ग समूह में मृत्यु एवं रुग्णता दर अधिक है।

बाल चिकित्सा के विकास के निम्न कारण हैं

- उच्च शिशु मृत्यु दर (High neonatal mortality rate)
- जन्म के समय शिशु के वजन में कमी (Low birth weight babies)
- बाल मृत्यु दर (Infant mortality rate)
- प्रतिरक्षण दर (Status of immunity)

इन कारणों के प्रभाव के कारण बच्चे को निम्न सेवाएँ प्रदान की जाती हैं

1. **संस्थागत देखभाल (Institutional care):** बाल चिकित्सा नवीनतम चिकित्सा है। बच्चों को बड़ों की तर्ज पर ही चिकित्सालयों में देखभाल प्रदान की जाती है। रोगों के अनुसार बच्चों को अस्पताल में रखा जाता है। संक्रामक रोग से ग्रसित बच्चे को अन्य बच्चों से अलग रखा जाता है। शारीरिक तौर पर कमजोर बच्चों को अलग रखा जाता है। संस्था में भर्ती बच्चों के खेलने के लिए विशेष कमरा या जगह बनाई जाती है। बच्चों के अस्पताल या वार्ड को रंगबिरंगा तथा खिलौने युक्त बनाया जाता है ताकि बच्चा मानसिक रुप से कम परेशान रहे।

2. **परिवार केन्द्रित देखभाल (Family-centred care):** विकसित देशों में वर्तमान प्रवृत्तियों में परिवार केन्द्रित देखभाल सम्मिलित है। जहाँ रोग ग्रस्त बच्चों को रोगी की तरह नहीं देखा जाता बल्कि उसके रोग पर अधिक ध्यान दिया जाता है। देखभाल करने वाले व्यक्ति को यह एहसास होना कि प्रत्येक बच्चे का अपना भिन्न परिवार, समुदाय, समाज व आस-पास का माहौल होता है एवं बच्चे का स्वास्थ्य इन कारकों पर निर्भर करता है। इसलिए बच्चे को परिवार से अलग न करके उसके परिवार, घर एवं परिवेश में ही स्वास्थ्य सेवा प्रदान करनी चाहिए।

3. **क्षेत्रीय देखभाल (Regionalized care):** पिछले कुछ दशकों से शिशु स्वास्थ्य के क्षेत्र में क्षेत्रीयता का महत्व बढ़ा है। शिशु उपचार एवं निदान में क्षेत्र में उपलब्ध संसाधनों के द्वारा उच्च गुणवत्तापूर्ण चिकित्सा प्रदान की जा सकती हैं। चिकित्सा क्षेत्र में कुछ शाखाएँ बाल चिकित्सा दवा एवं सर्जरी, बाल चिकित्सा अति संवेदना विशेषज्ञ, बाल चिकित्सा हृदय विज्ञान, बाल चिकित्सा वृक्क विज्ञान, इत्यादि क्षेत्रीय देखभाल में रोगियों को उचित व विशिष्ट चिकित्सा देखभाल हेतु चिकित्सालय में आना आवश्यक है।

4. **अन्य नवीन बाल चिकित्सा देखभाल कार्यक्रमः** अनेक बाल चिकित्सा संस्थान कई रोगों से ग्रसित कई बच्चों को घर पर देखभाल प्रदान करते हैं। बच्चों की स्वास्थ्य स्थिति का आँकलन घर पर ही किया जाता है। बाल चिकित्सा चिकित्सक को विशिष्ट मूलभूत सेवाएँ एवं प्राथमिक चिकित्सा देखभाल प्रदान करने के लिए प्रशिक्षित किया जाता है। वे परामर्श चिकित्सा व दैनिक आँकलन तथा देखभाल प्रदान करते हैं।

PEDIATRIC NURSING

December 2021

Course: Diploma in General Nursing and Midwifery   **Year:** Second

Subject: Pediatric Nursing   **Code:** 4509

Time: 3 hours   **M. Marks:** 75

---

1. Four options of answer of each questions are given. Only one option is correct. Choose and write only correct option after writing question no. ($1 \times 5 = 5$)

1.1 According to Freud oral stage.

Freud के अनुसार .... मौखिक अवस्था है।

(a) from birth to 1 year (जन्म से एक साल)

(b) 3–6 years (3–6 साल)

(c) 8–12 years (8–12 साल)

(d) 16–19 years (16–19 साल)

उत्तर: (a) from birth to 1 year (जन्म से एक साल)   1

1.2 Projectile vomiting is seen in:

बहिच्छेप वमन मे होता है।

(a) Gastritis (गैस्ट्राइटिस)

(b) Megacolon (मेगाकोलन)

(c) Pyloric stenosis (पाइलोरिक स्टेनोसिस)

(d) Intussusception (इन्टससेप्शन)

उत्तर: (c) Pyloric stenosis (पाइलोरिक स्टेनोसिस)   1

1.3 Oral thrush is caused by ....

ओरल थ्रस का कारण .... है।

(a) Bacteria (जीवाणु)

(b) Fungus (फफूंद)

(c) Virus (विषाणु)

(d) Rickettsia (रिक्ट्सिया)

उत्तर: (b) Fungus (फफूंद)   1

1.4 **Oral polio Vaccine (OPV) was described by:**
ओरल पोलियो वैक्सीन की व्याख्या किसने की थी।
(a) Sabin (1957)
(b) Chark (1958)
(c) Frued (1957)
(d) Erikson (1958)
उत्तर: (a) Sabin (1957)   1

1.5 **Moro reflex disappears at:**
मेरो रिफ्लैक्स समाप्त होता है:
(a) 1 year
(b) 9 month
(c) 5-6 months
(d) 3-4 months
उत्तर: (d) 3-4 months   1

2. **Choose right and wrong following in the Statements. ($1 \times 5 = 5$)**

2.1 **Enuresis is also known as bed wetting.**
एनयुरियस को बेड बेटिंग भी कहा जाता है।
उत्तर: सही   1

2.2 **Head circumference and chest circumference becomes equal by 24 months of age.**
सिर का परिमाप और छाती का परिमाप 24 महीने पर दोनों समान होते हैं।
उत्तर: सही   1

2.3 **Soave procedure is a surgical treatment of hydrocephalus.**
सोवे प्रक्रिया हाइड्रोसिफलस का एक सर्जिकल समान उपचार है।
उत्तर: गलत   1

2.4 **Vernix caseosa is protect to skin.**
वर्निक्स केसोसा त्वचा की रक्षा करता है।
उत्तर: सही   1

2.5 **National antimalarial is a National Health Programme for Children.**
राष्ट्रीय एण्टी मलेरिया बच्चों के लिए एक राष्ट्रीय स्वास्थ्य कार्यक्रम है।
उत्तर: सही   1

3. **Fill up the blanks. ($1 \times 5 = 5$)**

3.1 **Stool of New born baby is known as ....**
नवजात शिशु के पहले मल को .... कहते हैं।
उत्तर: Meconium (मीकोनियम)   1

3.2 Cracked pot resonance is present in ....

फूटे बर्तन जैसी ध्वनि .... में होती है

उत्तरः Advance tuberculosis (एडवांस ट्यूबरक्यूलोसिस) 1

3.3 Sleepwalking is known as ....

नींद में चलने को .... के नाम से जाना जाता है।

उत्तरः Somnambulism (सोमनाबुलिज्म) 1

3.4 Inflammation the middle ear is known as ....

.... मध्य कान की सूजन को कहते हैं।

उत्तरः Otitis media (ओटाइटिस मीडिया) 1

3.5 Backward curvature of spine the is called ....

मेरुदण्ड के पीछे की ओर के अत्यधिक घुमाव को .... कहते हैं।

उत्तरः Lordosis (लॉर्डोसिस) 1

4. Write short notes on any 4 of the following.

4.1 Newborn care. नवजात की देखभाल।

उत्तरः नवजात शिशु की तत्काल देखभाल (Immediate care of newborn)

- जन्म के तुरंत बाद बच्चे को एक साफ एवं हल्के गर्म OT towel से ढकी tray पर रखें तथा tray को गर्भाशय स्तर से थोड़ा नीचे स्तर पर रखें, ताकि अतिरिक्त 80–100 mL रक्त माँ से शिशु में आ जाए।
- श्वसन मार्ग (airway) के म्यूकस को साफ करें।
- 1 मिनट एवं 5 मिनट पर Apgar scoring करें तथा इसे रिकॉर्ड करें।
- कॉर्ड को Kocher's forceps से दो स्थानों पर clamp करें तथा कॉर्ड को umbilicus से 5 सेंमी0 की दूरी पर काट दें।
- बच्चे का सिर से पैर तक सामान्य परीक्षण कर, किसी असामान्यता या विकार का अवलोकन करें।

4.2 Tetralogy of fallot टेट्रालजी ऑफ फैलट

उत्तरः Tetralogy of Fallot

परिभाषा (Definition)

Tetralogy of Fallot एक जन्म से उपस्थित सायनोटिक हृदय रोग है (Cyanotic congenital heart disease), जिसमें मुख्यतः चार हृदय विकार शामिल हैं। यह विकार है:–

- पल्मोनरी स्टेनोसिस (Pulmonary Stenosis)
- वेन्ट्रिकुलर सेप्टल डिफेक्ट (Ventricular Septal Defect)
- एओर्टा की डेक्स्ट्रोपोजिशन (Dextroposition of Aorta)
- दाहिने वेंट्रिकुलर का विस्तारण (Right Ventricular Hypertrophy)

चिन्ह एवं लक्षण (Signs and Symptoms)

- होंठ एवं नाखूनों का नीला पड़ना (Blue baby)। श्वसन तकलीफ (Dyspnea) होने पर। यह अधिकतर बच्चे के रोने या अधिक दबाव के कारण होता है।
- हाइपरसाईनोटिक स्पेल (Hypercyanotic Spell)
    - चिड़चिड़ाहट (Irritability)
    - साँस लेने में तकलीफ (Dyspnea)
    - शरीर का नीला पड़ना (Cyanosis)
    - शरीर का शिथिल होना (Flacidity)
    - कभी-कभी चेतना का खोना (In Some cases loss of consciousness)
    - यह अधिकतर सुबह का आहार देने के बाद या कोई पीड़ादायक कार्य करने पर होते हैं।
- वजन का बढ़ना (Weight Gain)
- दिमागी विकास का धीमा होना (Mental Slowness)

4.3 **Rights of child. बच्चों के अधिकार**

बच्चों के बेसिक अधिकारों को लिखें।

उत्तरः बच्चों के अधिकार (Basic rights of child)

- अपने नाम एवं राष्ट्रीयता पाने का अधिकार (Right to a name and nationality)
- मुफ्त शिक्षा का अधिकार (Right to free education)
- खेल एवं मनोरंजन के अवसर का अधिकार (Right to full opportunity for play and recreation)
- यदि विकलांग हैं तो, विशिष्ट उपचार, शिक्षा तथा उपयुक्त देखभाल का अधिकार (Right to special treatment, education and appropriate care, if handicapped)
- आपदा के समय सबसे पहले सुरक्षा एवं आराम प्राप्त करने का अधिकार (Right to be among the first to receive protection and relief in times of disaster)
- किसी प्रकार की अनदेखी, क्रूरता एवं शोषण से दूर स्नेह, सुरक्षा एवं संरक्षण में विकसित होने का अधिकार (Right to develop in an atmosphere of affection and security and protection against all forms of neglect, cruelty and exploitation)
- सामाजिक सुरक्षा के लाभ प्राप्त करने का अधिकार (Rights to enjoy the benefits of social security)
- समाज के लिए उपयोगी सदस्य बनने का अधिकार (Right to be a useful member of society)

- जानकारी प्राप्त करने तथा भावनाओं को व्यक्त करने का अधिकार (Right to information and expression)
- इन सभी अधिकारों को बिना किसी प्रजाति, रंग, लिंग, धर्म, राष्ट्र के भेदभाव के उपयोग का अधिकार (Right to Enjoy these Rights, regardless of race, color, sex, religion, national or social origin)

4.4 **Write the milestone for toddler. 3 साल के बच्चे का माइलस्टोन लिखिए।**

उत्तरः टोडलर के माइलस्टोन

- 3 वर्ष का बच्चा अपना नाम सीख जाता है और अपने लिंग (sex) को पहचान जाता है।
- बच्चा दोनों पैरों से कूद सकता है। वह तीन पहिये की साइकल चला सकता है।
- बच्चा एक पैर पर खड़ा हो सकता है।
- सीढ़ियों पर बिना किसी सहायता के स्वयं चढ़ सकता है तथा उतर सकता है।
- मल एवं मूत्र त्यागने की क्रिया पर बच्चे का नियंत्रण हो जाता है।
- वह साधारण words को बोलने लग जाता है। तथा 3 वर्ष तक कहानी सुनने लगता है।
- बच्चा स्वयं अपने कपड़े उतार सकता है तथा जूते मोजों को भी उतार सकता है।
- बच्चा अपने बराबर के बच्चों के साथ खेल सकता है।
- बच्चा कॉपी पर सीधी व आधी रेखा खींच सकता है। तथा तीन वर्ष तक गोल बना सकता है।

4.5 **Role of paediatric nurse. पेडियाट्रिक नर्स की भूमिका**

उत्तरः वर्ष 2020 की प्रश्न संख्या 4.4 देखें।

4.6 **Clubfoot**

उत्तरः वर्ष 2020 की प्रश्न संख्या 4.5 देखें।

5. **Answer in details of any 4 of the following**

5.1 **What is leukemia? Write in details about its types with clinical manifestation and management. ल्यूकेमिया क्या है? इसके प्रकार, चिन्ह तथा प्रबंधन के बारे में विस्तारपूर्वक लिखिए।**

उत्तरः रक्त कैंसर (Leukemia)

परिभाषाः

जब शरीर में अपरिपक्व (imature) एवं असामान्य (abnormal) WBC का उत्पादन निरंतर एवं अनियंत्रित रूप से बढ़ जाता है, तब उस स्थिति को रक्त कैंसर (Leukemia) कहते हैं।

रक्त कैंसर का वर्गीकरण (Classification of Leukemia)

- Acute lymphocytic Leukemia (ALL)
- Acute non-Lymophocytic Leukemia (ANLL)
- Chronic Lymphocytic Leukemia (CML)
- Chronic Myelocytic Leukemia (CML)
    - व्यस्क प्रकार (Adult type)
    - अवयस्क प्रकार (Juvenile type)

रक्त कैंसर के चिन्ह एवं लक्षण (Signs and symptoms of Leukemia)

- इसकी शुरूआत तीव्र (acute) रूप से होती है।
- बुखार (fever)
- भूख न लगना (anorexia)
- शरीर में थकान (Malaise)
- कमजोरी (Weakness)
- चकते (Petechiae)
- परप्यूरा (Purpura)
- एकिमोसिस (Ecchymosis)
- रक्तस्राव (Bleeding) जो कि उल्टी सहित (hematemesis) तथा मल में (Malena) भी होता है।
- पेलर (Pallor)
- क्रिया स्तर कम होना (Decreased activity level)
- वज़न कम होना (Weight loss)
- पेशियों का घटना (Muscle wasting)
- उदरीय पीड़ा (Abdominal pain)
- हड्डी की पीड़ा (Bone pain)
- जोड़ों में दर्द (Joint Pain)
- छाती में तनाव (Sternal tenderness)
- यकृत विस्तारण (Hepatomegaly)
- मुँह का संक्रमण (Oral infections)
- छोटी प्रक्रिया करने पर भी रक्त का अनियंत्रित बहाव (Excessive bleeding after minor procedures like tooth extraction)
- तंत्रिका तंत्र लक्षण (CNS infestation)
- सिरदर्द (Headache)
- उल्टी (Vomiting)
- चक्कर आना (Drowsiness)
- अचेत होना (Unconsciousness)
- झटके आना (Convulsions)
- धुंधला या दोहरा दिखना (Blurred or double vision)

रक्त कैंसर का उपचार (Treatment of Leukemia)

1. **कीमोथेरेपी (Chemotherapy)**
   - यह Malignant cells के फैलने को रोकने तथा सामान्य bone marrow क्रिया स्थापित करने के लिए दी जाती है।
   - यह तीन चरणों में दी जाती है, जो इस प्रकार है: –
     a. **Remission induction chemotherapy**
        - यह 4 से 6 हफ्ते तक दी जाती है।
        - इसमें दिए जाने वाले कीमोथेरेपी ड्रग्स हैं Vincristine, Prednisolone, Asparaginase एवं Adriamycin.
     b. **Maintenance therapy**
        - यह 2.5 से 3 साल की अवधि तक दी जाती है। इसमें दी जाने वाली दवाएँ हैं, mercaptopurine तथा methotrexate.
     c. **Late intensification**
        - यह प्रत्येक 4 हफ्ते में दी जाती है। इसमें Vincristine तथा Prednisolone दवाएँ दी जाती हैं।
2. **रेडियेशन थेरेपी (Radiation therapy).**
3. **बोन मेरो ट्रांसप्लांट (Bone marrow transplant)**

रक्त कैंसर का नर्सिंग प्रबंधन (Nursing management of Leukemia)

1. **संक्रमण एवं क्षति की रोकथाम (Prevention of infection and injury)**
   - रोगी की देखभाल करते समय पूर्ण aseptic तकनीक का प्रयोग करें।
   - व्यक्तिगत तथा वातावरण की साफ-सफाई बनाए रखें।
   - हाथों के धोना तथ कम–से–कम मिलने वालों को रोगी से मिलने की अनुमति प्रदान करना।
   - कोई भी भेदीय प्रक्रिया (invasine procedure) करते समय उचित सावधानी रखना।
   - रोगी को दवा देने के लिए oral या intravenous विधि का प्रयोग करना। Intramuscular injection का परिवर्जन (avoid) करना।
   - रक्ताधान (Blood transfusion) में सावधानी बरतना।
   - रोगी को किसी भी क्षति या क्रिया से बचाना जो रक्तस्राव को बढ़ावा देंए जैसे मुलायम ब्रश प्रयोग करना, फटी त्वचा पर क्रिम लगाना, ताकि वह और क्षतिग्रस्त न हो।
   - रोगी के Vital signs, Intake-output chart, रक्तस्राव या संक्रमण के लक्षण आदि को नोट करना।

2. **पीड़ा से आराम (Pain relief)**
   - रोगी को पीड़ा से आराम दैने के लिए पीड़ानाशक दवाएँ दें।

- उसे अत्यधिक श्रम एवं क्रिया करने से रोकें तथा उचित आराम प्रदान करें।
- उसे तनावमुक्ति की तकनीक (जैसे आयु के अनुसार उचित खेल) सिखाएँ जिससे उसकी पीड़ा का आभास कम हो।
- माँ या पिता में से किसी एक या दोनों को उसके पास रखें ताकि वह सहज (comfortable) महसूस कर सके।

3. **मानसिक सहयोग (Emotional Support)**
   - बच्चे के रोग की जानकारी से सबसे ज्यादा दुख, परेशानी एवं तनाव उनके माता-पिता को होता है।
   - माता-पिता को अपने भय को व्यक्त करने का मौका दें।
   - उनके प्रश्नों का ईमानदारी से उत्तर दें।
   - आवश्यक जानकारी तथा शिशु की देखभाल से संबंधित बातों को माता-पिता को समझाएँ।
   - उन्हें समुदाय में उपस्थित सहायता तथा सहयोग समूह के बारे में सूचित करें।

4. **शिशु की सामान्य देखभाल (General care of child)**
   - उसके vital signs को नियमित रूप से जाँचे तथा उन्हें रिकॉर्ड करें।
   - उसकी व्यक्तिगत साफ-सफाई पर ध्यान दें।
   - उसे प्रतिदिन की क्रिया करने में सहायता एवं सहयोग प्रदान करें।
   - किसी प्रकार की जटिलता का उचित उपचार करें।

5. **पोषण (Nutrition)**
   - शिशु के आहार पर विशेष ध्यान दें।
   - उसे उच्च प्रोटीन तथा कैलोरी युक्त आहार दें।
   - आहार में नमक की मात्रा प्रतिबंधित करें।
   - आहार को उसके स्वाद एवं पसंद के अनुसार बनाएँ।
   - भोजन स्वादिष्ट, आसानी से पाचक तथा कम मसालेदार होना चाहिए।
   - उल्टी की समस्या होने पर भोजन करने से पहले antiemetic दवा दें।
   - जितना संभव हो उतना द्रव लेने को प्रेरित करें।

6. **शिशु की मानसिक देखभाल (Psychological care of child)**
   - शिशु को उसके माता-पिता से मिलने दे तथा यदि संभव हो तो एक अभिभावक को उसके साथ रहने दें।
   - शिशु के डर को समाप्त या कम करने के लिए उसके प्रश्नों का सही उत्तर दें तथा उस पर होने वाली प्रक्रियाओं की जानकारी दें।
   - उसे उसके शरीर में आने वाले परिवर्तन के बारे में समझाएँ।

- उसे अन्य रक्त कैंसर पीड़ित बच्चों से मिलवाएँ जो उसके डर को कम कर, उसमें सकारात्मकता उत्पन्न कर सकें।

5.2 **Define rheumatic fever. List down its clinical manifestation. Explain the medical and nursing management of rheumatic fever. रूमेटिक ज्वर की परिभाषा लिखिए। इसके चिन्ह एवं लक्षण क्या-क्या हैं? इसके मेडिकल एवं नर्सिंग प्रबंधन लिखिए।**

उत्तरः Rheumatic ज्वर β-hemolytic streptococci के संक्रमण के कारण होता है।

Rheumatic fever clinical manifestation

जोन्स की कसौटी (Jones Criteria)
- **बड़ी कसौटी (Major Criteria)**
    - कार्डाइटिस (Carditis)
    - पोलीआर्थ्राइटिस (Polyarthritis)
    - कोरिया (Chorea)
    - सबक्यूटेनियस नोड्यूल (Subcutaneous Nodules)
    - एरिथिमा मार्जिनेटम (Erythema Marginatum)
- **छोटी कसौटी (Minor Criteria)**
    - बुखार (Fever)
    - आर्थ्राल्जिया (Arthralgia)
    - Rheumatic बुखार को इतिवृत्ति (Previous attack of Rheumatic fever)
    - ECG में परिवर्तन (ECG changes)
    - ESR के स्तर का बड़ा होना या C-reactive protein की उपस्थिति
      **यदि दो बड़ी कसौटी या एक बड़ी कसौटी एवं दो छोटी कसौटी उपस्थित हो तो उसे Rheumatic Fever कहते हैं।

Rheumatic ज्वर का चिकित्सकीय प्रबंधन (Medical Management of Rheumatic fever)
1. पूर्ण आराम प्रदान करें तथा क्रियाओं एवं गतिविधियों को सीमित करें।
2. पोषण का विशेष ध्यान रखें। शिशु को उच्च प्रोटीन आहार (High protein diet) दें। साथ ही विटामिन एवं अन्य आवश्यक तत्व प्रदान करें।
3. **Antibiotic Therapy**
    - Penicilline (Procaine Penicilline)– 4 Lac Unit, Deep IM, दिन में 2 बार, 10 से 14 दिन के लिए।
    - Benzathine penicillin 1–2 µg प्रत्येक 21 दिन के अंतराल पर।
    - Erythromycin (यदि Penicilline Sensitivity है तो)

4. **Analgesic एवं anti-inflammatory दवाएँ**
   - यह पीड़ा से आराम एवं प्रदाह की रोकथाम के लिए दिए जाते हैं।
   - उदाहरणः Aspirin-90–120 mg/kg/day की डोज में दिया जाता है।

5. **Steroid (prednisolone) थेरेपी**
   - यह मुख्यतः प्रदाह की रोकथाम के लिए दिए जाते हैं।
   - डोज़ (dose): 40–60 mg/day, 7 से 10 दिन तक दी जाती है।

6. कोरिया (Chorea) के प्रबंधन के लिए Diazepam या Phenobarbitone देंगे।

7. किसी प्रकार की जटिलता का उचित प्रबंधन करेंगे।

Rheumatic ज्वर का नर्सिंग प्रबंधन (Nursing Management of Rheumatic fever)

1. **पीड़ा से आराम (Relief from pain)**
   - रोगी को पीड़ानाशक (analgesic) एवं anti inflammatory दवाएँ देंगे।
   - रोगी को उचित स्थिति प्रदान करेंगे।
   - जोड़ों की विशेष देखभाल करेंगे।
   - दर्द को कम करने के लिए गर्म दबाव (hot application) का प्रयोग करें।
   - रोगी को खेल या अन्य क्रियाओं में व्यस्त कर उसे diversonal therapy दें।

2. **शिशु की क्षति से सुरक्षा (Protecting the child from injury)**
   - शिशु को सुरक्षित वातावरण में रखना।
   - क्षति पहुंचाने वाली तेज़ या कठोर वस्तुओं को शिशु की पहुंच से दूर रखें।
   - रोगी को उसकी प्रतिदिन की क्रियाओं, जैसे खाना, चलना, खेलना आदि में सहयोग प्रदान करें।
   - जोड़ों के दर्द को कम करने तथा उनकी क्रियाशीलता बढ़ाने के लिए रोगी को दवाएँ दें।
   - रोगी एवं परिवार को आश्वासन दें तथा मानसिक सहयोग प्रदान करें।

3. **स्वास्थ्य शिक्षा (Health Education)**
   - माता-पिता को रोग एवं उसके उपचार की पूर्ण जानकारी प्रदान करें।
   - शिशु की सुरक्षा, पोषण एवं दवाओं से संबंधित सभी जानकारी माता-पिता को दें।
   - माता-पिता को शिशु के लिए खेल का महत्व समझाएँ तथा उसकी स्थिति के अनुसार उसका नियोजन करें।

- माता-पिता को मानसिक सहयोग दें तथा उनके तनाव को कम करने का प्रयास करें।

5.3 Define hydrocephalus. Write its etiology. Explain the medical and surgical management of hydrocephalus. हाईड्रोसेफलस की परिभाषा लिखिए। इसके कारण लिखिए। इसके मेडिकल एवं सर्जिकल प्रबंधन लिखिए।

उत्तर: Definition वर्ष 2020 की प्रश्न संख्या 5.2 देखें।

कारण (Etiology)

1. **जन्मजात (Congenital)**
   - अंतरगर्भाशयी संक्रमण (Intrauterine infection) जैसे Rubella, CMV आदि।
   - जन्मजात मस्तिष्क ट्यूमर (congenital brain tumor)
   - अंतरकपालीय रक्तस्राव (intracranial hemorrhage)
   - जन्मजात विकार जैसे Aqueductal stenosis, Dandy-Walker anomaly
   - Arachnoid villi का विकार।

2. **अभिगृहीत (Acquired)**
   - प्रदाह (inflammation) जैसे meningitis.
   - क्षति (Trauma) जैसे जन्म क्षति, सिर की क्षति।
   - मस्तिष्क ट्यूमर (Brain tumor) जैसे astrocytoma, gliomas.
   - Atriovenous malformations.
   - एन्यूरिज्म का फटना (Ruptured aneurysm).

प्रबंधन (Management)

उत्तर: वर्ष 2020 की प्रश्न संख्या 5.2 देखें।

5.4 Define immunization. Write down the National Immunization Schedule. टीकाकरण की परिभाषा एवं राष्ट्रीय टीकाकरण सारणी को बनाइये।

उत्तर: वर्ष 2019 की प्रश्न संख्या 5.3 देखें।

5.5 Define Spina Bifida? Discuss in detail pre and post-operative management of a child with spina bifida. स्पाइना बिफिड़ा को परिभाषित कीजिए। स्पाईना बिफिड़ा के पूर्व व पश्चात राज्य प्रबंधन की चर्चा करिए।

उत्तर: स्पाइना बिफिड़ा (Spina bifida)

परिभाषा (Definition): यह वर्टिब्रल कोलम के बंद होने का एक विकार है, जिसमें वर्टिब्रल कॉलम में उपस्थित खण्ड (Cleft) द्वारा उसके टिसू बाहर निकल आते हैं।

प्रबंधन (Management)

निश्चित उपचार सर्जरी है। इसलिए बच्चे को सर्जरी के लिए तैयार करेंगे।

1. **सर्जरी से पहले का प्रबंधन (Pre-operative management)**
   - बच्चे को मुँह द्वारा कुछ आहार न दें। (Nil per orally)
   - उसका सामान्य तापमान बनाए रखें।
   - घाव को saline में डूबे Sterile dressing से ढ़ककर रखें एवं उस पर कोई दवा या क्रीम न लगाएँ।
   - बच्चे को पेट के बल (Prone position) लिटाएँ।
   - उसका पूर्ण शारीरिक परीक्षण एवं आवश्यक जांच कर लें।

2. **सर्जरी (Surgery)**
   सर्जरी द्वारा विकार को ठीक कर देते हैं एवं Sac को बंद कर देते हैं।

3. **नर्सिंग देखभाल (Nursing Care)**
   - **संक्रमण की रोकथाम (Prevention of infection)**
     - बच्चे को ऐसी स्थिति प्रदान करें कि उसके घाव का मल एवं मूत्र द्वारा संदूषण ना हो।
     - घाव को सावधानीपूर्वक Sterile saline से साफ कर, dressing लगाएँ।
     - बच्चे की Perineal स्वच्छता का विशेष ध्यान रखें।
     - सर्जरी के बाद बच्चे को संक्रमण से बचाने के लिए IV antibiotic दवाएँ दें।
     - उसका द्रव स्तर संतुलित बनाए रखें।
   - **घाव की देखभाल (Care of Wound)**
     - बच्चे को Prone Position में रखें।
     - उसके घाव के आस-पास सुरक्षात्मक उपाय करें।
     - घाव की Sterile dressing करें।
     - सभी विधियाँ ठीक प्रकार से हाथ धोकर एवं aseptic तकनीक के प्रयोग से करें।
     - बच्चे के घाव की समय-समय पर संक्रमण के लिए जाँच करें।
   - **ICP के बढ़ने की रोकथाम (Prevention of increased ICP)**
     - बच्चे में Intra cranial pressure के बढ़ने के लक्षणों की जाँच करें।
     - प्रतिदिन उसके सिर का माप (head circumference) करें।
   - **पावों के विकार की रोकथाम (Prevention of deformity of lower extrinity)**
     बच्चे के पैरों की निष्क्रिय Range of Motion exercise कराएँ।
     नितम्ब को abduction में रखें तथा पैरों को सामान्य स्थिति में रखें।

5.6 **Define growth and development and list down the factors affecting growth and development. Write the growth and development of a toddler.**

उत्तरः वर्ष 2019 की प्रश्न संख्या 5.5 देखें।

PEDIATRIC NURSING

February 2020

Course: Diploma in General Nursing and Midwifery   **Year:** Second

Subject: Pediatric Nursing   **Code:** 4509

Time: 3 hours   **M. Marks:** 75

---

1.   **Four options of answer of each question are given. Only one option is correct. Choose and write only the correct option after writing question no. (1 × 5 = 5)**

1.1   **The number of milk tooth are:**

दूध वाले दाँत की संख्या होती है:

(a) 16
(b) 20
(c) 22
(d) 24

उत्तर: (b) 20   1

1.2   **The highest score of APGAR is:**

अपगार स्कोर की अधिकतम अंक है:

(a) 10
(b) 15
(c) 12
(d) 14

उत्तर: (a) 10   1

1.3   **In which year the united nation accepted ate "declaration" of the rights of the child:**

संयुक्त राष्ट्र द्वारा बच्चे के अधिकारों की घोषणा स्वीकार की गई:

(a) 1956
(b) 1959
(c) 1974
(d) 1986

उत्तर: (b) 1959   1

1.4   **Which disease known as royal disease:**

कौन सी बीमारी को रॉयल बीमारी के नाम से भी जानते हैं:

(a) Leukemia (ल्यूकेमिया)
(b) Hemophilia (हीमोफीलिया)

(c) Thalassemia (थैलेसीमिया)

(d) Anemia (एनीमिया)

उत्तरः (b) Hemophilia (हीमोफीलिया)   1

1.5 **B.C.G. is given:**

बी.सी.जी. दिया जाता है:

(a) I/V (आई.वी.)

(b) I/M (आई.एम.)

(c) Subcutaneous (सबक्यूटोनियस)

d) Intra dermal (अंतः त्वचीय)

उत्तरः (d) Intra dermal (अंतः त्वचीय)   1

2. **Choose right and wrong in the following statements ($1 \times 5 = 5$)**

2.1 **Phototherapy is used to the treatment of the cancer.**

फोटोथेरेपी कैंसर के उपचार के लिए प्रयोग किया जाता है।

उत्तरः गलत   1

2.2 **Weaning process started during 8 months:**

विनिंग प्रक्रिया 8 माह के दौरान चालू की जाती है।

उत्तरः गलत   1

2.3 **Inflammation of meninges is known as meningitis.**

मेनिनजीस में प्रदाह को मेनेंजाइटिस कहते हैं।

उत्तरः सही   1

2.4 **PAD is CHD disease.**

पी.ए.डी. एक सी.एच.डी. बीमारी है।

उत्तरः सही   1

2.5 **D-1 year is period is known as toddler.**

0-1 साल की उम्र के बच्चों को टोड्लर कहते हैं।

उत्तरः गलत   1

3. **Fill up the blanks. ($1 \times 5 = 5$)**

3.1 **Normal newborn weight is ....**

नवजात शिशु का सामान्य वजन .... होता है।

उत्तरः 2.5 kg   1

3.2 **Formula for infant mortality rate is ....**

शिशु मृत्युदर गणना का सूत्र .... है।

उत्तरः

$$\frac{\text{No. of deaths of children less than one year of age in a year} \times 1000}{\text{number of live birth in the same year}}$$ 1

3.3 **Encopresis meaning is ....**

एंकोप्रेसिस का अर्थ .... है।

उत्तर: Involuntary passage of stool (मल का स्वतः बाहर आना)   1

3.4 **First stool of new born is known as ....**

नवजात शिशु के पहले मल को .... कहते हैं।

उत्तर: Meconium (मीकोनियम)   1

3.5 **Causative organism of rheumatic fever is ....**

रूमेटिक ज्वर का किटाणु .... है।

उत्तर: Streptococcus pyogenes (स्ट्रेप्टोकोकस पायोजन)   1

4. **Write short notes on any 4 of the following.**

4.1 **10 steps of BFHI.**

उत्तर: Baby Friendly Hospital Initiative (BFHI).

भारत में BFHI का प्रारंभ वर्ष 1992 में किया गया।

उद्देश्य: BFHI को स्तनपान को बढ़ावा देने तथा स्तनपान के बढ़ावा देने वाले कारकों या वातावरण को स्थापित करने के लिए स्थापित किया गया है।

BFHI के दस कदम (10 steps of BFHI)

1. प्रत्येक अस्पताल में एक लिखित स्तनपान नीति होनी चाहिए एवं इस नीति का संचार सभी स्वास्थ्य कर्मियों तक होना चाहिए।
2. सभी स्वास्थ्य कर्मियों को इस नीति को लागू करने के लिए आवश्यक कौशल (Skill) में प्रशिक्षण देना।
3. सभी गर्भवती महिलाओं को स्तनपान के लाभ एवं प्रबंधन की जानकारी प्रदान करना।
4. शिशु के जन्म के आधे घंटे बाद माँ को स्तनपान प्रारंभ कराने में सहयोग करना।
5. माँ को बच्चे से अलग होने के उपरान्त भी किस तरह स्तनपान करना है एवं इसे जारी रखना है यह विधि दिखाना।
6. नवजात शिशु को स्तन के दूध के अलावा खाद्य या पेय पदार्थ न दें जब तक कि वो चिकित्सकीय देखभाल के लिए आवश्यक न हो।
7. Rooming-in का अभ्यास करायें। माँ एवं बच्चे को दिन के 24 घंटे साथ रहने दें।
8. माँग पर स्तनपान को प्रोत्साहन दें (breastfeed on demand).
9. स्तनपान कर रहे infant को कृत्रिम चूचक या पेसिफायर (Artificial teats or pacifiers) न दें।
10. स्तनपान सहयोग समूह की स्थापना को बढ़ावा दें तथा माँ को अस्पताल से छुट्टी मिलने के बाद इसमें रेफर करें।

4.2 **Importance of play in children. खेल का Pediatrics में क्या महत्व है?**
उत्तरः खेल (Play)
यह सभी बच्चों के लिए व्यापक है। यह प्रिय एवं मनोरंजक होता है तथा यह बच्चे के वृद्धि एवं विकास में सहायता करता है तथा आवश्यक होता है।

खेल का महत्व (Importance of play)

a. **शारीरिक विकास (Physical development)**
  - खेल शारीरिक विकास को बढ़ावा देता है।
  - खेल-कूद करने से पेशिया एवं संवेदना की क्षमता का विकास होता है।
  - यह गतिविधियों एवं कौशल में सामंजस्य स्थापित करने में सहायक होती है।

b. **बौद्धिक एवं शैक्षिक विकास (Intellectual and educational development)**
  - खेल बच्चे के बौद्धिक एवं शैक्षिक विकास में भी सहायक होता है।
  - यह बच्चे को रंग, आकार, संख्या, दूरी, ऊँचाई, तेजी आदि के बारे में सीखने में सहायता करता है।
  - यह बच्चों में क्रियात्मकता का विकास करता है तथा बच्चों में समस्या को हल करने का कौशल बढ़ता है।
  - यह बच्चे में ध्यान तथा एकाग्रता बढाने का भी काम करता है।

c. **भावनात्मक विकास (Emotional development)**
  - बच्चे खेल के दौरान अपने भय, घबराहट, गुस्सा तथा उत्साह को अभिव्यक्त करते हैं।
  - यह तनाव एवं चिंता को पूरा करने में सहायक होते है।
  - यह बच्चे में coping क्षमता का विकास करते है।
  - बच्चे अपनी नकारात्मकता एवं भावनाओं को खेल के द्वारा बाहर निकाल सकते है।
  - खेल बच्चों के समाजीकरण के लिए भी आवश्यक होता है।
  - वह दूसरों के साथ मिल कर रहना तथा काम करना सीखते है।

d. **नैतिक विकास (Moral development)**
  - बच्चे खेल के दौरान नैतिक बातें भी सीखते भी है, तथा सीखी हुई बातों को अपने व्यवहार में प्रदर्शित भी करते है।
  - वह सही और गलत के प्रति अपने भाव प्रकट करना सीखते हैं।
  - वह अपने कार्य के प्रति उत्तरदायी बनना सीखते है।

खेल के प्रकार (Types of play)

  - **Infants:** यह social affective खेल, Sensory pleasurable तथा skill play में व्यस्त रहते है।

- **Pre-school children:** यह नाटकीय खेल में रुचि रखते हैं। जिसके द्वारा वह अपनी पहचान बनाने की कोशिश करते है।
- **School children:** यह प्रतिद्वंदी खेलने तथा अपने शौक को क्रियात्मक बनाने में रुचि रखते है।
- **Adolescents:** यह Sophisticated खेल खेलते है, जो इनकी कल्पनाओं पर आधारित होते है।

4.3 Reflexes. रिफ्लेक्सेस।

उत्तरः नवजात शिशु के रिफ्लेक्सेस (Reflexes of new born).

a. **पाल्मर पकड़ (Palmer Grasp)**
   नवजात शिशु की हथेली में अंगुली रखने पर शिशु हथेली को दबाकर, अंगुली को कस कर पकड़ लेता है।

b. **पुतली रिफ्लेक्स (Pupillary reflex)**
   शिशु की आँख पर रोशनी डालने से उसकी आँख की पुतली सिकुड़ (constrict) जाती है।

c. **रुटिंग रिफ्लेक्स (Rooting reflex)**
   शिशु के मुँह (होंठ) का कोना छूने पर, शिशु स्वयं अपनी गर्दन उस ओर घुमा देता है तथा मुँह खोलकर उस वस्तु को मुँह में लेने की कोशिश करता है। यह रिफ्लेक्स स्तनपान के समय देखा जा सकता है।

d. **प्लांटर पकड़ (Planter Grasp)**
   शिशु के पैर के तलवों (sole) पर, पंजों के पीछे दबाने पर वह अपने पंजों को अंकुचित (flexed) कर लेता है।

e. **टोनिक नैक रिफ्लेक्स (Tonic neck reflex)**
   शिशु को अचानक छोड़ देने पर उसका सिर एक तरफ मुड़ जाता है। जिस तरफ सिर मुड़ता है, उस तरफ के हाथ-पाँव फैल (extend) जाते हैं तथा विपरीत दिशा वाले हाथ-पैर आकुंचित (flexed) हो जाते हैं।

f. **मोरोज़ रिफ्लेक्स (Moro's Reflex)**
   शिशु को गर्दन के सहारे पकड़ कर जब अचानक से छोड़ा जाता है, तो पहले उसके हाथ पैर शरीर से दूर की तरफ (abduct) चले जाते हैं, फैल जाते हैं (extension) तथा अंगुलियाँ पंखे की तरह खुल जाती हैं और फिर हाथ पैर शरीर के पास आ जाते हैं (adduction) तथा हाथ-पैर आकुंचित (flexed) हो जाते हैं।

g. **चूसना (Sucking)**
   शिशु के मुँह में निप्पल देने पर, वह उसे चूसना आरंभ कर देता है।

h. **निगलना (Swallowing)**

जब शिशु के मुँह के पिछले भाग में भोजन पहुँचता है, तो वह उसे निगल लेता है।

i. **डॉलस् आई (Doll's Eye)**

शिशु के सिर को यदि दाहिने या बाएँ तरफ मोड़े तो उसकी आँखें विपरीत दिशा में रहती हैं तथा सिर के साथ नहीं मुड़ती।

j. **बेबिन्सकी रिफलेक्स़ (Babinskis reflex)**

शिशु के तलवों पर अंगुली चलाने पर, उसके तलवों की अंगुलियाँ बाहर तथा ऊपर की तरफ फैल जाती है।

4.4   Role of paediatric nurse. बच्चों की देखभाल में एक Pediatric nurse की भूमिका क्या है।

उत्तरः बच्चों की देखभाल में Pediatric nurse की भूमिका

1. **प्राथमिक देखभालकर्ता (Primary Care-giver)**

Paediatric nurse बच्चों की रोकथाम देखभाल (preventive care), स्वास्थ्यवर्धक देखभाल (promotive care), चिकित्सकीय देखभाल (curative care) तथा पुर्नवासन देखभाल (rehabilitative Care) प्रदान करती है। अस्पताल में बीमार बच्चे को खिलाना, नहलाना, सुरक्षा प्रदान करना, आदि नर्स के कार्य होते हैं।

2. **स्वास्थ्य शिक्षक (Health Educator)**

Pediatric Nurse की महत्वपूर्ण भूमिका होती है नियोजित एवं आवश्यक स्वास्थ्य शिक्षा एवं जानकारी प्रदान करना, ताकि बच्चे के अभिभावक तथा बच्चों में भी स्वास्थ्य के प्रति जागरूकता बढ़े एवं वह अपने स्वास्थ्य का ध्यान रख सकें।

3. **काउंसलर (Counselor)**

किसी समस्या का समाधान करना तथा मार्गदर्शन करना, ताकि बच्चों में होने वाले रोग एवं स्वास्थ्य संबंधी खतरों को कम किया जा सके, नर्स की एक महत्वपूर्ण भूमिका होती है।

4. **सामाजिक कार्यकर्ता (Social worker)**

वह एक सामाजिक कार्यकर्ता की भूमिका निभाती है, ताकि बच्चों में सामाजिक तत्वों से संबंधित स्वास्थ्य समस्याओं का निवारण किया जा सके।

5. **टीम समन्वयक एवं सहयोगी (Team Coordinator and Collaborator)**

Pediatric नर्स अन्य स्वास्थ्य कर्मियों के साथ मिलकर कार्य करती है, ताकि बच्चों को उचित स्वास्थ्य देखभाल प्रदान की जा सके। वह सभी कार्यकर्ताओं के बीच सहयोग एवं अच्छे संप्रेषण को बढ़ावा प्रदान करती है।

6. **प्रबंधक (Manager)**

वह अस्पताल में बच्चों की स्वास्थ्य इकाई का प्रबंधन करती है तथा उन्हें मिलने वाली देखभाल के स्तर को ऊँचा उठाने का प्रयास करती है।

7. **बच्चों का वकील (Child's Advocate)**

वह बच्चों के स्वास्थ्य संबंधी आवश्यकताओं का ध्यान रखती है तथा उनकी देखभाल के लिए अंतर्विभागीय सहायता भी प्राप्त करती है।

8. **मनोरंजनकर्ता (Recreationist)**

बच्चों की देखभाल में खेल एवं मनोरंजन का महत्वपूर्ण योगदान होता है। नर्स बच्चों की देखभाल करते समय उसके मनोरंजन का भी ध्यान रखती है।

9. **सलाहकार (Consultant)**

वह अभिभावक एवं परिवार के सदस्यों के लिए एक सलाहकार का कार्य करती है तथा उन्हें बच्चे के स्वास्थ्य में सुधार करने से संबंधित सलाह देती है।

10. **शोधकर्ता (Researcher)**

वह बच्चों की स्वास्थ्य देखभाल को उचित एवं आधुनिक बनाने के लिए निरंतर शोधकार्य करती है।

4.5 Clubfoot. क्लबफुट

उत्तरः क्लबफुट (Clubfoot)

परिभाषा (Definition)

क्लबफुट या टेलिपस (talipes) पैरों का एक बिना क्षति का विकार है, जिसमें पैर अपने सामान्य आकार या स्थिति से अलग आकार या स्थिति में होते हैं।

प्रकार (Types)

- **टैलीपस इक्विनोवेरस (Talipes equinovarus):** इसमें पैर अंदर की तरफ मुड़कर planter flexion की स्थिति में होते हैं। ऐड़ी, उठी हुई तथा पैर अंदर की तरफ मुड़े हुए होते हैं।
- **टैलीपस कैल्केनियोवेल्गस (Talipes Calcaneovalgus):** पैर बाहर की तरफ मुड़े हुए तथा doriflexion स्थिति में होते हैं।
- **टैलीपस इक्वीनस (Talipes equinus):** पैर की अंगुलियाँ ऐड़ी से नीचे के स्तर पर होती हैं और पैर extended होते हैं तथा बच्चा पैरों की अंगुलियों पर चलता है।
- **टैलीपस कैल्केनियस (Talipes calcaneus):** इसमें पैर की अंगुलियाँ ऐड़ी से ऊँचे स्तर पर होती है, पैर flexed होता है तथा बच्चा ऐड़ी के आंतरिक भाग पर चलता है।
- **टैलीपस वैरस (Talipes Varus):** इसमें ऐड़ी एवं पैर अंदर की तरफ मुड़ा होता है।

- **टैलीपस वैल्गस (Talipes Valgus):** इसमें एड़ी एवं पैर बाहर की तरफ मुड़ा होता है।
- **टैलीपस परकैवस (Talipes Percavus):** जब पैर में अत्यधिक Planter Curvature होता है।
- **टैलीपस आर्कुएट्स (Talipes arcuates):** पैर का वक्र (arch) सामान्य से अधिक होता है।
- **कैल्केनियोवेल्गस (Calcaneovalgus):** इसे सपाट पैर (flat foot) भी कहते हैं। इसमें पैर का वक्र (arch) नहीं होता है।

4.6   Weaning अनुप्रासन।

उत्तरः अनुप्रासन (Weaning)

- इसे स्तन त्याग भी कहते है।
- जब शिशु 6 महीने की आयु में पहुँचने लगता है तो उसके लिए माँ का दूध ही पर्याप्त नहीं होता।
- इस आयु में शिशु को उपयुक्त खाद्य पदार्थ, जिसमें प्रोटीन की अधिक मात्रा हो, दिये जाते है, पर बच्चे का अनुप्रासन करते समय उसे स्तनपान देना एकाएक बंद नहीं करते है।
- स्तनपान करते हुए पाँचवे महीने से बच्चे को Weaning शुरू कर देनी चाहिए।
- ऐसा करने से शिशु धीरे-धीरे 10-11 माह की आयु में पहुँचने तक स्तन त्याग करता है।

Weaning Food या अनुप्रासन आहार

1. **प्रथम आहार (First food)**
   - यह शिशु को दिया जाने वाला पहला आहार होता है।
   - इस आहार में जानवर (गाय) का दूध, दाल का पानी, दलिया, कंजी आदि दिया जाता है।

2. **अतिरिक्त प्रोटीन आहार (Extra protein food)**
   - यह आयु शिशु के वृद्धि एवं विकास की आयु होती है तथा इसमें शिशु को अतिरिक्त प्रोटीन की आवश्यकता होती है।
   - इसमें प्रोटीन की आपूर्ति के लिए निम्नलिखित आहार दिए जाते हैं:–
     - दाल
     - दलिया
     - उबले अंडे
     - दूध आदि।

3. **सुरक्षात्मक आहार (Protective food)**
   - शिशु को आहार देते समय सुरक्षा का ध्यान रखना चाहिए।
   - उसे ठोस या टुकड़े में खाना नहीं देना चाहिए, इसके गले में अंटकने की संभावना रहती है।
   - हमेशा मसलकर, पीसकर, गलाकर Soft खाना ही बच्चे को दें।

अनुप्रासन में सावधानियाँ (Precaution of Weaning)

- पहला आहार कम मात्रा में दें तथा धीरे-धीरे मात्रा बढ़ाएँ।
- एक साथ कई प्रकार के खाद्य पदार्थ शुरू न करें। इन्हें एक-एक करके दें तथा कुछ समय के अंतराल पर देना शुरू करें।
- ठोस या टुकड़े में खाद्य पदार्थ न दें।
- आहार को साफ सुथरे तरीके से बनाएँ।
- हाथ की सफाई पर विशेष ध्यान दें।
- शिशु की पसंद-नापसंद का ध्यान रखें।
- आहार में विविधता (Variety) लाने का प्रयास करें।
- अत्यधिक गरम, ठंडा या मसालेदार आहार न दें।

5. Answer in details of any 4 of the following.

5.1 Define the growth and development. Explain the factors affecting of growth and development. वृद्धि और विकास को परिभाषित कीजिए। वृद्धि और विकास को प्राभावित करने वाले कारकों की व्याख्या कीजिये।
उत्तरः वर्ष 2019 की प्रश्न संख्या 5.5 देखें।

5.2 Define Hydrocephalus. List out the clinical manifest and explain the surgical management of hydrocephalus. हाइड्रोसिफेल्स को परिभाषित करें। इसके चिन्ह एवं लक्षण लिखिए और हाइड्रोसिफेल्स की शल्य चिकित्सा उपचारिका का वर्णन कीजिए।
उत्तरः हाइड्रोसिफेल्स (Hydrocephalus)

परिभाषा (Definition)

CSF के उत्पादन एवं अवशोषण (absorption) के असंतुलन या CSF के मार्ग में बाधा उत्पन्न होने पर CSF का intracranial spaces में असामान्य रूप से एकत्रित हो जाना, हाइड्रोसिफेल्स कहलाता है।

नैदानिक लक्षण (Clinical Manifestation)

- सिर का विस्तारण (enlargement of head)
- Anterior fontanel का देर से बंद होना।
- Increased Intracranial pressure के लक्षण।
- पेशियों में ऐंठन (Muscle spasticity)
- सिर पकड़ने (head holding) में देरी।
- माथे का बाहर आना (protruding forehead)
- स्कैल्प का चिकना होना तथा उस पर शिराओं का दिखना (Shinny scalp with visible veins)
- सन-सेट आई (Sun-Set eye)
- Positive Macewen sign (Cracked pot)

- सामान्य बुद्धिमता (Normal intelligence)
- Transillumination positive होता है।

शल्य चिकित्सा प्रबंधन (Surgical Management)

हाइड्रोसिफेलस का सर्जिकल प्रबंध (Surgical management of hydro-cephalus)

सर्जरी का मुख्य उद्देश्य होता है CSF के बहाव से रुकावट (obstruction) को अलग करना CSF की मात्रा को कम करना इसके लिए विभिन्न प्रकार की shunting की जाती है।

- **Ventricular Peritoneal shunt:** यह आम रूप से किया जाने वाला shunt है। Head में छेद के द्वारा lateral ventricular के अगले भाग में एक lumun catheter डाला जाता है । वाल्व यूनिट को जांच कर कैथेटर से लगाया जाता है। कैथेटर के सबसे पास के सिरे को anterior abdominal wall की त्वचा के नीचे एवं thoracic cavity से होते हुए गर्दन तक लगाया जाता है। Ventricular catheter को जुड़ी हुई वाल यूनिट के साथ पेरीटोनियल कैथेटर के साथ जोड़ दिया जाता है। C.S.F abdominal cavity के tissues के द्वारा अवशोषित (Absorb) कर लिया जाता है।
- **Ventricular Atrial shunt:** इस संट का प्रयोग भी अधिकतर किया जाता है। इस संट में एक सिलिकॉन कैथेटर lateral ventricle में घुसा दिया जाता है। CSF परिसंचरित रक्त से मिल जाता है।
- **Lateral ventricular or lumbar subarachnoid space to a ureter, ventriculo ureter:** यह संट कम प्रयोग किया जाता है। इस प्रकार के संट का प्रयोग बड़े बच्चों में या जब अन्य शंट का प्रयोग असफल हो जाता है तब किया जाता है।
- **Ventriculopleural shunt:** इस शंट का प्रयोग lateral ventricle से pleural cavity में CSF का परिसंचरण करता है CSF की निकासी से hydrothorax हो जाने से, शंट को निकलना पड़ता है या थोरेसेक्टेसिस करने की आवश्यकता होती है।

5.3 Define immunization. Make the National Immunization Schedule. टीकाकरण को परिभाषित करें। राष्ट्रीय टीकाकरण सारणी बनाइए।

उत्तरः वर्ष 2019 की प्रश्न संख्या 5.3 देखें।

5.4 What are the common accidents occurs in children. Write in detail about prevention of accident in child. बच्चों में होने वाली मुख्य प्रकार की दुर्घटनाएँ क्या हैं। इनसे बचाव के उपायों को विस्तारपूर्वक लिखिए।

उत्तरः बच्चों में होने वाली मुख्य दुर्घटनाएँ **(Major types of accidents seen in children)**

- डूबना (Drowning)
- जलना (Burns)
- गिरना (Falls)
- जानवरों का काटना (Animal bites)
- जहर खाना (Poisoning)
- सिर की क्षति (Head injury)
- फ्रैक्चर (Fracture)
- आँखों में बाहरी वस्तु घुसना या चुभना (Forigen body in eye or injuring eye)
- कान में बाहरी वस्तुओं का घुसना (Forigen body in ear)
- धार-दार वस्तुओं से खेलते समय चोट लगना (Injury to body, while playing with sharp objects)
- सड़क दुर्घटना (Road traffic accident)

बच्चों में दुर्घटना को रोकने के उपाय
वर्ष 2019 की प्रश्न संख्या 4.4 देखें।

5.5 **Explain in details about kangaroo mother care.** कंगारू मदर केयर का विस्तारपूर्वक वर्णन कीजिए।
उत्तर: वर्ष 2019 की प्रश्न संख्या 4.1 देखें।

5.6 **Define the nephrotic syndrome. Enlist the causes and symptoms and write the management.** नेफ्रोटिक सिण्ड्रोम को परिभाषित करें। इनके कारण और लक्षणों की सूची बनाकर प्रबंधन लिखिए।
उत्तर: **Nephrotic syndrome**
परिभाषा (Definition): यह एक सिंड्रोम है जिसमें रोगी को निम्नलिखित लक्षण होते है।
- मूत्र में प्रोटीन का निकलना (Proteinuria)
- एल्ब्यूमिन की कमी (Hypo albuminaemia)
- एडीमा (Edema)
- हाइपरलिपिडीमिया (Hyperlipidemia)

कारण (Causes/etiology)
- **संक्रमण (Infection)**
    - Bacterial (Streptococcal)
    - Viral (HIV, hepatitis)
    - Protozoal (Malaria)

- एलर्जी **(Allergy)**
  - Bee sting
  - Pollen
- दवाएँ **(Drugs)**
  - NSAID'S
  - Penicillamine

नैदानिक अभिव्यक्ति (Clinical features)

- हाथ-पैर में एडीमा (Peripheral edema)
- निर्भर एडीमा (Dependent edema)
- पूरे शरीर (चेहरे सहित) में एडीमा (Anasarca)
- पेट मे पानी (Ascitis)
- मूत्र की मात्रा घटना (Oliguria)
- साँस लेने में तकलीफ (Dyspnea)
- उदरीय असहजता (Abdominal discomfort)
- भूख न लगना (Anorexia)
- जी घबराना (Anxiety)
- मिचली (Vomiting)
- कमजोरी (Weakness)
- एनीमिया (Anemia)
- प्रोटीन्यूरिया (Proteinuria) 3-15 gm/24 घंटा

प्रबंधन (Management)

इसका प्रबंधन लक्षणों के आधार पर किया जाता है।

- एडीमा का प्रबंधन **(Management of edema)**
  - NSAID का प्रयोग न करना या सीमित करना।
  - कम सोडियम युक्त आहार (low sodium diet 1–3 gm/day)
  - निम्न से मध्यम प्रोटीन आहार (Low to moderate protein diet 0.5–0.6 kg/day)
  - Thiazide या loop diuretic दवाओं का उपयोग (Use of thiazide or loop diuretic like spironolactone or Lasix)
- Protein की हानि को कम करने के लिए प्रतिदिन 1.5-3 gm/kg body weight के अनुसार प्रोटीन देना (यदि हानि 10 gm/day से अधिक है तो)
- रोग क्षमता सीमित (immune depressant) करने वाली दवाएँ देंगे यदि कारण autoimmune disease है तो।

  उदाहरण—Corticosteroids

  —cyclophosphamide
- रोगी का strict Intake-output chart मॉनीटर करेंगे।

Course: Diploma in General Nursing and Midwifery　　　　**Year:** Second

Subject: Pediatric Nursing　　　　**Code:** 4509

Time: 3 hours　　　　**M. Marks:** 75

1. **Four options of answer of each question are given. Only one option is correct. Choose and write only the correct option. (1 × 5 = 5)**

1.1 **Excessive production of growth hormone in children causes:**
बच्चों में ग्रोथ हार्मोन का अत्यधिक उत्पादन का कारण है:
(a) Acromegaly (एक्रोमिगेली)
(b) Gigantism (जैजान्टीसम)
(c) Cushing's syndrome (कुशिंग सिंड्रोम)
(d) Goiter (गोइटर)
उत्तर: (b) Gigantism (जैजान्टीसम)　　　　1

1.2 **A baby who is born before completion of 37 weeks of gestation is know as:**
37 सप्ताह पूरा होने से पहले शिशु का जन्म होने को .... कहते हैं।
(a) New born (नवजात शिशु)
(b) Post term (पोस्ट टर्म)
(c) LBW baby (एल.बी.डब्ल्यू शिशु)
(d) Preterm (प्री टर्म)
उत्तर: (d) Preterm (प्री टर्म)　　　　1

1.3 **A paediatrician orders 300 mL of Isolyte P to infuse over 5 hours to a child. The drop factor is 60 drops/minute. A nurse sets the flow rate at how many drops/minute.**
300 मि.ली. आइसोलाइट पी. पाँच घंटे के अंदर देने के लिए डाक्टर ने आदेश दिया है। एक मि.ली. मे 60 ड्राप्स हैं, तो इसका फ्लोरेट कितना होना चाहिए।
(a) 50 drops
(b) 60 drops
(c) 40 drops
(d) 45 drops
उत्तर: (b) 60 drops　　　　1

1.4 **Moro reflex disappears at ....**
मोरो रीफ्लेक्स समाप्त होता है ....
(a) Iyr
(b) 9 months
(c) 5-6 months
(d) 3-4 months
उत्तर: (d) 3-4 months   1

1.5 **Cyanotic spell is characterized in .... heart disease.**
दहनोलता .... हृदय रोग में होता है।
(a) ASD
(b) VSD
(c) TOF
(d) PDA
उत्तर: (c) TOF   1

2. **Write whether the following statements are true or false. ($1 \times 5 = 5$)**

2.1 **Encopresis is the involuntary discharge of urine.**
अनैच्छिक रूप से मूत्र विसर्जन होने को एनकोप्रेसिस कहते हैं।
उत्तर: गलत   1

2.2 **At birth head circumference is greater than chest circumference.**
जन्म के समय सिर की परिधि, छाती की परिधि से अधिक होती है।
उत्तर: सही   1

2.3 **The infant sits with support at the age of 5-6 months of age.**
बच्चा 5-6 महीने में सहारे से बैठता है।
उत्तर: सही   1

2.4 **Soave procedure is a surgical treatment of hydrocephalus.**
सोवे प्रक्रिया हाइड्रोसिफ़लस का एक सर्जिकल उपचार है।
उत्तर: गलत   1

2.5 **Talipes equinovarus is also known as clubbed fingers.**
टैलिप्स ईक्विवनोवेरस को उँगलियों का संयोजन भी कहते हैं।
उत्तर: गलत   1

3 **Fill up the blanks. ($1 \times 5 = 5$)**

3.1 **Inflammation of the middle ear is known as ....**
मध्य कान की सूजन को .... कहते हैं।
उत्तर: Otitis media (ओटाइटिस मीडिया)   1

3.2 **Average weight of a new born is..........................**
नवजात शिशु का सामान्य वजन .... होता है।
उत्तर: 2.5 kg   1

3.3 **The hormone responsible for let down reflex is** ....

लेट डाउन रिफ्लेक्स .... हार्मोन के कारण होता है।

उत्तरः (Oxytocin) ऑक्सीटोसिन 1

3.4 **Backward curvature of the spine is called** ....

मेरुदण्ड के पीछे की ओर के अत्यधिक घुमाव को .... कहते हैं।

उत्तरः (Lordosis) लॉर्डोसिस 1

3.5 **Haemophilia A is due to the deficiency of** ....

हीमोफीलिया ए .... की कमी से होता है।

उत्तरः Factor VIII (8) 1

4. **Write short notes on any 4 of the following.**

4.1 **Kangraoo Mother Care.** कंगारू मदर केयर

उत्तरः कंगारू मदर केयर (Kangaroo Mother Care)

कंगारू मदर केयर वह विधि है जिसमें कम वजन के बच्चे (Low birth weight body) को त्वचा से त्वचा (Skin to Skin) के संपर्क में रखा जाता है।

कंगारू मदर केयर के घटक (Components of Kangaroo Mother Care)

1. **त्वचा से त्वचा का संपर्क (Skin to Skin contact)**

   शिशु को सीधे, निरंतर तथा दीर्घकालिक अवधि तक माँ की छाती पर त्वचा से त्वचा के सम्पर्क में रखा जाता है, जिससे शिशु के तापमान को सामान्य बनाए रखने में सहायता मिलती है।

2. **विशिष्ट स्तनपान (Exclusive Breastfeeding)**

   त्वचा से त्वचा संपर्क के अलावा बच्चे को विशिष्ट स्तनपान कराना चाहिए ताकि शिशु को पर्याप्त पोषण तथा वजन में बढ़त मिल सके।

कंगारू मदर केयर के फायदे (Benefits of Kangaroo Mother Care)

- यह शिशु के तापमान नियंत्रण तथा चयापचय (Metabolism) नियंत्रण में सहायता करता है।

- KMC स्तनपान की अवधि तथा दर को बढ़ाने में सहायता करता है।

- KMC शिशु के सभी पांच संवेदनाओं को संतुष्ट करता है।

- बच्चे की श्वसन दर नियमित हो जाती है तथा ऐप्निया (Apnea) की आवृत्ति कम हो जाती है।

- यह बच्चों को अस्पताल में होने वाले संक्रमण (Nosocomical Infection) से बचाता है तथा अस्पताल में रहने की अवधि को कम करता है।

- KMC के बाद उसका वजन नियमित रूप से बढ़ता है।

- यह माँ-बच्चे के बंधन को मजबूत बनाता है।

- यह छोटे बच्चों को एक स्थान से दूसरे स्थान पर स्थानांतरित करने के लिए लाभदायक होता है।

- यह बच्चे के प्रति माँ के आत्मविश्वास तथा आत्मसम्मान को बढ़ाने में सहायता करता है।
- यह बच्चे की मशीनों पर निर्भरता को घटाता है।

KMC शुरू करने का समय (Time of initiation of KMC)

- शिशु की स्थिति के स्थिर होते ही KMC प्रारंभ किया जा सकता है।
- यह बच्चे के चिकित्सकीय उपचार के साथ भी दी जा सकती है।

KMC की अवधि (Duration of KMC)

- यह एक घंटे की अवधि तक दी जानी चाहिए तथा उससे कम नहीं।
- इसकी अवधि धीरे-धीरे बढ़ाकर 24 घंटे कर देनी चाहिए तथा शिशु का डायपर बदलने के लिए ही उसे जगाना चाहिए।
- यदि माँ KMC के लिए उपलब्ध नहीं है तो पिता, दादी, आंटी आदि भी KMC प्रदान कर सकते हैं।

4.2   Wilm's Tumor. विल्म्स ट्यूमर

उत्तरः विल्म्स ट्यूमर (Wilm's Tumor)

परिभाषा (Definition)

यह गुर्दे में होने वाला एक मेलिगनेंट (Malignant) ट्यूमर होता है, जो तीन वर्ष की आयु तक के बच्चे में पाया जाता है।

कारण (Etiology)

- पारिवारिक इतिवृत्ति (Family history)
- जन्मजात विकार (Congenital anomalies) जैसे
    - Hemihypertrophy
    - Genitourinary anomalies
    - Aniridia
    - Ambiguous genitalia

नैदानिक (Clinical Manifestation)

- अलाक्षणिक उदरीय गाँठ (Asymptomatic abdominal Mass)
- उदरीय नाभ का बढ़ना (Increasing abdominal girth)
- मूत्र में रक्त निकलना जो माइक्रोस्कोप द्वारा देखा जा सकता है (Micro-scopic Hematuria)
- पीड़ा (Pain)
- बुखार (Fever)
- पेलर (Pallor)
- उच्च रक्तचाप (hypertension)
- सतही शिराओं का भारीपन (Superficial Venous Engorgement)

अस्थाएँ (Stages)

1. **Stage–I**

   ट्यूमर गुर्दे तक सीमित होता है।

   इसे आसानी से निकाला जा सकता है।

2. **Stage-II**

   यह गुर्दे से बाहर फैल जाता है।

   इसे भी पूरी तरह निकाला जा सकता है।

   गुर्दे के बाहर की Vessels में भी ट्यूमर की घुसपैट हो चुकी होती है।

3. **Stage-III**

   इसमें ट्यूमर उदर तक फैल कर, वहाँ सीमित हो जाता है।

   इसमें hilar, periaortic एवं अन्य lymph node भी शामिल होती है।

   इस ट्यूमर को पूरी तरह नहीं निकाला जा सकता है।

4. **Stage-IV**

   दूरस्थ अंगों तक मेटास्टेसिस (Metastasis) हो जाती है जैसे फेफड़े, यकृत, मस्तिष्क आदि।

5. **Stage-V**

   इसमें दोनों गुर्दे प्रभावित हो जाते हैं।

जाँच (Investigation)

- इतिवृत्ति – बीमारी से संबंधित जानकारी प्राप्त करेंगे।
- शारीरिक परीक्षण – बच्चे का पूर्ण शारीरिक परीक्षण करेंगे।
- रोग की पुष्टि करने के लिए निम्नलिखित जांच करेंगे।
    - X-ray abdomen and chest
    - अल्ट्रासोनोग्राफी (USG)
    - CT Scan एवं MRI
    - Renal function test (RFT) एवं Liver function test (LFT).
    - मूत्र विश्लेषण (Urine analysis).
    - बोन मेरो परीक्षण (Bone Marrow Testing).

प्रबंधन (Management)

इसे इसकी अवस्थाओं के आधार पर प्रबंधित किया जाता है–

- Stage-I एवं Stage-II
    - नेफरेक्टमी (Nephrectomy)
    - कीमोथेरेपी (Chemotherapy)– यह 18 हफ्ते तक दी जाती है।
- Stage III, IV एवं V
    - नेफरेक्टमी (Nephrectomy)
    - उदरीय रेडियोथेरेपी एवं कीमोथेरेपी (Abdominal Radiotherapy and Chemotherapy)– यह 24 हफ्ते तक की जाती है।

– यदि ट्यूमर बहुत बड़ा हो तो, ऑपरेशन के बाद भी रेडियोथेरेपी एवं कीमोथेरेपी देंगे।

– कीमोथेरेपी (Chemotherapeutic Drugs)

○ Viscristine

○ Dactinoycin

○ Actinomycin

○ Adriamycin

○ Doxorubicin

○ Cyclophosphamide.

नर्सिंग देखभाल (Nursing Care)

- माता-पिता को रोग के विषय में जानकारी दें।
- उन्हें अपनी डर, घबराहट एवं प्रतिक्रिया अभिव्यक्त करने का अवसर दें।
- उन्हें मानसिक सहयोग एवं आश्वासन दें।
- बच्चे को उचित देखभाल दें। उसे सर्जरी के बाद आवश्यक देखभाल दें।
- बच्चे को कीमोथेरेपी एवं रेडियोथेरेपी के दुष्प्रभाव (Side-effects) का उचित उपचार प्रदान करें।
- उससे पूरी प्रक्रिया के दौरान नम्रता से व्यवहार करें तथा उसका विश्वास प्राप्त करें। ऐसा करने से नर्स द्वारा दी जाने वाली प्रक्रिया में बच्चा सहयोग कर पाता है।
- माता-पिता को बच्चे की गृह देखभाल एवं दीर्घकालिक देखभाल की उचित जानकारी प्रदान करें।

4.3 Differentiate between caput succedaneum and cephalhematoma.
कैपुट सक्सेडेनियम तथा सेफालहेमेटोमा में अंतर लिखें।

उत्तर: कैपुट सक्सीडिनियम एवं सेफालहेमेटोमा में अंतर

	कैपुट सक्सेडेनियम *(Caput Succedaneum)*		सेफालहेमेटोमा *(Cephal hematoma)*
1.	कपालीय त्वचा (Scalp) के टिसू में अत्यधिक मात्रा में द्रव भरने से उत्पन्न सूजन (Edema) को कहते हैं।	1.	यह प्रसव के दौरान शिशु के सिर में घर्षण (Friction) द्वारा उत्पन्न रक्तस्राव (Bleeding) से होता है।
2.	यह सूजन सूचर (Sutures) के आर पार भी फैल सकती है।	2.	यह सूजन सूचर के आर-पार नहीं जाती तथा एक ही हड्डी तक सीमित रहती है।
3.	यह सूजन जन्म के समय उपस्थित होती है।	3.	यह सूजन जन्म के 24 घण्टे बाद दिखाई देती है।
4.	यह सूजन प्रारंभ में बढ़ी होती है लेकिन धीरे-धीरे कम होने लगती है।	4.	यह सूजन दिखाई देने के बाद आकार में बढ़ती है।
5.	सूजन वाले स्थान को दबाकर छोड़ने पर गड्ढा बन जाता है।	5.	सूजन के स्थान को दबाने पर गड्ढा नहीं बनता है।
6.	यह क्षति एक हफ्ते में स्वयं ठीक हो जाती है।	6.	यह क्षति भी स्वयं 6 हफ्ते में चली जाती हैं।

4.4   Prevention of accidents in children.

उत्तर: बच्चों में दुर्घटना को रोकने के उपाय (Method/Precaution to prevent accidents among children)

Infants

- बच्चे को पालने या बिस्तर पर कभी अकेला न छोड़े।
- उसे किसी ऐसे स्थान पर न सुलाएँ या बिठाएँ जहाँ से गिरने की अधिक संभावना होती है।
- बच्चे को कभी भी बहुत छोटी वस्तु जैसे सिक्का, पिन, कंचा आदि न दें।
- बच्चे को भोजन में मुलायम आहार दें। अधिक ठोस एवं बड़े टुकड़े न खिलाएँ।
- हानिकारक, धारदार या निगलने योग्य वस्तुओं को बच्चे की पहुँच से दूर रखें।
- आग से संबंधित वस्तुएँ एवं आग के स्रोत को बच्चे से दूर रखें।
- विद्युत उपकरण तथा विद्युत सोकेट भी बच्चों की पहुँच में नहीं होने चाहिए।
- बच्चे को पानी से भरे टब या पानी के स्रोत के पास अकेला न छोड़े।
- बच्चे को सीढ़ी के आसपास या छत पर भी अकेना न छोड़े।

Toddler एवं Pre-schools

- बच्चे से सकारात्मक रूप से पेश आएँ।
- उसके हर प्रश्न या क्रिया के प्रति नकारात्मक प्रतिक्रिया जैसे 'नहीं' 'मत करो' आदि का प्रयोग न करें।
- निरंतर निरीक्षण प्रदान करें।
- घर के गेट एवं घातक रसायन जैसे फिनोल, जहर, मिट्टी का तेल आदि बच्चे की पहुँच से दूर रखें।
- खेलने के लिए सुरक्षित खिलौने दें।
- खेलते समय या अन्य क्रिया के दौरान बच्चे के आसपास का फर्श सूखा रखें।
- उसे आग या बिजली के उपकरणों से खेलने से रोके।
- बच्चे को गर्म पानी, चाय या काफी आदि के सीधे संपर्क से रोकें।
- बच्चे को तार, डोर या ऐसी किसी भी वस्तु को खेलने के लिए न दें।

School जाने वाले बच्चे एवं किशोर (For school children and adolescents)

- बच्चे को विभिन्न प्रकार की सुरक्षात्मक तकनीक सिखाएँ।
- उसे आग, बिजली, धारदार वस्तुओं आदि से बचाव के तरीके सिखायें।
- बच्चों को सुरक्षित खेल खेलने के लिए प्रोत्साहित करें।
- उन्हें छत पर, बिजली के तार के पास आदि पतंग उड़ाने से मना करें।
- बच्चे को चलती सड़क, तालाब आदि के पास खेलने से मना करें।
- उन्हें सड़क पर चलना एवं यातायात नियमों का पालन करना आदि भी सिखायें।
- उन्हें अपने बारे में फैसला लेने की नियंत्रित आजादी दें।

4.5 **Down's syndrome. डाउन्स सिन्ड्रोम**

उत्तरः **डाउन्स सिंड्रोम (Down's Syndrome)**

यह एक साधारणतः होने वाला क्रोमोसोमल विकार (Chromosomal Disorder) है, जिसका मुख्य लक्षण होता है मानसिक मंदता (Mental Retardation).

प्रकार (Types)

इसके तीन प्रकार होते हैं-

1. **Trisomy 21:** इसमें कुल 47 क्रोमोसोम होते हैं। अतिरिक्त क्रोमोसोम 21वें जोड़ें पर होता है।

2. **Translocation of Chromosome 21:** इस प्रकार में क्रोमोसोम की संख्या सामान्य, 46 होती है, लेकिन एक क्रोमोसोम बड़ा एवं विशेष होता है।

3. **Mosaicism:** यह दुर्लभ प्रकार है।

नैदानिक लक्षण (Clinical Manifestation)

- यह मंगोलिन प्रजाति जैसे दिखते हैं, इसलिए इसे मंगोलिज्म भी कहते हैं।
- बच्चा हर्षित, स्नेही एवं संगीत के प्रति रूचि रखता है।
- वह अपने Milestones को देर से प्राप्त करता है।
- इनकी अधिकतम दिमागी आयु 8 वर्ष तथा I.Q. 40 होता है।
- बच्चे को "Cheerful Idiot' भी कहा जाता है।
- उसके शारीरिक लक्षण निम्नलिखित होते हैं–
    - सिर छोटा होता है तथा ऑक्सीपुट (Occiput) सपाट होता है।
    - बच्चे के मुख पर विशेष विरूपता (Grimace) होती है, जब वह रोता है।
    - चेहरा सपाट होता है, आँखें ऊपर की तरफ तिरछी होती हैं। आंतरिक कोण पर Epicanthal fold होता है। आइरिस (Iris) के बाहरी भाग पर छोटे-छोटे, सफ़ेद दाने होते हैं।
    - नाक छोटी तथा चपटी होती है।
    - आँखें छोटी होती हैं।
    - कान के लोब विकृत होते हैं।
    - मुँह के पैलेट का वक्र अधिक होता है।
    - गर्दन छोटी होती है एवं ऐसा लगता है कि सिर धड़ से लगा हुआ है।
    - हाथ छोटे एवं चौड़े होते हैं, अंगुलियाँ छोटी होती हैं।
    - हाथों की लकीरें विकसित नहीं होती हैं।
    - पैरों की अंगुलियों में बड़ी एवं दूसरी अंगुली में काफी जगह होती है (Sandle Gap).
    - पेशिय तान की कमी होती है तथा जोड़ों में अधिक लचीलापन होता है।
    - त्वचा सूखी एवं खुरदरी होती है।
    - आमाशय विकार उपस्थित होते हैं।

भावी समस्याएँ (Potential Problems)

* दृष्टि विकार (Visual defects)
* सुनने के विकार (Hearing problems)
* भाषा एवं संप्रेषण विकार (Speech and communication disorders)
* हाइपोथाईरोइडिज्म (Hypothyroidism)
* छोटा कद (Short Stature)
* मोटापा (Obesity)
* वृद्धि में रूकावट (Growth Retardation)
* बार-बार श्वसन संक्रमण होना (Recurrent Respiratory Infection)

नैदानिक आंकलन (Diagnostic Evaluation)

* शारीरिक लक्षणों का आँकलन कर इसका निदान किया जा सकता है।
* क्रोमोसोमल जाँच
* हड्डियों के विकार की रेडियोलोजिकल जाँच
* गर्भावस्था में जाँच (Antenatal diagnosis)
    - Amniocentesis
    - Chromosomal Study
    - Alpha feto Protein, HCG and estriol assay estimation

प्रबंधन (Management)

* इसका कोई विशिष्ट प्रबंधन नहीं है। इसमें लक्षणों के आधार पर उपचार किया जाता है।
* संक्रमण की रोकथाम एवं उपचार।
* पोषण की कमी तथा अन्य जन्मजात विकारों का प्रबंधन करना।
* परिवार को बच्चे की स्थिति की जानकारी देना।
* उसे विभिन्न थेरेपी प्रदान करना जैसे–
    - फिजियोथेरेपी (Physiotherapy)
    - भाषा थेरेपी (Speech therapy).
    - विशेष शिक्षण सुविधा (Special educational facilities).
    - व्यावसायिक प्रशिक्षण (Occupational training).
* माता-पिता की काउंसिलिंग करना तथा अगले बच्चे के जन्म में इसकी संभावनाओं की समीक्षा करना।
* परिवार को बच्चे की शारीरिक समस्याओं तथा विकास वृद्धि के बारे में जानकारी देना।

4.6   Imperforated anus. मलद्वार में छिद्र नहीं होना

उत्तरः परिभाषाः यह एक जन्मजात विकार है, जिसमें बच्चे के मल द्वार में छिद्र (opening) नहीं होता है। या कभी-कभी मलद्वार पूर्ण रूप से विकसित नहीं हो पाता है।

कारण–

गर्भावस्था के 8वें सप्ताह में मलाशय के निचले भाग (Lower rectum), मल-मूत्र मार्ग (Urogenital tract) एवं मलद्वार या गुहा (Anus) का विकास रुक जाने पर।

प्रकार–

- गुदा द्वार का संकरा होना (Anal stenosis)
- गुदा की झिल्ली की अविवरता (Anal membrane atresia)
- रेक्टल एट्रेसिया (Rectal Atresia)
- मल-मार्गीय, अपूर्ण विकास (Anal agenesis)

नैदानिक लक्षण (Clinical manifestation)

- मलद्वार की अनुपस्थिति (Absence of rectum opening)
- मिकोनियम की अनुपस्थिति (Absence of meconium)
- उदर का फूलना (Abdominal distension)
- फिस्टुला प्रायः उपस्थित रहता है।
- बालिकाओं में मलाशय एवं योनि अथवा मूलाधार (Pelvis) के मध्य उपस्थित होना (In girls, presence between rectum and vagina or perineum).
- बालकों में मलाशय एवं मूत्र मार्ग, स्क्रोटम अथवा मूलाधार के मध्य (In boys presence between rectum and Scrotum, urinary tract or perineum)

निदान (Diagnosis)

- इतिवृत्त इकट्ठा करना (History collection)
- शारीरिक परीक्षण (Physical examination)
    - Inspection- मल द्वार की अनुपस्थिति
    - रेक्टम में से कैथेटर का न गुजरना
    - मेकोनियम और मल निकलने की कोई इतिवृत्त न मिलना। (No history of passing of meconium and stool)
    - एक्स-रे (X-ray) करना

प्रबन्ध (Management)

- **शल्यक्रिया प्रबन्ध (Surgical management)**
    - एनोप्लास्टी (Anoplasty) → मल द्वार को सर्जरी द्वारा निर्मित करना।
    - अस्थायी कोलोस्टॉमी (Temperory colostomy)– शल्यक्रिया द्वारा कोलन एवं उदर की सतह के बीच अस्थायी छेद बनाना।

5. **Answer in details of any 4 of the following.**

5.1 **Define prematurity. List down the causes of prematurity. Explain the nursing care of premature baby.**

कुसमयता की परिभाषा लिखो। कुसमयता के क्या-क्या कारण हैं समय से पूर्व जन्में नवजात शिशु की देखभाल को विस्तार से लिखो।

उत्तरः कुसमयता (Prematurity)

जब शिशु का जन्म गर्भावस्था के 37 हफ्ते पूर्ण होने से पहले हो जाता है, उसे कुसमयता या Prematurity कहते हैं।

अपरिपक्वता के कारण (Causes of Prematurity)

अपरिपक्वता का कारण गर्भावस्था के दौरान या प्रसव के दौरान माँ की स्थिति होती है। यह स्थिति या कारण निम्नलिखित है–

- गर्भावस्था में रक्तस्राव (Antepartum haemorrhage)
- दीर्घकालीन या तंत्रिक मातृत्व रोग (Chronic or systemic maternal disease)
- मातृ संक्रमण (Maternal infection)
- आशंकित गर्भपात (Threatened abortion)
- तनाव (Stress)
- अत्यधिक शारीरिक श्रम (Excessive physical exertion)
- माँ के वजन बढ़ने में कमी (Low maternal weight gain)
- निम्न सामाजिक एवं आर्थिक स्तर (Low socio-economic status)
- कुपोषण एवं एनीमिया (Malnutrition and anemia)
- युवा या अविवाहित माँ (Young or unmarried Mother)
- शीघ्र शिशु जन्म (Frequent child birth)
- समय से पूर्व जन्म देने की इतिवृत्ति (History of previous preterm)
- दवाओं का सेवन (Drug addiction)
- यौन क्रिया (Sexual activity)
- बहुगर्भा (Multiple Pregnancy)

समय से पूर्व जन्में नवजात शिशु की देखभाल (Nursing Care of preterm baby)

समय से पूर्व प्रसव को रोकने के उचित उपाय करने चाहिए। यदि समय से पूर्व प्रसव हो तो शिशु के जन्म के समय वहाँ एक Neonatologist को उपस्थित होना चाहिए। समय से पूर्व जन्में बच्चे की निम्नलिखित देखभाल करनी चाहिए–

a. **जन्म के समय देखभाल (Care at birth)**
   - बच्चे का उचित प्रबंधन तथा हाइपोथर्मिया की रोकथाम करना मुख्य उद्देश्य होता है।
   - शिशु के जन्म के समय कॉर्ड को जल्दी Clamp कर देना चाहिए ताकि अतिरिक्त रक्त शिशु में न जाए।
   - शिशु को निरंतर श्वसन सहयोग प्रदान करें।
   - शिशु को गरम तौलिए में लपेटकर तथा गरम वातावरण में रखें।
   - Inj Vitamin K 0.5 mg intramuscular दें।

- शिशु की स्थिति स्थिर होने पर उसे उचित प्रबंधन के साथ NICU में स्थानांतरित करें।

b. **नवजात गहन चिकित्सा इकाई में देखभाल (Case in neonatal intensive care unit)**

b.1 **NICU का वातावरण (Environment of NICU)**

- NICU का तापमान गर्म तथा अत्यधिक ध्वनि तथा रोशनी से मुक्त होना चाहिए।
- NICU में aseptic उपाय अपनाने चाहिए तथा हाथ धोने की क्रिया को अनिवार्य करना चाहिए।
- शिशु को मुलायम, सुविधाजनक बिस्तर पर लिटाएँ।
- शिशु की नैदानिक स्थिति को निरंतर मॉनीटर करें।
- शिशु को छाती के बल स्थिति (prone position) में रखें, यह शिशु के लिए आरामदायक स्थिति होती है।

b.2 **श्वसन प्रक्रिया की देखभाल में (Care of breathing)**

- शिशु के सिर को हल्का सा extend करके रखना चाहिए।
- श्वसन मार्ग को स्राव मुक्त रखें तथा आवश्यकता पड़ने पर उसे Suctioning द्वारा साफ करें।
- यदि आवश्यकता पड़े तो शिशु को ऑक्सीजन-थैरेपी प्रदान करें। उसे ऑक्सीजन को headbox के प्रयोग द्वारा दें।
- उसका नियमित SPO_2 मॉनीटर करें तथा उसका SPO_2 90 से 95 प्रतिशत तक बनाए रखें।
- उसकी श्वसन दर (rate), लय (rhythm), छाती का अंदर जाना (chest retraction), नाक का फूलना (nasal flaring), साँस का रूकना (apnea), शरीर का नीला पड़नां (cyanosis).आदि का समय-समय पर अवलोकन करने। यदि कोई अनियमितता पायी जाती है, तो डॉक्टर को सूचित करें।

b.3 **शरीर के तापमान को स्थिर रखना (Maintenance of Stable body temperature)**

- बच्चे को पहले से गर्म किए warmer में रखें।
- इस warmer का तापमान बच्चे के वजन एवं आयु के अनुसार निर्धारित करें।
- शिशु की स्थिति स्थिर होने पर उसे कंगारू मदर केयर (KMC) भी दे सकते हैं।
- बच्चे को उचित एवं आवश्यक वस्त्र पहनाएं।
- नियमित रूप से उसके तापमान को मॉनीटर करें।

b.4 पोषण एवं शुष्कता की देखभाल (Care of nutrition and hydration)

- जन्म के पहले हफ्ते में शिशु की कैलोरी आवश्यकता 60 kcal/kg/day होती है।
- यदि शिशु का चूसने का रिफ्लेक्स (sucking reflex) अच्छा है तो उसे स्तनपान कराएँ।
- यदि संभव न हो तो दूध को निकाल कर (expressed milk) उसे कटोरी-चम्मच द्वारा पिलाएँ।
- यदि शिशु चूसने में सक्षम नहीं हो तो उसे ट्यूब द्वारा आहार (tube fuding) दें।
- शिशु की स्थिति एवं आवश्यकता के अनुसार, उसका द्रव स्तर भी बनाए रखें तथा आवश्यकता पड़े तो IV fluid दें।

b.5 संक्रमण की रोकथाम (Prevention of infection)

- नियमित रूप से हाथ धोने की आदत का पालन करें।
- बच्चे को छूने से पहले एवं बाद में हाथ धोएँ।
- प्रत्येक बच्चे की देखभाल की सामग्री अलग रखें।
- NICU में मिलने वालों के आने को सीमित या प्रतिबंधित करें।
- संक्रमित कर्मी (infected worker) या संक्रमित बच्चे को पृथ्थक (isolated) रखें।
- समय-समय पर NICU का विसंक्रमण (disinfection) कराएँ।
- सामान्य साफ-सफाई बनाए रखें।
- किसी भी प्रक्रिया को करते समय aseptic technique अपनाएँ।

b.6 जटिलताओं का निदान एवं प्रबंधन (Early detection and prompt management of complication)

- समय-समय पर शिशु को किसी प्रकार की जटिलता के लिए मॉनीटर करें एवं उसका अवलोकन करें।
- उसके Vital Signs, त्वचा के रंग तथा अन्य प्रक्रियाओं में किसी परिवर्तन को नोट करें।
- उसे निरंतर electronic monitoring पर रखें।
- यदि किसी समस्या की पहचान हो तो उसे शीघ्र प्रबंधित करें।

5.2 **Define Pneumonia. Write down classification of Pneumonia. Explain the medical and nursing management of pneumonia.**

निमोनिया की परिभाषा एवं वर्गीकरण का वर्णन कीजिये। निमोनिया के मेडिकल और नर्सिंग प्रबंध को विस्तार से लिखिए।

उत्तर: निमोनिया (Pneumonia)

परिभाषा (Definition):– सूक्ष्म जीवाणुओं द्वारा उत्पन्न किए गए Lung parenchyma के तीव्र inflammation को निमोनिया कहते हैं।

निमोनिया के प्रकार (Types of Pneumonia)

कारक के आधार पर (Based on causative factor)

- **जीवाणुन निमोनिया (Bacterial pneumonia):** यह निमोनिया जीवाणु द्वारा होता है जैसे Pneumococci, staphylococcus, streptococci.
- **विषाणुज निमोनिया (Viral pneumonia):** यह विषाणुज द्वारा होता है जैसे influenza, Adeno virus, measles आदि
- **कवक जन्य निमोनिया (Fungal pneumonia):** यह कवक जन्य द्वारा होता है जैसे candida, Coccidomycosis etc.
- **एस्पिरेशन द्वारा (by aspiation):** यदि व्यक्ति किसी कारणवस भोजन, उल्टी, एम्नियोटिक द्रव का aspirate करे, इनमें भी aspiration pneumonia हो जाती है।
- **रसायन जन्य (Chemically induced):** यदि व्यक्ति किसी प्रकार का रसायन ग्रहण करें जैसे Kerosene oil.
- Hypersensitivity pneumonia, किसी वस्तु से एलर्जी के कारण होने वाले pneumonia.

संरचना के आधार पर (Based on anatomy)

- Lobar pneumonia → इस निमोनिया में फेफड़ों के एक या अधिक खण्ड (lobes) प्रभावित होते हैं।
- Multilobar Pneumonia
- Interstitial Pneumonia

प्रबंधन (Management)

चिकित्सकीय (Medical)

a. **Drug Therapy**
   - Antibiotic drugs
     - यह Drugs bacterial pneumonia के लिए दिए जातें हैं।
     - यह दवाएँ रोगी का blood culture के लिए रक्त निकालने के बाद तुरंत शुरू कर दिए जाते हैं।
     - Culture Report आने पर इन्हें उपयुक्त तरीके से दिया जाता है।
   - Antiviral drugs: इसमें Amantadine एवं Remantadine दिया जाता हैं।
   - Analgesics: बच्चे की पीड़ा को कम करने के लिए इन्हें देंगे। उदाहरण–Paracetamol.
   - Antipyretic: बच्चे का बुखार कम करने के लिए देंगे। eg. Paracetamol.

b. **Oxygen Therapy**
- बच्चे की साँस की तकलीफ कम करने तथा उसकी श्वसन क्रिया को सामान्य करने के लिए उसे 4-6 L/min oxygen देंगे।
- बच्चे की क्रियाओं को सीमित करेंगे तथा उसे संपूर्ण आराम प्रदान करेंगें।
- द्रव पदार्थ (Fluid intake): बच्चे को प्रतिदिन 3 litre पानी दें। यदि मौखिक रूप से संभव न हो तो उसे IV fluid दें।
- पोषण थेरेपी (Nutritional therapy): उसकी पोषण आवश्यकता पूरी करेंगे। रोगी को छोटी एवं शीघ्र खाने की जानकारी दें।

Nursing Management

नर्सिंग प्रबंध (Nursing management)

1. **लक्षण को सावधानीपूर्वक मॉनीटर करना (Careful monitoring of symptoms)**

बच्चों के श्वसन की दर, नाड़ी, उल्टी, oxygen saturation इत्यादि का ऑकलन करें। Wheezing, rhonchi व श्वसन की तकलीफों एवं त्वचा के रंग पर नजर रखें। बच्चे के व्यवहारिक परिवर्तन एवं बेचैनी पर नजर रखें।

2. **सांस लेने में सहायता प्रदान करना (Facilitating respiration)**
- बच्चे को flower's या semi flower's स्थिति प्रदान करें।
- उसे प्रभावित फेफड़े की तरफ लिटाये।
- बड़े बच्चों को 2-4 घंटे पर खासने, गहरी सांस लेने तथा आराम अनुसार करवट लेने की सलाह दे।
- Incentive spirometry के लिए प्रोत्साहित करें।
- बच्चों के मुँह से निकलने वाले स्त्राव का suction करें।

3. **तापमान नियंत्रण (Maintaining temperature)**
- प्रत्येक चार घंटे में बच्चे का तापमान लें।
- बुखार होने पर artipyretic दवाएं दें।
- बुखार उतारने के लिए पानी की पट्टियाँ करें तथा बच्चे को शांत एवं अनुकूल वातावरण प्रदान करें।

4. **दवाई प्रबंध (Administering medication)**
- बच्चों को blood culture की रिपोर्ट के अनुसार antibiotic दवाएँ प्रदान करें।
- दवा देते समय निर्देशित मात्रा (dose) का विशेष ध्यान रखें।

5. **पोषण एवं जल का स्तर बनाए रखना (Nutrition and hydration maintenance)**
- बच्चे को हर दो घण्टे में मुख से धीरे-धीरे खाने पीने को दें तथा यदि बच्चा न ले तो उसे प्रोत्साहित करें।
- यदि बच्चा ठीक से खाना न खाएँ तो उसे IV fluids दें तथा जल के स्तर बनाए रखें।
- Fluid overload या dehydration का विशेष ध्यान रखें।

6. **आराम एवं शांत वातावरण प्रदान करें (Provide rest and condusive environment)**

- बच्चे को अधिक से अधिक आराम प्रदान करें।
- बालक को अनावश्यक disturb न करें।
- बच्चे को आरामदायक स्थिति में लिटाएँ या बिठायें।
- बच्चे को साफ-सुथरे, कम रोशनी मुक्त कमरे में रखें।
- बच्चे को अधिक बेचैनी होने पर या तकलीफ होने पर sadative प्रदान करें।

7. **बच्चे के माता-पिता को मनोवैज्ञानिक-शैक्षिक सहयोग प्रदान करें (Psycho educational Support to parents)**

- बच्चे के माता-पिता को इस बीमारी के बारे में जानकारी प्रदान करें।
- माता-पिता को निम्नलिखित के बारे में शिक्षित करें।
    - श्वसन व्यायाम (Breathing excercise)
    - फिजियोथेरेपी (Physiotherapy)
    - पोस्चूलर ड्रेनेज (Postular drainage)
    - Mist tent
- माता पिता का मनोबल बढाएँ।

5.3 Define immunization. Write down the national immunization Schedule.

टीकाकरण को परिभाषित करें एवं राष्ट्रीय टीकाकरण सारणी बनाइये।

उत्तरः प्रतिरक्षण (Immunization) की परिभाषाः प्रतिरक्षण वह प्रक्रिया है जिसके द्वारा किसी व्यक्ति की प्रतिरक्षा प्रणाली को किसी रोगकारक (immunogen) के विरुद्ध सशक्त बनाया जाता है।

प्रतिरक्षण का सिद्धान्त यह है कि जब किन्ही वाह्य आड्डुओं (pathogen) को शरीर में प्रवेश कराया जाता है तो शरीर कि प्रतिरक्षा प्रणाली इससे लड़ना शुरू कर देती है। इतना ही नहीं प्रतिरक्षा प्रणाली कि स्मृति (memory) में यह बात अंकित हो जाती है, जिससे भविष्य में यदि वह वाह्य अणु (pathogen) प्रविष्ट होते हुए पाये जाते हैं तो प्रतिरक्षा प्रणाली तेजी से उन पर विजय प्राप्ति करती है।

किसी बीमारी के विरुद्ध प्रतिरोधक क्षमता (immunity) विकसित करने के लिए जो दवा खिलाई/पिलाई या किसी अन्य रूप में दी जाती है, उसे टीका (vaccine) कहते हैं तथा यह क्रिया टीकाकरण (vaccination) कहलाती है।

राष्ट्रीय टीकाकरण अनूसूचि (National immunization schedule)

समय (अवधि)	टीका *(Vaccine)*
जन्म पर (At birth)	बी.सी.जी. (B.C.G.) ओ.पी.वी (OPV-Oral polio vaccine)

डेढ़ महीना (6 हफ्ते)	बी.सी.जी. (यदि जन्म पर न लिया हो तो) डी.पी.टी. (DPT)-1 ओ.पी.वी. (OPV)-1 हिपेटाइटिस बी (Hepatitis-B)-1 इन्फ्लूएंजा (Hib)-1
ढ़ाई महीने (10 हफ्ते)	डी.पी.टी. (DPT)-2 ओ.पी.वी. (OPV)-2 हिपेटाइटिस बी (Hepatitis-B)-2 इन्फ्लूएंजा (Hib)-2
साढ़े तीन महीना (14 हफ्ते)	डी.पी.टी. (DPT)-3 ओ.पी.वी. (OPV)-3 हिपेटाइटिस बी (Hepatitis-B)-3 इन्फ्लूएंजा (Hib)-3
9 महीना	खसरे का टीका (Measles)
16–25 माह	डी.पी.टी. बूस्टर (DPT Booster) ओ.पी.वी. (OPV)-4 एम.एम.आर (MMR) जपानीज एंसिफलाइटिस (Japanese encephalitis)
5–6 वर्ष की आयु	डी.पी.टी. (DPT)
10 वर्ष 16 वर्ष	टी.टी (TT) टी.टी (TT)
गर्भावस्था (4–5 महीने के बीच)	टी.टी (TT)-1 टी.टी (TT)-2 (पहली खुराक के एक महीने बाद) टी.टी बूस्टर (यदि तीन साल में कभी टीका लिया है तो)
9, 18, 24, 30, 36 महीना	विटामिन ए (Vitamin A)

5.4 **Meningitis. What are the signs and symptoms of TB meningitis? Write in details about medical and nursing management of child with tubercular meningitis.**

दिमागी बुखार की परिभाषा एवं इसके चिन्ह और लक्षण क्या है? ट्यूबकयूलर मैनिन्जाइटिस बच्चे के मेडिकल और नर्सिंग प्रबंध को विस्तार से लिखिए।

उत्तरः परिभाषा (Definition)

मस्तिष्क एवं स्पाइनल कॉर्ड को कवर करने वाली मेनिंनजिज़ झिल्ली (membrane) के प्रदाह (inflammation) को कहते हैं।

नैदानिक लक्षण (Clinical Manifestation)

इसके लक्षणों की आवृत्ति को 3 अवस्थाओं में वर्गीकृत किया जाता है, जो इस प्रकार है:–

1. **प्रोड्रोमल अवस्था या प्रारंभिक अवस्था (Prodromal Stage)**
   - निम्न ज्वर (Low grade fever)

- भूख न लगना (Anorexia)
- चक्कर आना (Drowsiness)
- उदासीनता (Apathy)
- सिरदर्द (Headache)
- उल्टी (Vomiting)
- चिड़चिड़ाहट (Irritability)
- नींद न आना (Disturbed sleep)
- अधीरता (Restlessness)
- कब्ज (Constipation)
- वजन का घटना (Loss of weight)
- फोटोफोबिया (Photophobia)

2. **परिवर्ती अवस्था (Transitional Stage)**

   इस अवस्था में Intracranial Pressure (ICP) के बढ़ने के लक्षण उत्पन्न होते हैं।

   - Positive Kernig's sign
   - गर्दन में ऐंठन (Neck rigidity)
   - बुखार (Fever)
   - पल्स दर का कम होना (Bradycardia)
   - चक्कर आना (Drowsiness)
   - डेलीरियम (Delirium)
   - सिरदर्द (Headache)
   - उल्टी (Vomiting)
   - श्वसन विकार (Respiratory difficulty)
   - अचेत होना (Unconsciousness)
   - झटके आना (Convulsions)
   - तंत्रिका तंत्र की कमी (Neurological deficit) जैसे
     - Monoplegia
     - Hemiplegia
   - आँखों की पेशियों का पक्षाघात (Ocular Paralysis)
   - Strabismus, Nystagmus एवं Contracted pupile.

3. **अंतिम या तीसरी अवस्था (Terminal or third stage)**

   - यह अचेतना (coma) की अवस्था होती है।
   - बुखार (Fever)
   - अनियमित श्वसन (Irregular respiration)
   - पल्स दर का कम होना (Bradycardia)
   - Ptosis एवं Ophthalmoplegia

- पुतली का विस्तरित (dilate) एवं स्थिर होना।
- छोटे बच्चों एवं infants में हाइड्रोसिफेलस (Hydrocephalus)

प्रबन्धन (Management)

1. **दवाएँ (Drugs)**

   a. **Antitubercular Drugs (ATT)**
      - Isoniazid
      - Rifampicin
      - Pyrazinamide
      - Ethambutol या Streptomycin

        यह दवाएँ 2 महीने के लिए देंगे। उसके बाद 10 महीने के लिए isoniazid, Rifampicin तथा Ethambutol देंगे।

   b. **Corticosteroid Drugs**

      यह सेरिब्रल सूजन एवं प्रदाह (Cerebral edema and inflammation) को कम करने के लिए देंगे।
      - Dexamethasone IV, एक से दो हफ्ते के लिए देंगे।
      - Prednisolone, Orally, 6 से 8 हफ्ते के लिए देंगे।
      - Mannitol– यह ICP को कम करने के लिए देंगे।
      - Anticonvulsants– यह झटकों की रोकथाम के लिए देंगे, जैसे Diazepam, Phenobarbitone.
      - Antipyretic– यह बुखार कम करने के लिए देंगे।

2. **Fluids**

   बच्चे को उपयुक्त मात्रा में fluid देंगे ताकि उसका fluid balance बना रहे।

3. **पोषण (Nutrition)**
   - बच्चे के पोषण स्तर की भी देखभाल करेंगे।
   - उसे Nasogastric tube द्वारा Feed देंगे।

4. **पूर्ण आराम (Complete Rest)**
   - बच्चे को पूर्ण आराम प्रदान करेंगे तथा उसकी गतिविधियों को सीमित करेंगे।
   - उसे कम रोशनी एवं ध्वनि वाले कमरे में रखेंगे।

5. **जटिलताओं की मानीटरिंग (Monitoring for Complication)**
   - बच्चे के सिर का माप लेंगे।
   - उसके Neurological Status का समय-समय पर आँकलन करेंगे।
   - किसी प्रकार की क्षति की रोकथाम करेंगे।

6. **त्वचा की देखभाल (Care of Skin)**
   - नियमित रूप से उसकी त्वचा का अवलोकन करेंगे।
   - समय-समय पर उसकी स्थिति में परिवर्तन करेंगे।
   - बुखार में उसकी Tepid Sponging करेंगे।
   - बच्चे को साफ एवं सूखा रखेंगे।
   - उसकी व्यक्तिगत साफ सफाई बनाए रखेंगे।

7. **मानसिक सहयोग (Psychological Support)**
   - बच्चे के माता-पिता को मानसिक सहयोग तथा आश्वासन दें।
   - उन्हें बच्चे की स्थिति की पूर्ण जानकारी दें।
   - उनके द्वारा पूछे गए प्रश्नों का सही उत्तर दें।
   - उन्हें अपने डर एवं घबराहट को व्यक्त करने का मौका दें।
   - उन्हें शिशु की देखभाल में प्रत्यक्ष एवं अप्रत्यक्ष रूप से शामिल करें।

Meningitis का नर्सिंग प्रबंधन (Nursing Management of Meningitis).

1. **सुरक्षित वातावरण (Safe Environment)**
   - शिशु को पूर्ण आराम प्रदान करें।
   - उसे कम रोशनी एवं कम शोर वाले कमरे में रखें।
   - उसे आरामदायक स्थिति प्रदान करें तथा उसके बिस्तर की Side rail को ऊपर चढ़ा कर रखें।
   - अनावश्यक रूप से उसे बार-बार परेशान न करें तथा उसके लिए की जाने वाली क्रियाओं एवं विधियों को नियोजित ढंग से करें।

2. **श्वसन मार्ग की देखभाल (Care of airway)**
   - उसके श्वसन मार्ग को साफ रखें।
   - यदि उसमें स्राव हैं, तो उन्हें Suctioning द्वारा साफ करें।
   - श्वसन दर एवं ऑक्सीजन की आपूर्ति के लिए ऑक्सीजन प्रदान करें।
   - उसके vital signs को नियमित रूप से मॉनीटर करें।

3. **तापमान नियंत्रण (Thermo regulation)**
   - तापमान कम करने के लिए उसे antipyretic दवाएँ दें।
   - टेपिड स्पंजिंग (Tepid sponge) द्वारा तापमान कम करें।
   - उसके शरीर की साफ-सफाई पर ध्यान दें।
   - द्रव पदार्थ उचित मात्रा में दें।
   - नियमित रूप से तापमान मॉनीटर करें।

4. **पोषण (Nutrition)**
   - यदि बच्चा भोजन न ग्रहण कर रहा हो तो उसे Nasogastric feed दें।
   - आहार के साथ उसे विटामिन पूरक भी दें।
   - द्रव की उचित मात्रा दें।

5. व्यक्तिगत साफ सफाई पर ध्यान दें।

6. **मानसिक सहयोग (Emotional Support)**
   - माता-पिता को अपने डर को अभिव्यक्त करने का अवसर दें।
   - उनकी मानसिक स्थिति समझें तथा उनकी भावनाओं का आदर करें।
   - उन्हें सकारात्मक रूप से आश्वासन दें।
   - उन्हें बच्चे के साथ रहने का अवसर दें ताकि बच्चे का डर एवं माता-पिता की घबराहट कम हो सके।

7. **स्वास्थ्य शिक्षा (Health Education)**
   - शिशु की अवस्था एवं रोग की जानकारी माता-पिता को दें।
   - उन्हें उपचार का महत्व एवं आवश्यकता समझाएँ।
   - झटकों के दौरान किए जाने वाले उपायों की जानकारी दें।
   - अस्पताल से छुट्टी होने पर गृह देखभाल के बारे में शिक्षा दें।

5.5 **Define growth and development. List down the factors affecting growth and development. Write down the growth and development of a toddler.**

वृद्धि और विकास से आप क्या समझती हैं। वृद्धि और विकास को प्रभावित करने वाला कारक क्या है?

उत्तर: **वृद्धि (Growth)**

वृद्धि वह प्रक्रिया है जिसमें शारीरिक परिपक्वता (Physical Maturation) होती है, जिसका कारण होता है शरीर के आकार तथा अन्य अंगों में बढ़ोत्तरी होना। यह सेल के गुणा (Multiply) होने तथा Intracellular पदार्थ के बढ़ने का कारण होता है।

विकास (Development)
- यह व्यक्ति की क्रियात्मक एवं शरीर-क्रिया (Functional and Physiological) परिपक्वता की क्रिया होती है।
- इसमें शामिल हैं, मानसिक, भावात्मक एवं सामाजिक परिवर्तन।

वृद्धि और विकास को प्रभावित करने वाले कारक (Factors Influencing Growth and Development)

1. **आनुवांशिक कारक (Genetic Factor)**
   आनुवांशिकता बच्चों के वृद्धि एवं विकास को प्रभावित करती है। विभिन्न विशेषताएँ जैसे लम्बाई, शारीरिक ढाँचा, त्वचा का रंग, आँखों एवं बालों का रंग आदि बच्चों को अपने माता-पिता के Genes से मिलता है।

2. **लिंग (Sex)**
   लिंग के आधार पर भी वृद्धि एवं विकास निर्भर करता है। लड़कों की लम्बाई एवं वज़न लड़कियों की अपेक्षा अधिक होता है। लेकिन लड़कियाँ लड़कों की अपेक्षा जल्दी परिपक्व हो जाती है।

3. **प्रजाति एवं नागरिकता (Race and Nationality)**

   विभिन्न प्रजाति की वृद्धि अलग होती है। जैसे अमेरिकन एवं भारतीय व्यक्ति की लम्बाई, रंग आदि अलग होता है।

4. **माँ से संबंधित कारक (Maternal Factors)**

   गर्भावस्था के समय माँ की स्थिति, पोषण स्तर एवं रोग, शिशु के विकास को प्रभावित करते हैं। यह कारक हैं गर्भावस्था के समय

   - माँ का पोषण स्तर (Nutritional Status of Mother)
   - माँ के संक्रमण (Maternal Infections) जैसे HIV, TORCH
   - माँ द्वारा लिए जाने वाले ड्रग्स (Maternal Substance abuse)
   - माँ की बीमारी (Maternal Illness) जैसे रक्तचाप, हृदय रोग आदि।
   - हॉर्मोन का भ्रूण की वृद्धि पर प्रभाव (Hormonal effect on fetal growth)

5. **शिशु का जन्म के समय वजन (Weight During Birth)**

   यदि जन्म के समय शिशु छोटा या कम वजन का है, तो उसकी वृद्धि इसी दर से होती है। यदि वह बड़ा या अधिक वजन का है, तो उसकी वृद्धि उसी दर से होगी।

6. **पोषण (Nutrition)**

   बच्चे को आहार में उचित एवं पर्याप्त पोषण देने से उसकी वृद्धि एवं विकास उचित दर से होता है। अच्छा पोषण प्राप्त करने वाला बच्चा, अच्छी शारीरिक एवं मानसिक वृद्धि प्राप्त करता है।

7. **बचपन की बीमारी (Childhood Illness)**

   बचपन के समय शिशु के रोग एवं संक्रमण उसकी वृद्धि एवं विकास को प्रभावित करते हैं। जैसे हृदय रोग (RHD, CHD), गुर्दे के रोग (Nephrotic Syndrome), यकृत रोग (Cirrhosis) आदि।

8. **भौतिक वातावरण (Physical Environment)**

   शिशु के रहने का स्थान, अवस्थाएं, सुरक्षा विधि, वातावरण, स्वच्छता आदि भी शिशु के विकास को प्रभावित करते हैं।

9. **मानसिक वातावरण (Psychological Environment)**

   स्वस्थ परिवार, अच्छे शिशु-अभिभावक संबंध तथा परिवार के सदस्यों में अच्छे परस्पर संबंध, दोस्तों का समूह, आस-पड़ोस भी शिशु की वृद्धि एवं विकास को प्रभावित करते हैं।

10. **सांस्कृतिक प्रभाव (Cultural Influence)**

    एक शिशु की वृद्धि एवं विकास उसकी संस्कृति पर भी निर्भर करती है। उसकी आदतें, स्वास्थ्य के प्रति रवैया, शिक्षा स्तर, सामाजिक रीतियाँ भी शिशु की वृद्धि एवं विकास को प्रभावित करती हैं।

11. **सामाजिक एवं आर्थिक स्थिति (Socio Economic Status)**

    निम्न आर्थिक स्तर का वातावरण वृद्धि एवं विकास पर प्रतिकूल प्रभाव डालता है तथा मध्य एवं उच्च आर्थिक स्तर के शिशुओं में वृद्धि एवं विकास अनुकूल होता है।

12. **मौसम एवं वातावरण (Season and Climate)**

    गर्मी के समय वजन में वृद्धि अधिक होती है। विभिन्न देश का वातावरण विभिन्न प्रकार से वृद्धि एवं विकास को प्रभावित करता है।

13. **खेल कूद एवं व्यायाम (Play and Exercise)**

    खेल-कूद एवं व्यायाम शरीर-क्रियाओं तथा पेशियों के विकास में सहायक होता है।

14. **बच्चे की जन्म स्थिति (Birth Order of Child)**

    बच्चे के जन्म की स्थिति भी उसकी वृद्धि एवं विकास को प्रभावित करती है।

Toddler की शारीरिक वृद्धि एवं विकास (Physical growth and development of toddler)

- **वज़न (Weight):** एक वर्ष की आयु में बच्चे का वज़न उसके जन्म के वज़न का तिगुना हो जाता है तथा तीन वर्ष तक यह पाँच गुना हो जाता है।

- **लम्बाई या ऊँचाई (Length and Height)**
  - एक वर्ष की आयु में शिशु की लम्बाई 75 से.मी. होती है।
  - दो वर्ष की आयु में शिशु की ऊँचाई 12 से.मी. और बढ़ जाती है।
  - तीसरे वर्ष में शिशु की ऊँचाई में 9 से.मी. की बढ़त और होती है।

- **सिर का माप (Head Circumference):** एक वर्ष की आयु पर यह 45 से.मी. होती है तथा दो वर्ष पर 48 से.मी.।

- **फोन्टेनेल बंद होना (Fontanelle Closure):** अगला फोन्टेनेल डेढ़ वर्ष की आयु में बंद हो जाता है।

- **छाती का माप (Chest Circumference):** एक वर्ष पर छाती का माप सिर के माप से 3-5 से.मी. अधिक होता है।

- **Mid arm circumference:** एक वर्ष की आयु पर यह 12 से 16 से.मी. होता है तथा 1 से 5 वर्ष में यह 16 से 17 से.मी. होता है।

- **दाँतों का निकलना (Eruption of teeth)**
  - 1 से 15 महीने में पहला मोलर (Molar) निकलता है।
  - 15 से 24 महीने में केनायन (Canines) निकलते हैं।
  - 24 से 30 महीने में दूसरे मोलर (Second Molar) निकलते हैं।

5.6 **Define Kwashiorkar. List down clinical features of Kwashiorkar. Explain the management of a child with kwashiorkor.**

काशिओरकर को परिभाषा, इसके लिए चिकित्सीकीय लक्षण की सूची एवं काशिओरकर से पीड़ित बच्चे के प्रबंध को विस्तार से लिखिए।

उत्तर: काशिओरकर (Kwashiorkar)

परिभाषा (Definition)

यह प्रोटीन एवं कैलोरी की कमी के कारण होने वाला कुपोषण है, जो अधिकतर 3 वर्ष तक की आयु के बच्चों में पाया जाता है, (लेकिन किसी भी आयु के बच्चे में हो सकता है)।

चिन्ह एवं लक्षण (Clinical features)

इसके लक्षणों को दो प्रकार से विभाजित किया जाता है– आवश्यक तथा अनावश्यक

1. **आवश्यक लक्षण (Essential Feature)**
   - वृद्धि में उल्लेखनीय कमी के साथ कम वजन तथा लम्बाई में कम वृद्धि।
   - पेशियों का पतला (Muscle wasting) होना एवं सिर्फ सबक्युटेनियस वसा का होना।
   - गड्ढ़ेदार एडीमा जिसका कारण हाइपोएल्ब्यूमिनिमिया (Hypoalbu-mineia) है।
   - साइकोमोटर परिवर्तन (Psychomotor Changes)
     - उदासीनता (Apathy)
     - सुस्ती (Listless)
     - आस-पास के वातावरण के प्रति रूचि का खोना (Lack of interest about the surrounding)
     - आलस्य (Lethargy)
     - नीरसता (Dullness)
     - भूख न लगना (Loss of appetite)

2. **अनावश्यक लक्षण (Non-essential features)**
   - बालों में परिवर्तन (Hair Changes)
     - हल्के लाल रंग के बाल
     - बालों का पतला होना
     - सूखे, निर्जीव तथा आसानी से टूटने वाले बाल
     - बालों में रंग की कई पट्टियाँ होना जिसे फ्लैग चिन्ह (Flag Sign) कहते हैं।
   - त्वचा में परिवर्तन (Skin Changes)
     - त्वचा पर लाल (Erythema) एवं रंजक धब्बे होना (Hyperpig-mented Skin Patch)
     - बाद में इन धब्बों का हल्का रंग होकर त्वचा से उतरना।
     - पायोडर्मस (Pyodermas)
     - खाज (Scabies)
     - न भरने वाले घाव (Indolent Sores)
     - अल्सर (Ulcers)

- अन्य अतिरिक्त संक्रमण (Superadded Infection)
  - बार-बार आमाशय का संक्रमण जैसे अतिसार, उल्टी, भूख न लगना, निर्जलीकरण।
  - श्वसन संक्रमण (ARI, क्षयरोग)
  - त्वचा संक्रमण (Skin infection)
  - सेप्टीसीमिया (Septicemia)

प्रबंधन (Management)

1. घरेलू देखभाल (Domiciliary Care)

- यदि बच्चे का कुपोषण माध्यमिक है एवं संक्रमण नहीं है तो उसे घर पर प्रबंधित करें।
- माता-पिता को बच्चे के आहार प्रबंधन के बारे में आवश्यक निर्देश एवं शिक्षा देंगे।
- कम खर्चे में स्थानीय एवं पोषक आहार खिलाने की सलाह देंगे।
- आँगनवाड़ी या सामुदायिक स्वास्थ्य नर्स द्वारा बच्चे का नियमित निरीक्षण एवं परीक्षण करना तथा वृद्धि चार्ट बनाना।

2. अस्पताल में प्रबंधन (Management at Hospital)

- यदि बच्चे की हालत गंभीर है तथा वह संक्रमण ग्रस्त है, तो उसे अस्पताल में भर्ती करेंगे।
- विभिन्न कमियों (deficiencies) एवं जटिलताओं का उचित प्रबंधन करेंगे।

2.1 आहार (Feeding)

- बच्चे की जल्दी से जल्दी feeding प्रारंभ करनी चाहिए।
- बच्चे को मुँह द्वारा आहार दें, यदि संभव न हो तो nasogastric feed दें।
- आहार उच्च कैलोरी एवं उच्च प्रोटीन युक्त होना चाहिए।
- आरंभ में बच्चे को 80 से 100 Kcal/kg प्रतिदिन कैलोरी दें, जिसे धीरे-धीरे बढ़ाकर 150 kcal/kg प्रतिदिन तक करें।
- प्रोटीन की मात्रा 2-3 ग्राम/kg प्रतिदिन देनी चाहिए।
- कुल द्रव मात्रा (Total fluid intake) 100 से 125 mL/kg प्रतिदिन होनी चाहिए।
- आहार में वसा की मात्रा भी शामिल करनी चाहिए तथा Vitamin एवं Mineral supplement भी देने चाहिए।
- बच्चे के उपचार के लिए उन्हें गहन आहार (Intensive Feeding) देना चाहिए।
- अस्पताल से बच्चे की छुट्टी तब करनी चाहिए जब उसका वजन उसकी लम्बाई के अनुसार 80 से 90% हो गया हो।

- अस्पताल से छुट्टी करते समय माँ को बच्चे की देखभाल संबंधित सभी आवश्यक जानकारी एवं स्वास्थ्य शिक्षा देंगे।

2.2 **PEM की रोकथाम** (Prevention of PEM)

- गर्भावस्था एवं स्तनपान कराती माँ को उचित देखभाल देना तथा उनके स्वास्थ्य स्तर में सुधार करना।
- बच्चों को जन्म से 4 से 6 महीने तक विशिष्ट स्तनपान (Exclusive Breast Feed) देना।
- बच्चों को अनुप्रासन द्वारा संपूर्ण एवं संतुलित आहार प्रदान करना तथा साथ ही Supplement पोषक तत्वों को भी देना।
- परिवार की खाद्य आदतों से सुधार करना तथा उन्हें स्वास्थ्यवर्धक बनाना।
- परिवार को स्थानीय भोजन खाने की सलाह देना।
- पोषण से संबंधित शिक्षा एवं काउंसिलिंग देना, ताकि सही खाद्य अभ्यास को बढ़ावा दिया जा सके।
- व्यक्तिगत एवं वातावरण की साफ-सफाई पर विशेष ध्यान देना।
- भोजन से संबंधित गलत धारणों एवं अंधविश्वास को दूर करना।
- समुदाय में खाद्य आपूर्ति तथा सुरक्षित पीने के पानी की व्यवस्था पर ध्यान देना।
- परिवार नियोजन एवं छोटे परिवार के नार्म को बढ़ावा देना।
- Mid-Day-Meal द्वारा प्रत्येक बच्चे तक पोषण पहुँचाना।
- घर के भौतिक, सामाजिक एवं मानसिक वातावरण को स्वस्थ बनाना।
- बच्चे को Vaccine द्वारा नियंत्रित कर सकने वाले रोगों के प्रति प्रतिरक्षा प्रदान करना।
- हाथ धोने के महत्व को लोगों तक पहुँचाना।
- बच्चे का वृद्धि चार्ट बनाना, ताकि उसके विकास में कोई त्रुटि हो तो उसका समय पर पता लगाया जा सके तथा उचित उपचार किया जा सके।
- समय-समय पर बच्चे के स्वास्थ्य की जाँच करना तथा विभिन्न रोगों का शीघ्र निदान कर उचित उपचार करना।

नर्सिंग प्रबंधन (Nursing Management)

- बच्चे के पोषण स्तर का आँकलन करें। यह आँकलन निम्नलिखित प्रकार से होता है—
  - **Anthropometry:** बच्चे का वजन, लम्बाई, Mid upper arm circumference द्वारा उसकी वृद्धि का आंकलन करें।

- **Biochemistry:** विभिन्न रक्त जाँच द्वारा भी बच्चे के पोषण स्तर का पता लगाया जा सकता है जैसे Hemoglobin, LFT आदि।
- **Clinical Symptoms:** बच्चे में उपस्थित पोषण एवं कुपोषण के लक्षणों का परीक्षण कर उसके पोषण स्तर का आंकलन करें।
- **Diet:** बच्चे के स्तनपान, अनुप्राशन का इतिहास, खाद्य संबंधित आदतें, भोजन पर सामाजिक एवं आर्थिक प्रभाव आदि की जानकारी प्राप्त करें।

- बच्चे का, नियमित अंतराल पर वृद्धि चार्ट (Growth Chart) बनाएँ, ताकि बच्चे के वृद्धि एवं विकास संबंधित त्रुटि या विकार का समय पर आँकलन किया जा सके।
- अस्पताल में PEM के प्रबंधन को सुदृढ़ बनाने में सहभागिता प्रदान करें।
- अभिभावकों को घर पर बच्चे का ध्यान रखने संबंधित जानकारी देना तथा नियमित follow up के लिए आने को प्रोत्साहित करें।
- अभिभावकों को पोषण संबंधित स्वास्थ्य शिक्षा एवं काउंसिलिंग प्रदान करें।
- व्यक्तिगत एवं वातावरण की स्वच्छता का महत्व समझाना तथा उसे प्रोत्साहित करना।
- स्वच्छ एवं सुरक्षित पानी का उपयोग करने के लिए सुझाव देना।
- विभिन्न पोषण संबंधित राष्ट्रीय कार्यक्रमों में भाग लेना तथा उन्हें घर-घर तक पहुंचाने का प्रयत्न करना।
- व्यक्ति एवं समुदाय के पोषण आँकलन को दस्तावेजों में अंकित करना।

Other Important Questions

प्रश्न कुसमयता के चिन्ह एवं लक्षण क्या है? **What are the signs any symptoms of prematurity?**

उत्तर कुसमयता के चिन्ह एवं लक्षण **(Signs and symptoms of prematurity)**

- कुसमयता के चिन्ह एवं लक्षण में जन्म के बाद शिशु में उपस्थित उसके लक्षणों को देखा जाता है। यह लक्षण (Characteristics) हैं:–
- प्री-टर्म बच्चा आकार में छोटा होता है तथा उसका सिर अपेक्षाकृत बड़ा होता है।
- बच्चे की सामान्य क्रियाएँ धीमी होती हैं जैसे
  - कम या अपूर्ण रिफ्लेक्स (Sluggish or incomplete neonatal reflexes)
  - हाथ-पैर में फुर्ती का न होना।
- सिर के आकार का शरीर से बड़ा होना।
- कपाल के ऊपरी भाग का अत्यधिक चौड़ा होना।
- चेहरे का छोटा तथा उस पर सब्क्युटेनियस वसा की मात्रा कम होना।
- सिर पर बालों का कम होना।
- आँखों का अधिकतर बंद रहना तथा बाहर की तरफ निकला रहना।
- त्वचा का चिकना (shinny), पतला (thin) तथा गुलाबी (pink) रंग का होना।
- शरीर पर अधिक लेनुगो बालों (Lanugo Hair) का उपस्थित होना।
- नाखूनों का छोटा तथा पूर्ण विकसित न होना।
- हाथों एवं पैरों पर रेखाओं (Creases) का कम या अनुपस्थित होना।
- जनानांग
  - पुरूष (Male): टेस्टीस का नीचे न उतरना (Undescended testes)
  - स्त्री (Female): लेबिया मेजोरा के कम विकसित एवं पृथक्‌ होने के कारण लेबिया मायनोरा का प्रदर्शित (expose) होना। Clitoris का अतिरंजक (hyperpigmented) होना।

प्रश्न Rheumatic ज्वर का निदान कैसे कर सकते हैं? **How to diagnose Rheumatic fever?**

उत्तर **Rheumatic fever** का निदान

- **जोन्स की कसौटी (Jones Criteria)**
  1. **बड़ी कसौटी (Major Criteria)**
     - कार्डाइटिस (Carditis)
     - पोलीआर्थ्राइटिस (Polyarthritis)
     - कोरिया (Chorea)
     - सब्क्यूटेनियस नोड्यूल (Subcutaneous Nodules)
     - एरिथिमा मार्जिनेटम (Erythema Marginatum)

2. छोटी कसौटी (**Minor Criteria**)
   - बुखार (fever)
   - आर्थ्राल्जिया (arthralgia)
   - Rheumatic बुखार को इतिवृत्ति (Previous attack of Rheumatic fever)
- ECG में परिवर्तन (ECG changes)
- ESR के स्तर का बड़ा होना या C-reactive protein की उपस्थिति
  **यदि दो बड़ी कसौटी या एक बड़ी कसौटी एवं दो छोटी कसौटी उपस्थित हो तो उसे Rheumatic fever कहते हैं।

जाँचें

1. Doppler Echocardiography द्वारा भी इसके निदान में सहायता मिलती है।
2. Endomyocardial biopsy: यदि Aschoff's nodules उपस्थित हों तो इसकी पुष्टि हो जाती है।
3. छाती का X-ray (Chest X-ray): यह हृदय विफलता (Cardiac Failure) तथा हृदय विस्तारण (Cardiomegaly) के निदान में उपयोगी होता है।
4. Electrocardiography (ECG): दीर्घ P-R अंतराल
5. रक्त जाँच (Blood test)
   - ESR
   - ASO titre
   - WBC count

प्रश्न बच्चों में टीका से बचने वाली 6 जानलेवा बीमारियों के नाम लिखिए।
Name six killer vaccine preventable diseases in children.

उत्तर बच्चों में टीके से बचने वाली 6 जानलेवा बिमारियाँ—

1. पोलियो (Poliomyelitis)
2. क्षयरोग (Tuberculosis)
3. डिप्थीरिया (Diptheria)
4. परट्यूसिस (Pertusis)
5. टिटनस (Tetanus)
6. खसरा (Measles)

प्रश्न ए०एस०डी० क्या है? इसके चिन्ह और लक्षण क्या-क्या हैं?
What is A.S.D.? What are the signs and symptoms of A.S.D.?

उत्तर एट्रियल सेप्टल डिफेक्ट (**Atrial Septal Defect**)

एट्रियल सेप्टल डिफैक्ट एक असामान्य छिद्र (opening) है, जो कि दाहिने एवं बाएँ एट्रिया (atria) के बीच बन जाता है, जिसके परिणामस्वरूप रक्त की बाएँ भाग से दाहिने भाग में शंटिंग (shunting) हो जाती है।

A.S.D. के चिन्ह एवं लक्षण (Signs and symptoms of A.S.D.)

* पुनरावर्ती वक्ष संक्रमण (Recurrent Chest Infection)
* श्रम करने पर साँस की तकलीफ (Dyspnea on exertion)
* छाती का बाहर की तरफ आना (Bulging of the chest)
* वज़न की बढ़ोत्तरी में कमी (Poor weight gain)
* जल्दी थकना (Easy Fatigability)
* हृदय विस्तारण (Cardiac enlargement)
* Congestive Cardiac failure (CCF)

प्रश्न हिर्शस्प्रिंग बीमारी क्या है? बच्चे में इसके क्या-क्या लक्षण होते हैं?
What is Hirschsprung's disease? What are the clinical manifestation in children?

उत्तर हर्शस्प्रिंग रोग (Hirschsprung's disease)

जब distal कोलन तथा गुदा (rectum) की पेशियों एवं सबम्यूकस परत में parasympathetic ganglionic nerve cells जन्म से ही अनुपस्थित होते हैं, जिसके परिणाम स्वरूप कोलन का अत्यधिक विस्तारण हो जाता है, इस स्थिति को हर्शस्प्रिंग रोग कहते हैं। इसे Congenital aganglionic megacolon भी कहते हैं।

लक्षण (Clinical manifestation)

इसके लक्षण प्रभावित अंग के आधार पर होते हैं।

नवजात शिशु (Newborn baby)

* जन्म के सात दिन के अंदर लक्षण उभरने लगते हैं।
* मिकोनियम का देर से निकलना या
* मिकोनियम का न निकलना जिसके कारण निम्नलिखित लक्षण होते हैं–
  - अतिसार (Diarrhoea)
  - मल युक्त उल्टी (Fecal Vomiting)
  - निर्जलीकरण (Dehydration)
  - उदरीय विस्तारण (Abdominal distension)
  - आंत्र बांधा (Intestinal obstruction)
  - पनपने में विफलता (Failure to thrive)

बड़े बच्चों में (In older children)

* कब्ज (Constipation)
* बढ़ता उदरीय विस्तारण (Progressive abdominal distension)
* भूख न लगना (Anorexia)
* चिड़चिड़ाहट (Irritability)
* मल त्याग की इच्छा न होना (Absence of will to defecate)

- कुपोषण (Malnutrition)
- एनीमिया (Anemia)
- पनपने में विफलता (Failure to thrive)
- कभी-कभी बच्चे को कब्ज के बीच में अतिसार होता है।

प्रश्न हाइपोस्पेडियस एवं एपीस्पेडियस की परिभाषा लिखिए। **Define hypospadias and Epispadias.**

उत्तर हाइपोस्पेडियस (Hypospadias)

यह लड़कों में होने वाला एक जन्म विकार (congenital disorder) है, जिसमें उनके मूत्रत्याग का छिद्र (urethral opening) असामान्य रूप से उसके लिंग की निचली सतह (ventral aspect) पर होता है।

एपिस्पेडियस (Epispadias)

यह लड़कों में होने वाला एक जन्म विकार है, जिसमें उनके यूत्रत्याग का छिद्र (urethral opening) असामान्य रूप से उसके लिंग की पृष्ठीय सतह (dorsal aspect) पर होता है।

प्रश्न एमफाईसीमा तथा एम्पाईमा में क्या अंतर है? **Distinguish between Emphysema and Emphyma.**

उत्तर एमफाईसीमा तथा एम्पाईमा में अंतर **(Difference between Emphysema and Emphyma)**

	एमफाईसीमा *(Emphysema)*		एम्पाईमा *(Emphyma)*
1.	फेफड़ों के टिसू में वायु एकत्रित होने को एमफाईसीमा कहते हैं।	1.	प्लूरल गुहा (Pleural Cavity) में गाढ़ा पस इकट्ठा होने को एम्पाईमा कहते हैं।
2.	कारण— • Atelectasis • Asthma • Tuberculosis • Pneumonia • Emphyma • Pneumothorax	2.	कारण— यह मुख्यतः जीवाणु संक्रमण के कारण होता है— • Staphylococcus • Pneumococcus • Streptococcus • H. influenza
3.	नैदानिक लक्षण (Clinical manifestation) • साँस लेने में तकलीफ (Dyspnea) • साँस दर का बढ़ना (Tachypnea) • कफ (Cough) • वीजिंग (Wheezing) • छाती में प्रतिकर्षण (Chest retraction) • शरीर का नीला पड़ना (Cyanosis)	3.	नैदानिक लक्षण (Clinical manifestation) • बुखार (Fever) • अतिसार (Diarrhea) • कफ (Cough) • सीने में दर्द (Chest pain) • शरीर का नीला पड़ना (Cyanosis) • रक्त में विषाक्तता (Toxemia) • वजन घटना (Weight loss) • कुपोषण (Malnutrition)

4.	प्रबंधन (Management) • Oxygen प्रदान करना • Bronchodilator, mucolytic तथा antibiotic दवा देना।	4.	प्रबंधन (Management) • Antibiotic दवाएं, antipyretic एवं analgesic दवाएं। • Intercostal drainage • Surgical drainage

प्रश्न ट्यूब पोषण देते समय, आप कैसे निश्चित करेंगे कि नली आमाशय में सही रूप से स्थित हैं। **How will you confirm that the feeding tube is rightly inserted into the stomach during gavage feeding.**

उत्तर ट्यूब पोषण देते समय तीन विधियों द्वारा सुनिश्चित किया जा सकता है कि नली आमाशय में हैं या नहीं। यह विधियाँ हैं–

1. ट्यूब को आमाशय में डालने के बाद उसे aspirate करें। यदि पेट का बचा तत्व (residual feed) aspirate करने पर बाहर आता है, तो ट्यूब आमाशय में ही है।

2. ट्यूब को आमाशय में डालने के बाद एक syringe में 2–3 mL वायु लेकर उसे ट्यूब द्वारा अंदर डालेंगे, साथ ही stethoscope को पेट के ऊपर रखकर वायु की ध्वनि को सुनेंगे। यदि वायु की ध्वनि पेट में सुनाई देती हैं तो ट्यूब सही स्थान पर है।

3. ट्यूब को आमाशय में डालने के बाद, ट्यूब के बाहरी सिरे को पानी में डालेंगे। यदि पानी में बुलबुले उठते हैं तो ट्यूब फेफड़ों में है। यदि पानी में बुलबुले नहीं उठते तो ट्यूब आमाशय में है।

प्रश्न बच्चों में जलने के क्या-क्या कारण हैं? बच्चों में जलने का वर्गीकरण किस प्रकार किया जाता है? **What are the causes of burns in children? How can you classify burns in children?**

उत्तर बच्चों में जलने के कारण (Causes of burns in children)

- गर्म द्रव से जलना (Burns from hot liquid)
  - गर्म खाना, पानी, चाय, काफी, दूध आदि।
  - वाष्प (steam)
- विद्युत के संपर्क में आने से जलना (Electrical Burns)
  - विद्युत यंत्रों से खेलना।
  - विद्युत उत्पादों से छेड़ा-छाड़ करना।
  - तेज पावर वाले तारों को छूना।
- आग से जलना (Open flame burns)
  - आग लगाने वाली वस्तु से खेलना जैसे lighter, माचिस।
  - गैस या स्टोव से छेड़छाड़ करना।
  - दिवाली या लोहरी जैसे त्योहारों पर आग या पटाखों के सीधे संपर्क में आना।
  - धुँआ सूंघने पर आंतरिक जलन होना।

- रासायनिक जलन (Chemical burns)
  - गलती या खेल में विषाक्त पदार्थ का सेवन जैसे कीटनाशक, घर की सफाई में प्रयोग किए जाने वाले घोल (solution)

जलने का वर्गीकरण (Classification of burns)

- **जलने की गहराई के आधार पर (According to the depth of burn injury)**
  - सतही जलन/आंशिक मोटाई जलन (Superficial burns/partial thickness burns)
  - सतही आंशिक मोटाई जलन (Superficial partial thickness burns)
  - सतही गहन त्वचा जलन (Superficial deep dermal burns)
  - पूर्ण मोटाई जलन (Full thickness burns)
- **जलने की आयात के आधार पर (According to the extent of burn injury)**
  - प्रथम डिग्री जलन (First degree burn)
  - द्वितीय डिग्री जलन (Second degree burn)
  - तृतीय डिग्री जलन (Third degree burn)
- **जलन की तीव्रता के आधार पर (According to severity to burn injury)**
  - लघु जलन (Minor burns)
  - औसत जलन (Moderate burn)
  - बड़ी जलन (Major burns)

प्रश्न ट्रेकियोईसोफेजियल फिस्टुला से आप क्या समझती हैं? यह कितने प्रकार के होते हैं? **Define tracheoesophageal fistula. What are the types of tracheoesophageal fistula.**

उत्तर ट्रेकियोईसोफेजियल फिस्टुला (**Tracheoesophageal fistula**)

यह ट्रेकिया (trachea) एवं इसोफेगस (oesophagus) के मध्य उपस्थित एक असामान्य छिद्र हैं।

प्रकार (Classification)

- Distal tracheoesophageal fistula, esophageal atresia के साथ।
- Esophageal atresia बिना फिस्टुला के।
- Tracheoesophageal fistula, बिना esophageal atresia के (H प्रकार का फिस्टुला)
- Proximal tracheoesophageal fistula, atresia के साथ
- Proximal and distal fistula, atresia के साथ।

प्रश्न टॉन्सिलाइटिस के बारे में संक्षिप्त में लिखें। **Write in short about tonsillitis.**

उत्तर टॉन्सिलाइटिस (**Tonsillitis**)

परिभाषा (Definition)
टॉन्सिल्स के प्रदाह (inflammation) के tonsillitis कहते हैं।

प्रकार (Types)
- तीव्र टॉनिसलाईटिस (Acuts tonsillitis)
- दीर्घकालिक टॉन्सिलाइटिस (Chronic tonsillitis)

कारण (Causes)
यह निम्नलिखित जीवाणु के संक्रमण के कारण होता है–
- Group A-beta streptococcus hemolyticus
- H. influenza

लक्षण (Clinical manifestation)
- गले में दर्द जो कान तक फैल जाता है। (Throat pain radiating to ears)
- पीड़ादायक सूजन (Painfull swelling)
- बुखार (fever)
- कंपन (Shivering)
- दौरे आना (Convulsions)
- टॉन्सिल्स का लाल एवं संकुचित (Red and congested) होना।
- गले में सूखापन एवं जलन (Dryness and irritation of throat)
- साँस लेने में तकलीफ (Difficulty in breathing)
- खाना निगलने में तकलीफ (Difficulty in swallowing)
- बदबूदार साँस (Halitosis)

प्रबंधन (Management)
- पूर्ण आराम प्रदान करना।
- संक्रमण को फैलने से रोकने के लिए बच्चे को अलग रखना (isolation)
- मुलायम व तरल आहार देना।
- पीड़ा एवं बुखार के उपचार के लिए analgesic एवं antipyretic दवाएँ देना।
- Antibiotic दवाएँ देना जो संक्रमण का उपचार करें। यह है–
    - Penicillin
    - Erythromycin
    - Cephalexin
- गर्म नमक के पानी से गरारे (Gargle) करना।

प्रश्न मेनिंगोमायलोसील से आप क्या समझते हैं? एक ऐसा बच्चा जिसे मेनिंगोमायलोसील है उसके इलाज एवं देखभाल के बारे में लिखिए। **What is meningomyelocele? Write the treatment and nursing management of a child with meningomyelocele.**

उत्तर मेनिंगोमायलोसील (Meningomyelocele)

जब मेनिन्जेस (meninges), स्पाइनल टिसू (Spinal tissue) तथा CSF सहित posterior vertebral arch के असामान्य विकार से बाहर निकल कर आ जाती हैं, तो उस स्थिति को मेनिंगोमायलोसील कहते हैं।

चिकित्सकीय एवं शल्यचिकित्सकीय प्रबंधन (Medical and surgical management)

- शिशु को प्रोन स्थिति (prone position) में लिटाएँ।
- शिशु को सावधानीपूर्वक संभालना चाहिए।
- उसके उभरे भाग (Sac) को एक सुरक्षात्मक कवच (Protective cover) से ढ़क कर रखें।
- उभरे भाग (Sac) की पट्टी करने के लिए बीटाडीन (Betadine) या मर्क्यूरोक्रोम (mercurochrome) जैसे antiseptic लोशन का प्रयोग करें।
- विकार का शल्य चिकित्सा द्वारा उपचार करना।

नर्सिंग प्रबंधन (Nursing Management)

रोकथाम (Prevention)

- गर्भावस्था के समय माँ को folic acid supplement आवश्यक रूप से देना।
- इस रोग की गर्भावस्था में जाँच करने के लिए amniocentesis तथा alpha fetoprotein की जाँच करनी चाहिए।
- गर्भवती महिला को संतुलित आहार तथा folic acid पूरक लेने के लिए प्रोत्साहित करना चाहिए।

सर्जरी से पहले देखभाल (Care before surgery)

- शिशु को हमेशा छाती के बल लिटाएं (prone position)
- नियमित रूप से उसकी स्थिति में परिवर्तन करें, ताकि शिशु को त्वचा की हानि न हो।
- त्वचा को स्वच्छ एवं शुष्क रखें।
- Sac को antiseptic dressing से ढ़क कर रखें।
- Dressing को समय-समय पर बदलें।
- पीठ में रक्त परिसंचरण बढ़ाने के लिए पीठ की अच्छी मालिश करें।
- कोई भी प्रक्रिया करते समय तथा शिशु को छूने से पहले एवं बाद में हाथ अवश्य धोएँ।

सर्जरी के बाद की देखभाल (Postoperative Care)

- शिशु के मल एवं मूत्र त्याग क्रिया पर विशेष ध्यान दें। उदर पर हल्का सा दबाव डालकर मूत्र त्याग कराएँ तथा ऐसा 2–3 घंटे में करें।
- किसी प्रकार की क्षति या संक्रमण की रोकथाम के उपाय करें।
- हाइड्रोसिफेलस के लक्षणों की नियमित जांच करें जैसे head circumference मापना, Fontanelle की जाँच करना आदि।

- उसके पोषण का उचित ध्यान रखें। आहार देते समय ध्यान रखें कि उसके wound या Sac पर सीधा प्रभाव न पड़े।
- पैरों या कूल्हों में उत्पन्न होने वाले विकारों की रोकथाम के उपाय करें।
- अभिभावकों का आश्वासन एवं मानसिक सहयोग दें।
- उन्हें शिशु की देखभाल में शामिल करें।
- उन्हें शिशु की देखभाल से संबंधित स्वास्थ्य शिक्षा प्रदान करें।

प्रश्न वृद्धि एवं विकास में अंतर स्पष्ट कीजिए। Distinguish between growth and development.

उत्तरः वृद्धि एवं विकास में अंतर (Difference between growth and development)

	वृद्धि (Growth)		विकास (Development)
1.	वृद्धि का अर्थ है शरीर के आकार का आयु के अनुसार बढ़ना।	1.	विकास का अर्थ है शरीर-क्रिया का आयु के अनुसार विकास होना।
2.	इसमें शारीरिक मास (mass) में वृद्धि होती है।	2.	इसमें शारीरिक क्रियाओं एवं निपुणता में वृद्धि होती है।
3.	वृद्धि को विभिन्न पैमानों पर नापा जा सकता है। उदाहरण लम्बाई या वज़न	3.	विकास को सटीक रूप से नहीं मापा जा सकता। उदाहरणः– सामाजिक व्यवहार, लिखना आदि।
4.	वृद्धि एक निश्चित सीमा तक होती है या निश्चित समय तक होती है।	4.	विकास की क्रिया आजीवन होती है।
5.	किसी की वृद्धि का आंकलन सिर्फ देखकर भी किया जा सकता है।	5.	विकास का आंकलन सिर्फ देखने से नहीं किया जा सकता।
6.	इसे भौतिक कारक (Physical Factors) प्रभावित करते हैं।	6.	इसे आनुवांशिक तथा मानसिक कारक (heredity and psychological factor) प्रभावित करते हैं।

प्रश्न एक हेमोलायटिक पीलिया से ग्रसित शिशु का नर्सिंग प्रबंधन। Nursing Management of a baby with hemolytic jaundice.

उत्तरः हेमोलायटिक पीलिया के रोगी शिशु का नर्सिंग प्रबंधन (Nursing management of a baby with hemolytic jaundice)

अस्पताल में भर्ती (Admission to hospital)

- शिशु को अस्पताल में भर्ती करें, विशेषकर जब उसकी आयु 7 दिन से कम हैं।
- शिशु में बिलीरूबिन एनसिफेलोपेथी (bilirubin encephalopathy) के लक्षण होने पर भी उसे अस्पताल में भर्ती करें।

इतिवृत्ति तथा शारीरिक परीक्षण (History taking and physical examination)

- माँ की प्रसवकाल के दौरान शारीरिक स्थिति, रोग तथा पारिवारिक इतिवृत्ति का पता करेंगे।

- डिलीवरी के दौरान घटी घटनाओं का भी पता लगाएँगे जैसे birth asphyxia, oxytocin का प्रयोग आदि।
- बच्चे का शारीरिक परीक्षण करेंगे तथा अपरिपक्वता (immaturity), कम वज़न शिशु (low birth weight baby), सिफेलहिमेटोमा (caphalhema-toma) आदि देखेंगे।

फोटोथेरेपी (Phototherapy)

- फोटोथेरेपी शरीर से bilirubin का अवशोषण कर उसकी मात्रा शरीर में कम करती है।
- इसमें नीली एवं सफेद रंग की रोशनी प्रयोग की जाती है।

Exchange transfusion

- यदि bilirubin की मात्रा अत्यधिक बढ़ी हुई है, तो उसका उपचार exchange transfusion द्वारा किया जाता है।
- इसमें शिशु का रक्त व negative रक्त से बदला जाता है, जो कि शिशु के लिए compatible होता है।

Fluid therapy

- यदि शिशु स्तनपान कर रहा है, तो उसका स्तनपान जारी रखेंगे।
- यदि शिशु की स्थिति अस्थिर है तो उसे IV fluid therapy देंगे।

दवाएँ (Drugs)

Phenobarbitone शरीर में bilirubin की मात्रा को कम करने में सहायता करता है।

प्रश्न जन्म से 4 माह तक शिशु को दुर्घटना से बचाने की रोकथाम (**Prevention of accidents in children from birth to four Months**)

उत्तर जन्म से 4 माह तक शिशु की दुर्घटनाओं से बचाव के उपाय (**Measures for accident prevention of 0-4 months child**).

- शिशु को कभी भी बिस्तर पर अकेला न छोड़ो तथा ऐसे स्थान पर न रखें जहां से गिरने की संभावना हो।
- बहुत छोटी-छोटी वस्तुएँ शिशु को खेलने के लिए ना दें। यह उसकी आँख, नाक या गले में क्षति पहुँचा सकती है।
- उसको खेलने के लिए मुलायम तथा बिना नोंक की वस्तुएँ दें।
- उसे दुर्घटना होने वाले क्षेत्रों से दूर रखें, जैसे पानी का भरा बर्तन, गैस चूल्हा, सीढ़ियाँ आदि।
- खतरनाक या क्षति पहुंचाने वाली वस्तुओं को शिशु की पहुंच से दूर रखें।
- उसके आस-पास बटन, सिक्के, कंचे जैसी वस्तुएँ न रखें, जिसे वह मुँह में लें।
- जितना संभव हो उसे अपनी आँखों के सामने रखें तथा सोते समय भी उसकी तरफ पीठ करके न सोएँ।
- दूध पिलाने के बाद उसे डकार निकलवाएँ एवं तुरंत ना लिटाएँ।

- सुलाते समय या कभी भी मफलर या स्कार्फ को गांठ न लगाएँ। यह गला दबने का कारण बन सकता है।

प्रश्न हाइपोस्पेडियस एवं एपिस्पेडियस के मध्य अंतर लिखें। **Write difference between Hypospadias and Epispadias.**

उत्तर हाइपोस्पेडियस एवं एपिस्पेडियस के मध्य अंतर

	हाइपोस्पेडियस (Hypospadias)		एपिस्पेडियस (Epispadias)
1.	यह लड़कों में होने वाला एक जन्म विकार है जिसमें उनके मूत्रत्याग का छिद्र (Urethral Opening) असामान्य रूप से उनके लिंग की निचली सतह (Ventral aspect) पर होता है।	1.	यह लड़कों में होने वाला एक जन्म विकार है जिसमें उनके मूत्रत्याग का छिद्र (Urethral Opening) असामान्य रूप से लिंग की पृष्ठीय सतह (dorsal aspect) पर होता है।
2.	यह अवस्था स्त्रियों में भी पाई जा सकती है जिसमें मूत्रत्याग छिद्र योनि में खुलता है।	2.	यह अवस्था स्त्रियों में दुर्लभ होती है।
3.	इसका प्रबंधन सर्जरी द्वारा किया जाता है, जो स्कूल में एडमिशन से पहले किया जाता है।	3.	यह कई प्रकार की सर्जरी द्वारा 2 से 3 वर्ष की आयु तक ठीक किया जा सकता है।
4.	यह सर्जरी कई बार में या एक बार में की जाती है।	4.	यह सर्जरी तीन अवस्थाओं में की जाती है।

प्रश्न फोटोथेरेपी में बच्चे की देखभाल। **Care of child in phototherapy.**

उत्तर फोटोथेरेपी में बच्चे की देखभाल **(Care of child in phototherapy)**

अत्यधिक पीलिया के उपचार के लिए शिशु को फोटोथेरेपी दी जाती है। इसमें नीली तथा सफेद रोशनी प्रयोग की जाती है, जो शिशु के शरीर से bilirubin की मात्रा घटाती है।

- वह शिशु जिसे फोटोथेरेपी दी जाती है, उसे बिना कपड़े के फोटोथेरेपी इकाई में रखा जाता है। उसकी नियमित अवधि में स्थिति परिवर्तित की जाती है, ताकि सारे शरीर पर रोशनी पड़ सके तथा bilirubin की मात्रा कम हो सके।
- आँखें एवं जननांगों को अपारदर्शी मास्क या कपड़े से ढक कर रखें ताकि ultra violet रोशनी इन पर न पड़े तथा यह प्रभावित न हों।
- अतिरिक्त द्रव मात्रा दें क्योंकि फोटोथेरेपी में insensible द्रव हानि अधिक होती है। शिशु के जलीकरण (hydration) का आंकलन प्रत्येक 4 घंटे में करें।
- शिशु यदि स्तनपान कर रहा है, तो उसे नियमित रूप से स्तनपान कराएँ। स्तनपान कराते समय उसे फोटोथेरेपी इकाई से बाहर निकालें, फिर स्तनपान कराएँ।
- शिशु का Serum bilirubin स्तर प्रत्येक 4 से 12 घंटे की अवधि में करे।

यदि शिशु का Bilirubin 13 mg/dL से कम है (term बच्चे में) या 10.7 mg/dL से कम है (Preterm बच्चे में) तो फोटोथेरेपी बंद की जा सकती है।

- फोटोथेरेपी में शिशु के प्रत्येक 2 घंटे में (Vital signs) जाँचे।
- शिशु को निम्नलिखित जटिलताओं के लिए समय-समय पर आँकलन करें–
    - अतिसार (Diarrhoea)
    - दाने निकलना (Rash)
    - आँखों पर दुष्प्रभाव (Ill-effects on eye)
    - निर्जलीकरण (Dehydration)

प्रश्न कुसमयता होने वाली जटिलताओं को लिखें। **Enlist the complications of prematurity.**

उत्तर कुसमयता से होने वाली जटिलताएँ (Complication of prematurity)

श्वसन जटिलताएँ (Respiratory Complications)

- तेज, सतही (shallow) एवं अनियमित श्वसन क्रिया।
- एप्निया (Apnea)
- शरीर का नीला पड़ना (Cyanosis)
- कमजोर कफ एवं निगलने का रिफलेक्स (Weak cough and gag reflex)
- प्लमोनरी एस्पिरेशन (Pulmonary Arpiration)
- एटिलेक्टेसिस (Atelectasis)
- हायलाइन मेम्ब्रेन रोग (Hyaline mumbrane disease)
- सरफेक्टेंट की कमी (Deficiency of surfactant)

तंत्रिका तंत्र जटिलताएँ (CNS Complications)

- तंत्रिका तंत्र की अपरिपक्वता (Immaturity of central nervous system)
- रिफलेक्स का कमजोर होना (Poor reflexes)
- निष्क्रियताएं आलस्य एवं आहार संबंधित समस्याएँ।
- इन्ट्रावेन्ट्रिकुलर या पैरीवेन्ट्रिकुलर रक्तस्राव (Intraventricular and Peri-ventricular haemorrhage)

परिसंचरण जटिलताएँ (Circulatory Complication)

- Ductus areteriosus के बंद होने में समय लगना।
- Peripheral circulation अपर्याप्त होना।
- थ्रोम्बोएम्बोलिक जटिलताएँ (Thromboembolic Complications)
- अंतरकपालीय रक्तस्राव (Intracranial hemorrhage)
- रक्त वाहिकाओं का कमजोर एवं नाजुक (weak and fragile) होना।

तापमान नियंत्रण संबंधित जटिलताएँ (Impaired thermoregulation)
- हाइपोथर्मिया (Hypothermia)
- कमजोर तापमान नियंत्रण तंत्र (Poor thermoregulation Mechanism)

आमाशय जटिलताएँ (Gastrointestinal complications)
- आहार की समस्याएँ (Feeding problems)
- उदरीय विस्तारण (Abdominal distension)
- नेकरोटायज़िंग एन्ट्रोकोलाइटिस (Necrotizing enterocolitis)
- हाइपरबिलिरूबिनिमिया (Hyperbilirubinemia)
- कुपोषण (Malnutrition)

चयापचय जटिलताएँ (Metabolic complications)
- हाइपोग्लायसीमिया (Hypoglycemia)
- हाइपोकैल्शिमिया (Hypocalcemia)
- हायपोक्सिया (Hypoxia)
- हाइपरप्रोटीनीमिया (Hyperproteinemia)

अन्य जटिलताएँ (Other complications)
- संक्रमण (Infection)
- निर्जलीकरण (Dehydration)
- एडीमा (Edema)

प्रश्न मेनिनगोसील एवं मेनिंगोमायेलोसील के बीच अंतर लिखें। **Difference between meningocele and meningomyelocele.**

उत्तर **Difference between meningocele and meningomyelocele.**

	मेनिनगोसील (Meningocele)		मेनिंगोमायेलोसील (Meningomyelocele)
1.	इसमें सिर्फ मेनिनजिज़ झिल्ली पिछली वर्टिब्रल आर्च (Vertebral arch) से बाहर निकलती है।	1.	इसमें मेनिनजिज़, स्पाइनल टिसू एवं CSF सहित पिछली वर्टिब्रल आर्च (Vertebral arch) से बाहर निकलते हैं।
2.	यह लम्बर, थोरेसिक एवं स्कल (Skull) भाग में पाया जाता है।	2.	यह मुख्यतः लम्बर भाग में पाया जाता है।
3.	इसमें स्पाइनल कॉर्ड एवं नर्व रूट (Nerve root) सामान्य रहती है।	3.	इसमें स्पाइनल कॉर्ड का डिस्प्लेसिया (Dysplacia) होता है।
4.	इसमें Neurological deficit नहीं होता है।	4.	इसमें Neurological deficit होता है।
5.	इसमें शिशु के पैरों में कमजोरी होती है।	5.	इसमें Flaccid paralysis होता है।
6.	सर्जरी के बाद परिणाम अच्छे होते हैं। (Good prognosis)	6.	सर्जरी के उपरांत परिणाम अपेक्षाकृत कम अच्छे होते हैं। (Poor Prognosis)

प्रश्न शिशु की देखभाल में आप प्रतिबंधक से क्या समझते हैं! उसके प्रयोग लिखें। **What do you mean by restraints in the care of babies? Write the uses of it.**

उत्तर **प्रतिबंधक (Restraints)**

प्रतिबंधक वह सुरक्षात्मक उपाय होते हैं, जो शिशु की गतिविधि को सीमित करने के लिए प्रयोग किए जाते हैं।

प्रतिबंधक के उपयोग (Uses of Restraints)

- यह किसी परीक्षण के दौरान शिशु को स्थिर रखने के लिए प्रयोग किए जाते हैं।
- यह किसी परीक्षण में शिशु की असहजता (discomfort) को कम करने के लिए प्रयोग किए जाते हैं।
- यह जाँच के लिए शिशु का नमूना (sample) लेने के लिए प्रयोग किए जाते हैं।
- यह शिशु पर की जाने वाली किसी प्रक्रिया (procedure) के समय प्रयोग किए जाते हैं।
- यह दीर्घकालिक अवधि में शिशु की सुरक्षा तथा क्षति की रोकथाम में भी प्रयोग किए जाते हैं।
- यदि शिशु को कोई ट्यूब लगी है (IV cannula, nasogastric tube), तो वह इन्हें न निकाले इसके लिए भी उनका प्रयोग किया जाता है।
- शिशु अपने आपको क्षति न पहुँचाए (जैसे हाथों से सर्जरी के स्थान को खुजाना आदि) इसलिए भी इनका प्रयोग किया जाता है।

प्रश्न जन्मजात विकार से आप क्या समझते हैं? किन्हीं पाँच जन्मजात विकारों के नाम लिखें। **What do you mean by congenital deformities? Enlist any five congenital deformities.**

उत्तर **जन्मजात विकार (Congenital deformities)**

किसी प्रकार का संरचनात्मक विकार (structural defect), जो शिशु में जन्म से प्रस्तुत हो, उसे जन्मजात विकार या Congenital deformities कहते हैं।

पांच जन्मजात विकास (Five congenital deformities)

1. स्पाइना बायफिडा (Spina bifida)
2. वेन्ट्रिकुलर सेप्टल विकार (Ventricular septal defect)
3. एट्रियल सेप्टल विकार (Atrial septal defect)
4. ट्रेकिओसोफेजियल फिस्चुला Tracheoesophageal fistula)
5. जन्मजात हाइड्रोनेफ्रोसिस (Congenital hydronephrosis)

अन्य जन्मजात विकार (Other congenital anomalies)

- हाइड्रोसिफेलस (Hydrocephalus)
- पेटेन्ट डक्टस आर्टीरियोसस (Patent ductus arteriosus)

- कोआर्कटेशन आफ एओर्टा (Coarctation of aorta)
- ट्रांसपोजीशन आफ ग्रेट वेसलस (Transposition of great vessels)
- ट्रायकस्पिड एट्रेशिया (Tricuspid atresia)
- टेट्रोलोजी आफ फैलेट (Tetralogy of fallot)
- एयोर्टिक स्टेनोसिस (Aortic stenosis)
- मिट्रल रिगर्जिटेशन (Mitral regurgitation)
- इसोफेजियल एट्रेशिया (Esophageal atresia)
- एनोरेक्टल मालफोर्मेशन (Anorectal malformation)
- अम्बलिकल हर्निया (Umbilical hernia)

प्रश्न पोलियो के कारण एवं चिन्ह एवं लक्षण लिखो। **Write the causes and signs and symptoms of poliomyelitis.**

उत्तर पोलियो के कारण (**Causes of poliomyelitis**)

- पोलियो, पोलियो वाइरस 1, 2 एवं 3 द्वारा होता है।
- यह मल-मुँह मार्ग (Feco-oral route) द्वारा फैलता है।
- यह अधिकतर गर्मी एवं बरसात के मौसम में होता है।

चिन्ह एवं लक्षण (**Signs and symptoms**)

- इसका incubation period 7 से 10 दिन का होता है।
- इसके चिन्ह एवं लक्षणों को तीन अवस्थाओं द्वारा विभाजित किया जाता है।

1. **Abortive illness**
   - यह अवधि 1 से 4 दिन की होती है।
   - रोगी को होने वाले लक्षण हैं।
     - बुखार (Fever)
     - सिरदर्द (Headache)
     - गले में सूजन (Sore throat)
     - मिचली एवं वमन (Nausea and vomiting)
     - भूख न लगना (Loss of appetite)
     - उदरीय पीड़ा (Apdominal pain)

2. **Non-paralytic illness:** मेनिनजियल लक्षण जैसे पीठ एवं गर्दन की पीड़ा एवं ऐठन।

3. **Paralytic illness**
   - इसमें शिशु को पक्षाघात हो जाता है।
   - यह पक्षाघात मुख्यतः पैरों, उदर, छाती या हाथों में होता है।
   - मूत्र अवरोधन तथा कब्ज के लक्षण होते हैं।
   - तीव्र संक्रमण में रोगी की श्वसन पेशियों में पक्षाघात हो जाता है, जिसके कारण मृत्यु भी हो सकती है।

प्रश्न नमूने लेने की विधियाँ (Write the methods of collection of specimen)

उत्तर बच्चों में नमूना लेना की विधि (Methods of collection of specimen)

मूत्र का नमूना लेने की विधि (Method of collection of urine sample)

* माँ-पिता को मूत्र का नमूना लेने की आवश्यकता एवं विधि समझाएँ तथा उनके सहयोग को प्राप्त करें।
* छोटे बच्चे (नवजात या इन्फेन्ट) के बाहरी जनानंग को ठीक प्रकार से साफ कर वहाँ collecting bag लगा दें। जब भी शिशु मूत्र त्याग करेगा, वह इस बैग में इकट्ठा हो जाएगा तथा यहाँ से नमूना लिया जा सकता है।
* बड़े बच्चों में माँ की सहायता द्वारा उनके मूत्र त्याग करते समय एक sterile डब्बे में मूत्र का नमूना लें।

मल का नमूना लेने की विधि (Method of collection of stool)

* यह स्पेचुला या चम्मच द्वारा, एक साफ डिब्बे में ली जाती है।
* यदि मल लेना संभव नहीं है तो शिशु का rectal swab लेकर जाँच के लिए भेजें।

रक्त का नमूना लेने की विधि (Method of collection of blood)

* सभी आवश्यक वस्तुओं को तैयार करके रखें तथा प्रक्रिया से पहले हाथ धोएँ।
* यदि बच्चा समझदार है तो उसे इस विधि के बारे में बताकर, उसका विश्वास एवं सहयोग प्राप्त करें।
* छोटे बच्चों को मम्मी (mummy) प्रतिबंधक से स्थिर करें, एवं फिर रक्त निकालें।
* बड़े बच्चों को अकेला या माँ-पिता के साथ बिठाकर रक्त निकालें।
* रक्त femoral puncture या antecubital fossa puncture से निकालें।
* रक्त निकालने के बाद, उस स्थान पर 3 से 5 मिनट तक दबाव लगाएँ ताकि रक्त का स्राव (leakage) ना हो।
* इस प्रक्रिया को करते समय strict aspesis का प्रयोग करें।

गले के स्वाब लेने की विधि (Method of collecting throat swab)

* गले के swab का नमूने लेने से पहले बच्चे या माँ को बच्चे का मुँह धोने से मना करेंगे।
* नमूना लेने से पहले नर्स को अपने हाथ धोने चाहिए।
* एक Sterile cotton swab द्वारा यह नमूना लिया जाता है।
* Swab को मूँह में डालते समय यह होठ, जीभ या किसी अन्य मुँह के भाग से संपर्क में नहीं आना चाहिए।
* Swab को सिर्फ अत्यधिक प्रदाह (Inflamed) वाले भाग में छुएं।
* जीभ को स्थिर करने के लिए tongue depressor का प्रयोग करें।

- नमूना लेने के बाद इस sample को एक sterile container में रखें एवं जल्द से जल्द प्रयोगशाला भिजवा दें।

बलगम लेने की विधि (Method of collection of sputum)

- यह नमूना प्रातःकाल लिया जाता है।
- बड़े बच्चों में यह नमून लेने के लिए उन्हें तेज खाँसने तथा बलगम को निकालकर डब्बे में इकट्ठा करने की सलाह दें।
- छोटे बच्चों में यह प्रक्रिया कठिन होती है। उनमें बलगम का नमूना लेने के लिए Mucus sucker/Mucus trap का प्रयोग किया जाता है तथा यह नमूना एक sterile डब्बे में लेकर प्रयोगशाला भेजा जाता है।

प्रश्न कंजेनाइटल डिफोरमिटी क्या है? **Define congenital deformities.**

उत्तर जन्मजात विकार (Congenital deformity)

किसी प्रकार का संरचनात्मक विकार (structural defect) जो शिशु में जन्म से प्रस्तुत हो, उसे जन्मजात विकार या congential deformities कहते हैं।

1. ### पेटेन्ट डक्टस आर्टीरियोसस (Patent ductus arteriosus)
   #### परिभाषा (Definition)
   जब पल्मोनरी धमनी तथा महाधमनी (aorta) के मध्य उपस्थित अस्थाई संरचना ductus arteriosus, जन्म के बाद भी बंद नहीं होती, तो यह इन दोनों धमनियों के मध्य एक असामान्य छिद्र बनाती है, जिससे शुद्ध एवं अशुद्ध रक्त का मिश्रण हो जाता है। इसे पेटेन्ट डक्टस आर्टीरियोसस कहते हैं।

   #### नैदानिक लक्षण (Clinical manifestation)
   - श्वसन दर का बढ़ना (Tachypnea)
   - उछालवाली नाड़ी (Bounding pulse)
   - कोरीगन नाड़ी स्पंदन जो कि गर्दन पर होता है (Corrigan pulsation in the neck)
   - साँस लेने में तकलीफ (Dyspnea)
   - श्वसन मार्ग संक्रमण (Respiratory tract infection)
   - Systolic pressure का बढ़ना तथा diastolic pressure का घटना।
   - छाती में पीड़ा (Pericardial pain)
   - आवाज़ में भारीपन (Hoarseness of voice)
   - आहार संबंधित समस्याएँ (Feeding difficulties)
   - वजन का धीमे बढ़ना (Slow weight gain)
   - वृद्धि में विफलता (Growth failure)

प्रबंधन (Management)

चिकित्सा प्रबंधन (Medical management)

- Indomethacin 0.1 to 0.25 mg/kg/dose IV 30 मिनट की अवधि में।
    - Antiprostaglandin agents
    - Aspirin
    - Mefenamic Acid
- पूर्ण आराम।
- संपूर्ण आहार जिसमें कैलोरी की उच्च मात्रा हो।
- भावात्मक एवं मानसिक सहयोग।

शल्य चिकित्सा (Surgery)

- PDA को Lateral thoracotomy द्वारा बाँधना (ligation)
- PDA का transection करना।

2. **ट्रेकियोइसोफेजियल फिस्चुला (Tracheoesophageal fistula)**

परिभाषा (Definition)

यह ट्रेकिया (trachea) एवं इसोफेगस (esophagus) के मध्य उपस्थित एक असामान्य छिद्र है।

कारण (Causes)

- वंशानुगत (Hereditary)
- टेराटोजेनिसिटी (Teratogenicity)

नैदानिक लक्षण (Clinical manifestation)

- अत्यधिक लार (Exceesive Salivation)
- लार का निरंतर बाहर आना (Constant drooling of saliva)
- नाक से अत्यधिक स्राव निकलना (Large amount of secretion from nose)
- खाँसना (Coughing)
- निगलने में समस्या तथा बाधा (Gagging and choking)
- शरीर का नीला पड़ना (Cyanosis)
- उदरीय विस्तारण (Abdominal distension)
- कम आहार लेना (Poor feeding)

प्रबंधन (Management)

तत्काल प्रबंधन (Immediate management)

- बच्चे को 30° कोण पर बैठा दें।
- मुँह द्वारा कुछ खाने को ना दें।
- आक्सीजन थेरेपी दें।

- IV fluid थेरेपी दें।
- Nasogaatric tube डालेंगे तथा समय-समय पर चूषण द्वारा स्राव को बाहर निकालेंगे।
- पेट का दबाव कम करने के लिए Gastrostomy करेंगे।
- शिशु का पोषण स्तर बनाए रखेंगे तथा उसका तापमान नियंत्रित करेंगे।
- उसे संक्रमण से बचाएँगे तथा antibiotic therapy देंगे।
- किसी प्रकार की जटिलता की रोकथाम करेंगे।

शल्य चिकित्सा (Surgery)

- End-to-end esophageal anastomosis तथा फिस्चुला को काटकर ठीक करना। साथ में intercostal chest drainage लगाना।
- Esophagocoloplasty
- Esophagogastroplasty

प्रश्न वृद्धि एवं विकास का आंकलन करने की तकनीक बताइये। (**Write technique of assessment of growth and development**).

उत्तर वृद्धि एवं विकास का आँकलन करने की तकनीक–

वज़न (Weight)

- प्रत्येक बार बच्चे का वज़न करने के लिए एक ही मशीन का प्रयोग करें।
- वज़न लेते समय बच्चे को कम से कम कपड़ों में रखें ताकि वज़न का सही आँकलन हो सके।
- वज़न करते समय बच्चे के गिरने या संक्रमण होने की रोकथाम करें।
- वज़न लेने के बाद इसे वृद्धि चार्ट (Growth chart) पर अंकित करें।

लम्बाई या ऊँचाई (Length or height)

- 2 वर्ष की आयु तक बच्चे की लम्बाई (length) नापी जाती है एवं उसके उपरान्त ऊँचाई (height)।
- लम्बाई नापने के लिए infantometer या नापने के फीते का प्रयोग किया जाता है।
- बच्चे को सख्त सतह पर पीठ के बल लिटाकर तथा पैरों को एकदम सीधा कर, सिर से ऐड़ी (crown to heel) तक की लम्बाई मापी जाती है।
- 2 वर्ष से अधिक आयु के बच्चों में लम्बाई उन्हें खड़ाकर के Stadiometer या फीते से ली जाती है। बच्चे को नंगे पाँव फर्श पर दीवार के सहारे खड़ा किया जाता है, जिसमें उसकी ऐड़ी, नितम्ब, कंधे तथा आक्सीपुट दीवार से छूना चाहिए। एक सपाट वस्तु को सिर पर सीधा रखा जाता है एवं ऊँचाई का निशान लगाकर उसे मापा जाता है।

Body Mass Index (BMI)

यह मोटापा या कुपोषण का स्तर जाँचने के लिए प्रयोग किया जाता है। इसे निम्नलिखित फार्मुला द्वारा मापा जाता है:—

$$\text{BMI} = \frac{\text{किलोग्राम में वजन (Weight in Kg)}}{\text{मीटर में लम्बाई (Height in Meter)}^2}$$

सिर का माप (Head circumference)

- यह सामान्य मापने वाले फीते से ली जाती है।
- इस फीते को पीछे की तरफ Occipital protuberance पर, दोनों ओर कान के ऊपर तथा Supraorbital ridges (भौहों) पर रखकर सिर का माप लिया जाता है।

छाती का माप (Chest circumference)

इसे मापने के लिए फीते (Measuring tape) को छाती पर निप्पल के स्तर पर रखते हैं तथा साँस लेते एवं छोड़ते समय छाती का माप लेते हैं।

ऊपरी मध्य हाथ का माप (Mid upper arm circumference–MUAL)

- इसे मापने के लिए बाएँ हाथ के ऊपरी भाग का माप लिया जाता है।
- माप लेते समय हाथ नीचे की तरफ आराम से लटका होना चाहिए।
- यह ऊपरी हाथ के मध्य बिंदु पर मापा जाता है तथा माप लेते समय हाथ पर कपड़ा नहीं होना चाहिए।

प्रश्न पोलियो परिचर्या के बारे में लिखें। (Nursing care of poliomyelitis).

उत्तर पोलियो में नर्सिंग देखभाल (Nursing care in poliomyelitis)

आराम (Rest)

- रोगी को पूर्ण आराम प्रदान करें तथ उसकी शारीरिक क्रिया को सीमित या प्रतिबंधित करें।
- पक्षाघात वाले पैर को उचित स्थिति में रखें, जिससे रोगी सहज महसूस करें।

पोषण (Diet)

- रोगी को संपूर्ण, पोषण एवं संतुलित आहार प्रदान करें।
- खाने की प्रक्रिया को सरल एवं सहज बनाने के लिए रोगी को सहयोग प्रदान करें।

कृत्रिम संवातन (Artificial ventilation)

- यदि रोगी को श्वसन मार्ग का पक्षाघात है तो उसकी श्वसन प्रक्रिया को स्थापित करने के लिए उसे कृत्रिम संवातन दें।
- शरीर में आक्सीजन स्तर की जाँच करने के लिए (pulse oxiymetry) का प्रयोग करें।

पीड़ा का निवारण (Pain relief)

- पीड़ा से आराम के लिए analgesic दवाएँ दें।
- गर्म दाब (hot pack) का प्रयोग कर पीड़ा एवं पेशीय ऐंठन से आराम दिलाएँ।

फिजियोथेरेपी (Physiotherapy)

- जब रोगी को पीड़ा एवं ऐंठन में आराम मिले, तो उसकी फिजियोथेरेपी प्रारंभ करनी चाहिए।
- यह पेशियों के विकार को कम करती है तथा पेशिय ताकत को बढ़ाती है।

पुर्नवासन (Rehabilitation)

यह तीव्र अवस्था समाप्त होने के बाद रोगी की कार्यक्षमता को बढ़ाने के लिए की जाती है।

रोकथाम (Prevention)

पोलियो की रोकथाम के लिए बच्चे के oral polio vaccine (OPV) देना चाहिए।

प्रश्न चेचक (Chicken Pox)

उत्तर परिभाषा (Definition)

चेचक एक तीव्रता से फैलने वाला रोग (highly contagious disease) है, जो वैरीसिला जोस्टर (Varicella Zoster) नामक वायरस के संक्रमण से फैलता है।

नैदानिक लक्षण (Clinical manifestation)

- इसका इन्क्यूबेशन काल (incubation period) 14 से 16 दिन का होता है।
- बुखार (Fever)
- थकान (Malaise)
- भूख न लगना (Loss of appetite)
- मेक्यूलोपेप्यूलर दाने (Maculo-papular rash), जो कि द्रव युक्त होते हैं।
- यह दाने मुख्यतः छाती या पीठ पर तथा कंधों पर अधिक होते हैं तथा चेहरे, सिर एवं हाथ-पैरों में यह कम होते हैं।

प्रबंधन (Management)

रोकथाम (Prevention)

- टीकाकरण द्वारा (Live vaccine) इसकी रोकथाम की जा सकती है।
- यह टीका Chicken Pox के संपर्क में आने के 48 घंटे के अंदर भी दिया जा सकता है।
- यदि बच्चे को Chicken Pox हो गया है तो–
    - उसे दूसरों के संपर्क से अलग करें जैसे स्कूल न भेजना।
    - देखभाल करने वाले व्यक्ति को नियमित रूप से हाथों की अच्छी सफाई करनी चाहिए।
    - उसे एकांकीकरण (isolation) में रखना चाहिए।

उपचार (Treatment)

- बच्चे की व्यक्तिगत साफ-सफाई को बनाए रखें।
- खुजली कम करने के लिए antipruritic दवा दें या बच्चे को निंद्रा (Sedate) में रखें।
- बुखार के उपचार के लिए Paracetamol दवा का प्रयोग करें। Aspirin का प्रयोग न करें।
- Antiviral दवाएँ दें—Acyclovir 20 mg/kg दिन में 4 बार, 5 दिन के लिए दें।

जटिलताएँ (Complications)

- पक्षाघात (Paralysis)
- एनसिफेलाइटिस (Encephalitis)
- निमोनिया (Pneumonia)
- बैक्टीरियल संक्रमण (Bacterial infection)
- रेस सिन्ड्रोम (Reye's syndrome)

प्रश्न खसरा (Measles)

उत्तर खसरा (Measles)

परिभाषा (Definition)

यह एक Viral संक्रमण है जो बच्चों में जानलेवा रोग उत्पन्न करता है, जिसकी विशेषता तीव्र बुखार एवं त्वचा पर लाल रंग के दानों का निकलना है।

कारण (Causes)

- Paramyxovirus
- यह Virus air borne है तथा खाँसने, छींकने, बात करते समय श्वसन मार्ग द्वारा एक व्यक्ति से दूसरे व्यक्ति में फैलता है।

नैदानिक लक्षण (Clinical manifestation)

- तीव्र बुखार (High fever)
- जुकाम (Coryza)
- नाक से गाढ़े स्त्राव का बहना (Rhinorrhoea)
- छींक आना (Sneezing)
- आँखों का लाल पड़ना (Red eyes)
- आँखों से पानी आना (Watering of eyes)
- त्वचा पर लाल दाने निकलना (Maculopapular rash)
- कोप्लिक स्पॉट (Koplik spots)—Oral cavity के Buccal mucosa पर छोटे-छोटे नीले-सफेद दाने निकल आते हैं। यह दाने लाल रंग के हो जाते हैं।

जाँच (Diagnosis)
- शारीरिक परीक्षण (Physical examination) में Koplik spot तथा Maculo papular rash की पहचान
- नाक व गले के Mucus से Sample लेकर जाँच करें।

जटिलताएँ (Complications)
- Bronchopneumonia
- Mastoiditis
- Otitis media
- Meningitis

प्रबंधन (Management)
इस रोग में Antiviral दवाएँ प्रभावी नहीं होती हैं। अतः लक्षणों का उपचार किया जाता है। सबसे पहले बच्चे को अस्पताल में भर्ती करें।

तीव्र बुखार (Hyperpyrexia)
दवाएँ दें (Drugs)

Syrup paracetamol 125 mg दिन में 3 से 4 बार

Syrup amoxicillin 125 mg – दिन में 3 बार

Syrup bromhexine – खाँसी के लिए

रोकथाम एवं नियंत्रण (Prevention and control)
- जन्म के 9वें महीने में शिशु को Measles का टीका लगवाएँ।
- संक्रमण होने पर बच्चे को स्कूल जाने या अन्य बच्चों के साथ खेलने से रोंके।
- बच्चों को अलग एवं हवादार कमरें में रखें।
- आँखों एवं त्वचा की उचित देखभाल करें।
- बच्चें द्वारा उपयोग की जाने वाली वस्तुओं को विसंक्रमित (Disinfect) करें।
- बच्चे के श्वसन मार्ग का विशेष ध्यान रखें तथा इसे Patent रखने के उपाय करें।

प्रश्न गलसुआ (Mumps)

उत्तर परिभाषा (Definition)

यह मम्स वायरस (Mumps virus) द्वारा होने वाला संक्रमण है, जिसमें लार की ग्रन्थि (Salivary glands) प्रभावित होती है, साथ ही अन्य शारीरिक लक्षण एवं जटिलताएं भी होती हैं।

नैदानिक लक्षण (Clinical manifestation)
इसकी इन्क्यूबेशन अवधि (incubation period) 18 दिन की होती है।
- बुखार (Fever)
- सिरदर्द (Headache)

- वमन (Nausea)
- थकान (Malaise)
- भूख न लगना (Loss of appetite)
- कान के आस-पास पीड़ा
- चबाने में समस्या (Difficulty in chewing)
- पैरोटिड ग्रंथि का प्रदाह (Parotid swelling)

उपचार (Treatment)

- बुखार के लिए Antipyretic दवाएँ देंगे। जैसे Paracetamol.
- पीड़ा के लिए Analgesic दवाएँ देंगे। जैसे Ibuprofen.
- बच्चे को पृथक्क कर के रखेंगे।
- उसे पूर्ण आराम प्रदान करेंगे।
- मुँह की सूजन से आराम के लिए worm saline गरारे कराएँगे।
- बच्चे को कुछ चूसने के लिए देंगे।
- बच्चे में Orchitis के उपचार के लिए स्थानीय सहयोग देंगे तथा इसका उपचार करेंगे।
- MMR टीके द्वारा इसकी रोकथाम की जा सकती है।

प्रश्न डिप्थीरिया (Diphtheria)

यह एक बैक्टीरियल संक्रमण है जो कोरीनीबैक्टीरियम डिप्थीरिए (Coryne-bacterium diphtheriae) द्वारा फैलता है। यह वायुजनित ड्राप्लेट संक्रमण (airborne droplet infection) है।

नैदानिक लक्षण (Clinical manifestation)

इसका इन्क्यूबेसन काल 2 से 5 दिन का होता है।

सामान्य लक्षण (Common symptoms)

- बुखार (Fever)
- थकान (Malaise)
- सिरदर्द (Headache)
- भूख न लगना (Loss of appetite)

प्रकार के अनुसार लक्षण (Symptoms according to types)

- नेज़ल डिप्थीरिया (Nasal diphtheria): लाल पानी जैसा नाक से स्राव (red watery nasal discharge).
- टौन्सिलर डिप्थीरिया (Tonsillar diphtheria).
  - Tonsils की सूजन
  - Pseudomenbrane का बनना।
  - स्थानीय Lymph nodes में सूजन।

- गले में सूजन (Sore throat).
- निगलने में तकलीफ (Dysphagia).
- दबी हुई आवाज (Muffled voice).
- लैरिंगोट्रेकियल डिफ्थीरिया (Laryngotracheal diphtheria).
  - आवाज़ या रोने में भारीपन (hoarseness).
  - साँस लेते समय आवाज निकलना (Stridor).
  - साँस लेने में तकलीफ (Dyspnea).
  - असहजता (Restlessness).
  - श्वसन प्रक्रिया में अधिक परिश्रम (Increasing respiratory effort).
  - श्वसन मार्ग में बाधा (Respiratory obstruction).

प्रबंधन (Management)

1. **दवाएँ (Drugs)**
   - Antitoxin- 20,000 से 80,000 Unit, Sensitivity test करने के बाद देना।
   - Antibiotics- Penicillin या Erythromycin, 14 दिन की अवधि के लिए।
   - Antipyretic- Paracetamol बुखार को कम करने के लिए देंगे।

2. **पूर्ण आराम (Complete bed rest)**
   बच्चे को 2 से 3 हफ्ते के लिए पूर्ण आराम देंगे तथा उसकी गतिविधियों को सीमित करेंगे।

3. **आहार (Diet)**
   - बच्चे को आसानी से पाचक उच्च कैलोरी आहार देंगे।
   - बच्चे की पसंद-नापसंद का भी ध्यान रखेंगे।
   - खाने को मुलायम बनाएँगे ताकि निगलने में समस्या न हो।

4. **रोकथाम एवं नियंत्रण के उपाय (Prevention and control Methods).**
   - बच्चे को D.P.T. या D.T. का टीका लगवाएँ। यह टीका जन्म के 6 हफ्ते बाद, 4 से 6 हफ्ते के अंतराल पर 3 खुराक में लगता है।
   - संक्रमित बच्चे को पृथक (isolated) रखें तथा उसका उचित उपचार करें।
   - बच्चे द्वारा प्रयोग की जाने वाली सभी वस्तुओं का उचित विसंक्रमण करें।
   - बच्चे के संपर्क में आने वाले व्यक्ति को रोगनिरोधन (prophylaxis) के लिए Erythromycin मुँह द्वारा (orally) सात दिन तक लेनी चाहिए।
   - पहले टीका ले चुके व्यक्ति को Diphtheria Toxoid की एक बूस्टर डोज़ लेनी चाहिए।

प्रश्न वूपिंग कफ/परट्यूसिस (Whooping Cough/Pertusis)

उत्तर परिभाषा (Definition)

यह एक तीव्रता से फैलने वाला बैक्टीरियल संक्रमण है जो बोरडीटेला परट्यूसिस (Bordetella pertusis) द्वारा फैलता है एवं श्वसन मार्ग को प्रभावित करता है।

नैदानिक लक्षण (Clinical manifestation)

- इसकी इन्क्यूबेशन अवधि 7 से 14 दिन होती है।
- इसके नैदानिक लक्षणों को तीन अवस्थाओं में वर्गीकृत किया जाता है।

1. **प्रोड्रोमल अवस्था (Prodromal stage)**
   - यह सबसे अधिक संक्रमित अवधि होती है जो 7 से 10 दिन की होती है।
   - बच्चे को निम्नलिखित लक्षण होते है–
     - कफ (Cough)- जिसकी तीव्रता बढ़ती जाती है।
     - ठंडा (Cold)
     - नाक बहना (running nose).
     - कन्जक्टाईवा का प्रदाह (Conjunctivitis).

2. **पैराक्सिस्मल या स्पाज़मोजिक अवस्था (Paroxysmal/spasmodic stage)**
   - यह अवस्था 2 से 4 हफ्ते की होती है।
   - इस अवस्था में कफ विस्फोटक (explosive) बार-बार होता है।
   - बच्चा आक्रामक रूप से गहरी साँस लेने की कोशिश करता है, जिस कारण वूप (Whoop) ध्वनि उत्पन्न होती है।
   - बच्चे का दम टूटने लगता है, साँस लेने में तकलीफ होती है, चेहरे पर घबराहट होती है।
   - इसमें बच्चे का शरीर नीला (cyanosis) भी पड़ सकता है।
   - खाँसने के बाद बच्चा निष्क्रिय एवं पसीना-पसीना हो जाता है।

3. **कन्वलसेंट अवस्था (Convalescent stage)**
   - कफ की तीव्रता कम हो जाती है तथा इसके अंतराल की अवधि बढ़ जाती है।
   - बच्चे की भूख एवं सामान्य स्थिति में सुधार आता है।
   - यह अवस्था भी 2 से 4 हफ्ते रहती है।

जटिलताएँ (Complications)

- श्वसन जटिलताएँ (Respiratory complications)–
  - Atelectasis (एटिलेक्टेसिस)
  - Emphysema (एम्फाईसीमा)
  - Pneumothorax (न्यूमोथोरेक्स)
  - क्षयरोग का अल्यधिक बढ़ना।

- तंत्रिका तंत्र जटिलताएँ (Neurological Complication).
    - एनसिफेलोपैथी (Encephalopathy).
    - अंतर कपालीय रक्तस्राव (Intra Cranial Haemorrhage).
    - निरंतर दौरे पड़ना (Persistant Seizures).
    - एटेक्सिया (Ataxia).
    - एफेज़िया (Aphagia).
    - पैराप्लीजिया (Paraplegia).
    - हैमीप्लीजिया (Hemiplegia).
- अन्य (Others)–
    - रेक्टल प्रोलेप्स (Rectal Prolapse).
    - हर्निया (Hernia).
    - ओटाइटिस मीडिया (Otitis Media).
    - कुपोषण (Malnutrition).

जाँच (Investigation)

- नेजोफेरिंजियल स्वाब (Nasopharyngeal Swab)
- ELISA जाँच– Pertusis toxin का पता लगाने के लिए की जाएगी।
- रक्त जाँच (Blood test)– ESR एवं WBC की मात्रा कम होगी।
- छाती का X-ray (Chest X-ray)– यह जटिलताओं के निदान में लाभदायक होता है।

प्रबंधन (Management)

- बच्चों को अस्पताल में भर्ती करें तथा पूर्ण आराम प्रदान करें।
- दवाएँ (Drugs)
    - Antibiotics- Erythromycin 40 से 50 mg/Kg/दिन, दो हफ्ते तक मुँह द्वारा देंगे।
        - Roxythromycin
        - Azithromycin
        - Clarithromycin
    - Bronchodilators- Paroxysmal Cough की अवस्था में इन्हें भाप (Nebulization) द्वारा देंगे।
        - Salbutamol- 0.3 से 0.5 mg/Kg/दिन
        - Albuterol
    - Corticosteroids- यह तीव्र कफ में लाभकारी होता है।
        - Betamethasone- 0.75 mg/kg/दिन
- **पृथ्थकरण (Isolation)**
  बच्चे को अलग रखेंगे। कम से कम 5 दिनों तक बच्चे को अलग रखा जाता है।

- **Oxygen Therapy**
  - बच्चे को Hypoxia से बचाने के लिए Oxygen Therapy देंगे।
  - उसे फोलर्स स्थिति में आराम देंगे ताकि साँस लेने में तकलीफ ना हो।
- **आहार (Diet)**
  - बच्चे के पोषण का ध्यान रखेंगे।
  - उसे उपयुक्त आहार, छोटे भाग एवं अंतराल पर देंगे।
  - उसका द्रव संतुलन भी बनाए रखेंगे।
- **स्वच्छता (Hygiene)**
  - बच्चे एवं उसके आस-पास के वातावरण को साफ एवं जीवाणु मुक्त रखेंगे।
  - हाथ धोने की विधि को नियमित रूप से प्रयोग करेंगे।
  - बच्चे द्वारा प्रयोग वस्तुओं का उचित विसंक्रमण करेंगे।
- **रोकथाम (Prevention)**
  - इसकी रोकथाम के लिए D.P.T. की टीका लगाएँ।
  - बच्चे को पृथ्थक रखें।
  - संपर्क में आने वाले व्यक्ति को Tab Erythromycin 40 mg/kg/day 2 हफ्ते के लिए देंगे।

प्रश्न हैजा (Cholera)

उत्तर परिभाषा (Definition)

हैजा एक enterotoxin रोग है जो विब्रियो कोलरे (Vibrio Cholerae) नामक बैक्टीरिया से होता है तथा इसकी विशेषता होती है, तीव्र द्रवीय अतिसार (Acute watery diarrhoea) एवं निर्जलीकरण (Dehydration)।

कारण (Causes)

- गरीबी (Poverty).
- भीड-भाड़ की रिहायस (Overcrowding areas of living).
- पर्याप्त साफ-सफाई की कमी (Lack of adequate sanitation).
- सुरक्षित पेयजल की अपर्याप्त सुविधा (Lack of safe drinking water).
- त्यौहार एवं मेला (Festivels and fare like kumbhmela).
- प्राकृतिक आपदा जैसे बाढ़ आदि (Natural calamities).
- सीवेज का अनुपयुक्त निष्कासन (Inappropriate disposal of sewage).
- हाथों की अच्छे से सफाई न करना (Improper handwashing).

नैदानिक लक्षण (Clinical manifestation)

इसका इन्क्यूबेशन काल 1 से 3 दिन का होता है।

- पीड़ारहित अतिसार का अचानक से शुरू होना (Abrupt painless diarrhea).
- एक मल त्याग की मात्रा 1 लीटर तक होना (Voluminous stool upto 1 liter).

- मल की प्रकृति isotonic एवं चावल के पानी जैसी होती है। (Isotonic and rice watery color and consistency of stool).
- अत्यधिक उल्टी (Profound vomiting)

जटिलताएँ (Complications)

- Hypovolemic Shock.
- कोमा (Coma)
- झटके आना (Convulsions).
- हाइपोग्लायसीमिया (Hypoglycemia).
- मृत्यु (Death).

जाँच (Investigation)

मल जाँच– मल से Vibrio cholerae का पृथक्करण होता है।

प्रबंधन (Management)

Rehydration Therapy

- यदि निर्जलीकरण (Dehydration) प्रस्तुत नहीं है तो
    - आहार (Feeding) जारी रखेंगे।
    - घरेलू द्रव, नमक चीनी का घोल, दाल का पानी आदि देंगे।
    - ORS घोल बना कर देंगे।
- यदि थोड़ा निर्जलीकरण है तो
    - ORS 75 mL/kg की दर से पहले 4 घंटे में देंगे तथा फिर नियंत्रित मात्रा में देंगे।
- तीव्र निर्जलीकरण की उपस्थिति में
    - IV fluid देंगे।

रोकथाम के उपाय (Methods of prevention)

- साफ एवं सुरक्षित पानी की आपूर्ति सुनिश्चित करना। पानी को हमेशा उबालकर प्रयोग करना।
- मानव मल को निष्कासित करने की उचित विधि एवं स्थान ढूंढ़ना।
- हाथ धोने के महत्व के बारे में जागरूकता फैलाना।
- त्यौहार या मेलों में साफ-सफाई तथा मल निष्कासन के उचित उपाय करना।
- कच्चे खाद्य पदार्थ का सेवन कम करना।
- खाने को अच्छी तरह, उचित तापमान पर पकाने के बाद ही खाना।
- खाना बनाने से पहले हाथों एवं बरतनों की अच्छे से सफाई करना।
- स्वच्छ जल का प्रयोग करना।
- समुदाय के लोगों को स्वास्थ्य शिक्षा देना।

प्रश्न   इन्फ्लूएन्जा (Influenza)

उत्तर   **Influenza**

परिभाषा (Definition)

- यह एक वायरल संक्रमण है जो श्वसन तंत्र को प्रभावित करता है।
- यह रोग Influenza virus के तीन समूहों द्वारा होता है (A, B and C)

नैदानिक लक्षण (Clinical manifestation)

- खाँसी (Cough)
- बुखार (Fever)
- शारीरिक पीड़ा एवं थकान (Myalgia)
- सिरदर्द (Headache)
- गले में सूजन (Sore throat)
- साँस लेने में तकलीफ (Dyspnea)
- कमजोरी (Weakness)
- आलस (Lassitude)

नैदानिक जाँच (Diagnostic test)

- रक्त जाँच (Blood test)
  - CBC
  - WBC– मात्रा increased होती है।
- Sputum– वाइरस उपस्थित होता है।

उपचार (Treatment)

- सभी लोगों को Influenza रोग की रोकथाम के लिए Influenza vaccine लगाएँ।
- बच्चे को संक्रमण के दौरान एकाकीकरण (Isolation) में रखें।
- प्राथमिक लक्षणों से आराम दिलाने के लिए निम्नलिखित उपाय करें
  - बच्चे को Fowler's position दें।
  - साँस लेने की प्रक्रिया में सुधार लाने के लिए Steam inhalation या Nebulisation दें।
  - पीड़ा एवं बुखार के लिए Analgesic एवं Antipyretic दवाएँ दें।
  - बच्चे को आराम प्रदान करें तथा कार्य सीमित करें।
  - उसे उच्च कैलोरी तथा प्रोटीन युक्त आहार प्रदान करें।
- विशेष उपचार (Specific treatment)
  - बच्चे को अस्पताल में भर्ती करें।
  - Anti viral दवाएँ प्रदान करें।
    - Rimantadine (Flumadine)-Orally
    - Amantadine (Symmetrel)-Orally

- ○ Zanamivir–Inhalation drug
- ○ Oseltamivir–Orally
- Fluid संतुलन बनाए रखने के लिए बच्चे को IV fluid दें।

प्रश्न **Communicable रोगों की रोकथाम के उपाय। (Methods of Prevention of Communicable diseases).**

उत्तर रोकथाम के उपाय (Preventive measures)

व्यक्तिगत साफ-सफाई (Personal hygiene)

- हाथों को हमेशा अच्छी तरह साफ करना।
- छींकते या खाँसते समय मुँह ढकना।
- इधर-उधर न थूकना।

वातावरण की सफाई (Environmental hygiene)

- अपने रहने एवं कार्य करने की जगह एवं आस-पास साफ-सफाई रखना।
- Bathroom एवं Toilet की प्रतिदिन साफ-सफाई होना।
- साफ पीने के पानी की व्यवस्था तथा गंदे पानी का उचित निष्कासन करना।

भोजन की साफ-सफाई

- हमेशा हाथ एवं बरतन धोकर भोजन पकाना।
- कभी भी गंदा या अधपका भोजन ना खाना।
- खाना बनाने एवं खाने से पहले अच्छे से हाथ धोना।
- बीमार व्यक्ति को खाना बनाने या परोसने से रोकना।

टीकाकरण

यह Communicable रोग की रोकथाम में सबसे जरूरी उपाय है।

प्रश्न राउंडवॉर्म के जन्तुबाधा (Roundworm infestation)
उत्तर राउंडवॉर्म (Roundworm)

- इन्हें एसकेरिस लम्ब्रिकोडिस (Ascaris Lumbricoides) भी कहते हैं।
- यह मनुष्य में एसकेरिएसिस (Ascariasis) करती है।
- यह मिट्टी द्वारा संचारित होती है।
- यह मल-मुँह द्वार (Fecal-oral Route) द्वारा शरीर में प्रवेश करती है।
- यह मुख्यतः मैदान में खेलते बच्चों को प्रभावित करती है।
- इसकी इन्क्यूबेसन अवधि 2 महीने के लगभग है।

नैदानिक लक्षण (Clinical manifestation)

- उदरीय पीड़ा एवं विस्तारण (Abdominal pain and distension)
- मिचली (Nausea)
- कफ (Cough)
- वजन कम होना (Loss of weight)

- वृद्धि में विफलता (Growth Failure)
- एनीमिया (Anemia)
- अत्यधिक भोजन खाना (Voracious appetite)
- Pica
- सोने में समस्या (Sleeplessness)
- चिड़चिड़ापन (Irritability)
- बुखार (Fever)
- अतिसार (Diarrhoea)
- Eosinophilia

जटिलताएँ (Complications)

- आंत्र बाधा (Intestinal obstruction)
- गैंगरीन या परफोरेशन (Gangrene or perforation)
- बाधित पीलिया (Obstructive Jaundice)
- एपेन्डिसाइटिस (Appendicitis)
- पेनक्रियटाइटिस (pancreatitis)
- यकृत घाव (Liver abscess)
- पैरीटोनाईटिस (Peritonitis)
- क्वाशियोरकर (Kwashiorkor)

जाँच (Investigation)

- मल में साँप जैसी वोर्म का निकलना।
- नैदानिक लक्षण (Clinical features) का आकलन करना।

प्रबंधन (Management)

- Anthelmintic-Albendazole 15 mg/kg एक खुराक या Mebendazole 100 mg दिन में दो बार, तीन दिन तक।
- अन्य दवाएँ (Other drugs)–
  - Levamisole 2.5 mg/kg एक खुराक।
  - Piperazin citrate 100–150 mg/kg एक या दो दिन, रात को सोने से पहले। यह वोर्म को पूरी तरह समाप्त कर देती है।
- रोकथाम के उपाय (Preventive measure)–
  - मानव मल का उचित विधि एवं स्थान पर निष्कासन करना।
  - खुले में मलत्याग को प्रोत्साहित न करना एवं लैटरिन के प्रयोग को बढ़ावा देना।
  - स्वच्छ पीने के पानी का प्रबंध करना।
  - खाने की स्वच्छता एवं आदतों पर ध्यान देना।
  - सदैव हाथ धोकर खाना खाना।

- कच्ची सब्जियों का कम प्रयोग करना एवं भोजन को पकाकर खाना।
- दूषित मैदान में खेलने से बच्चों को रोकना।
- व्यक्तिगत साफ-सफाई पर ध्यान देना।
- लोगों में स्वास्थ्य शिक्षा द्वारा इसका प्रचार करना।
- समय-समय पर deworming करना।

प्रश्न पिनवोर्म या थ्रेडवोर्म **(Pinworm or threadworm)**

उत्तर पिनवोर्म या थ्रेडवोर्म–

- इन्हें ओक्सीयूरिस वर्मिकुलेरिस (Oxyuris vermicularis) भी कहते हैं।
- यह मुख्यतः इन्फेन्ट (infants) तथा बच्चों (Young children) को प्रभावित करती हैं।

कारण (Causes)

- संदूषित हाथ, कपड़े, बिस्तर के कपड़े।
- मलद्वार के भाग पर खुजाना।
- संक्रमित धूल।

नैदानिक लक्षण (Clinical manifestation)

- कम भूख लगना या खाना खाना (Poor appetite)
- वज़न का कम होना (Loss of weight)
- दाँतों का पसीना (Teeth grinding)
- उदरीय पीड़ा (Abdominal pain)
- मिचली एवं वमन (Nausea and vomiting)
- अतिसार (Diarrhoea)
- खुजली (Pruritus)
- चिड़चिड़ाहट (Irritability)
- असहजता एवं नींद न आना (Restlessness and sleep disturbances)
- बिस्तर गीला करना (Enuresis)

जाँच (Investigation)

- मल द्वारा वोर्म के निकलने की इतिवृत्ति।
- पेरीनियल स्वाब (Perineal swab)- मल त्यागने से पहले लेंगे। इसमें वोर्म के अण्डे दिखाई देंगे।
- सेलोफेन टेप तकनीक (Cellophane-Tape technique)– इसके द्वारा भी वोर्म के अण्डों का पता लगाया जाता है।

प्रबंधन (Management)

- Anthelmintics– Albendazole 10–14 mg/kg एक खुराक
  Mebendazole 100 mg एक खुराक

- अन्य दवाएँ–Piperazine
  Pyrvinium
- Antipruritic–Crotamiton क्रीम का प्रयोग खुजली से आराम प्रदान करता है।

रोकथाम के उपाय (Preventive measures)

- नाखून छोटे रखना एवं साफ रखना।
- व्यक्तिगत साफ सफाई का ध्यान रखना।
- हाथों को अच्छे से antiseptic घोल से धोना, विशेषकर शौच के बाद एवं खाना खाने से पहले।
- कसे अण्डरवियर (tight underwear) पहनना।
- संक्रमित कपड़ों की ठीक प्रकार से धुलाई करना।
- परिवार के सभी सदस्यों का उचित उपचार करना।

प्रश्न हुकवोर्म (Hookworm)

उत्तर हुकवोर्म (Hookworm)

- यह एन्कायलोस्टोमियासिस (Ancylostomiasis) के लिए उत्तरदायी होते हैं।
- यह त्वचा द्वारा शरीर में प्रवेश करते हैं, विशेषतः पैरों के तलवे द्वारा।

कारण (Causes)

- नंगे पैर घूमना।
- नमी एवं बारिश का मौसम।
- खुले में शौच करना।
- खेती करने की विधियाँ
- बिना उपचार किए, सीवेज के पानी का खेती में प्रयोग।
- अज्ञानता एवं निरक्षरता।
- जीवन का निम्न स्तर।
- इन्क्यूवेशन अवधि (Incubation period)– 7 हफ्ते।

नैदानिक लक्षण (Clinical manifestation)

- प्रगतिशील एनीमिया (Progressive Anemia) विशेषतः आयरन की कमी वाला एनीमिया।
- भूख न लगना (Loss of appetite)
- पेट में दर्द (Epigastric pain)
- स्वाद में बदलाव (Change in taste)
- पाइका (Pica)
- काले रंग की मल (Black colored stool)
- अतिसार एवं कब्ज (Diarrhoea and constipation)

- लार्वा के भेद स्थान पर खुजली होना (Ground itch at the site of skin penetration by larva)
- पेप्यूलोवेसीकुलर रेश (Papulovesicular rash)

जटिलताएँ (Complications)

- अवशोषण का विकार (Malabsorption)
- कुपोषण (Malnutrition)
- वृद्धि कम होन या रूकना (Growth retardation)
- तीव्र एनीमिया (Gross anemia)
- हाईपोप्रोटीनिमिया (Hypoproteinemia)
- एडीमा एवं एनासारका (Edema and Anasarca)
- हृदय विफलता (Cardiac failure)

जाँच (Investigation)

- मल जांच में hookworm ova तथा जमा हुआ खून (Occult blood) प्रदर्शित होंगे।
- रक्त जाँच करने पर Eosinophilia प्रस्तुत होगा।

प्रबंधन (Management)

Anthelmintics

- Albendazole 10 mg/kg, एक खुराक या 5 mg/kg प्रतिदिन, 3 दिन के लिए।
- Mebendazole 100 mg, BD, 3 दिन के लिए।
- Pyrantel Pamoate or Bephenium hydroxynaphthoate.
- Levmisole
- Iron Therapy–यह एनीमिया के उपचार के लिए देंगे।
- Blood transfusion–यह तीव्र एनीमिया के उपचार के लिए देंगे।
- पोषण (Nutrition)
    - संतुलित आहार देंगे, जिसमें लौह (iron) की मात्रा अधिक हो।
    - बच्चे की पसंद एवं आवश्यकता के अनुसार आहार नियोजन करेंगे।
- रोकथाम (Prevention)
    - मल का सुरक्षित निष्कासन करना।
    - समय-समय पर बच्चों एवं परिवार में, इससे संक्रमित होने की जाँच करना तथा उचित उपचार करना।
    - व्यक्ति स्वच्छता पर ध्यान दें तथा संदूषित मैदान या जमीन पर नंगे पैर न घूमें।
    - शौंचालय का प्रयोग ही करें तथा खुले में शौच न करें।
    - खेती के लिए, बिना उपचार किए सीवेज के पानी का प्रयोग न करें।

– एनीमिया के लक्षणों की समय पर पहचान कर इसका उपचार करें।
– समुदाय में इस विषय पर स्वास्थ्य शिक्षा दें।

प्रश्न टेपवोर्म (Tepworm)
उत्तर टेपवोर्म (Tapeworm)

- यह मुख्यतः दो प्रकार की होती है–
  – पोर्क टेपवर्म / टीनिया सोलियम (Pork tapeworm/Taenia solium)
  – बीफ़ टेपवर्म / टीनिया सेजिनाटा (Beef tapeworm/Taenia saginata)

कारण (Causes)

- अधपके या अच्छे से पके बीफ या पोर्क द्वारा सिस्टीसारकाई (Cysticerci) का सेवन।
- बिना धुली या कच्ची सब्जियों का सेवन।
- संदूषित पानी या खाद्य पदार्थ का सेवन।

लक्षण (Clinical menifestation)

- सिरदर्द (Headache)
- उदरीय पीड़ा (Abdominal pain)
- उदरीय विस्तारण (Abdominal distention)
- निरंतर अतिसार (Recurrent diarrhoea)
- वृद्धि विफलता (Growth failure)
- मस्तिष्क संक्रमण में झटके आना या प्रदाह होना।
  टेपवोर्म द्वारा सिस्टीसारकोसिस (Cysticercosis) होता है एवं जब यह मस्तिष्क को प्रभावित करता है, तो इसे न्यूरोसिस्टीसारकोसिस (Neuro-cysticercosis) कहते हैं।

जाँच (Investigation)

- मल की जाँच में वोर्म के अण्डों का प्रदर्शन।
- दिमागी संक्रमण में CT Scan एवं MRI किया जाता है।

प्रबंधन (Management)

- दवाएँ (Drugs)–
  – Praziquantel 10 mg/kg एक खुराक।
  – Mepacrine
  – Niclosamide
  – Albendazole
  – Mebendazole

Neurocysticercosis के रोगी को निम्नलिखित दवाएँ देंगे–

- Praziquantel (PZQ) 50 mg/kg/day, 2 से 3 हफ्ते या
- Albendazole 15 mg/kg/day 28 दिन तक।

रोकथाम (Prevention)

- संक्रमित व्यक्ति का उचित उपचार करना।
- मीट को पकाने एवं खाने से पहले उसका ठीक प्रकार से निरीक्षण करना तथा साफ दुकान से ही मीट लेना।
- मीट को पूरी तरह से पकाना तथा उसे कच्चा न खाना।
- सीवेज के पानी का उचित उपचार एवं निष्कासन करना।
- कच्चे फल या सब्जियों का सेवन ना करना या सावधानीपूर्वक करना।
- स्वास्थ्य शिक्षा द्वारा इसके प्रभाव एवं उपचार के प्रति जागरूकता पैदा करना।
- हाथों की सफाई को भी बढ़ावा देना।

प्रश्न कुपोषण क्या है? इसके क्या-क्या कारण होते हैं। बच्चों में कुपोषण की रोकथाम के बारे में लिखें। What is Malnutrition. What are the causes of malnutrition. Write down the preventive methods for malnutrition.

उत्तर कुपोषण (Malnutrition)

जब बच्चे द्वारा सेवन किया जाने वाला आहार या तो अधिक हो या कम हो, जो बच्चे के शरीर को उचित पोषण प्रदान करने में असमर्थ हो एवं उसकी वृद्धि एवं विकास पर कुप्रभाव डाले, उसे कुपोषण कहते हैं।

कुपोषण के कारण (Causes of malnutrition)

- गरीबी (Poverty)
- निरक्षरता (Ilitracy)
- भोजन की अपर्याप्तता (Inadequate food supply)
- भोजन संबंधित भ्रांतियाँ (Food related fadism)
- खाने की गलत आदतें (Faulty habits of eating)
- भोजन के साथ जुड़े विश्वास एवं धर्म (Religion and belief associated with food)
- खाने की मिलावट (Food adulteration)
- सामाजिक एवं सांस्कृतिक प्रभाव (Socio-cultural effect)
- शहरीकरण एवं बेरोजगारी (Urbanization and unemployment)
- प्रवास एवं अप्रवास (Imigration and emigration)
- समय की कमी (Lack of time)
- भोजन को पकाने एवं पोषण संबंधित जानकरी का अभाव (Lack of knowledge related cooking of food and nutrition)
- बच्चे में अन्य बीमारियाँ (Other illness in children)
- स्तनपान की कमी (Lack of breastfeeding)
- वोर्म इन्फेस्टेशन (Worm infestation)

कुपोषण की रोकथाम के उपाय (Prevention of malnutrition)

- समुदाय, विशेषकर माता-पिता को पोषण एवं इसकी आवश्यकता के प्रति जागरूक करना।
- प्रत्येक माता-पिता को उनकी आर्थिक स्थिति के अनुसार बच्चे के लिए उपलब्ध पोषक तत्वों की जानकारी देना।
- स्तनपान का महत्व माँ को समझाना तथा बच्चे को 6 महीने तक स्तनपान कराने की सलाह देना।
- बच्चों में संक्रमण रोकने के उचित उपाय अपनाना।
- बच्चों एवं परिवार के सभी सदस्यों में हाथ धोने की आदत का निर्माण करना।
- माँ को खाना पकाने की विधियों के बारे में समझाना ताकि वह खाद्य पदार्थ के पोषक तत्वों को बनाए रखे।
- बच्चे एवं परिवार को किसी प्रकार के वोर्म इन्फेक्टेशन से बचाना एवं इनकी रोकथाम एवं उपचार करना।
- व्यक्तिगत एवं वातावरण की साफ-सफाई पर ध्यान देना।
- समुदाय में शिक्षा स्तर में सुधार को बढ़ावा देना।
- लोगों को पोषण, कुपोषण एवं इन्हें प्रभावित करने वाले कारकों की जानकारी देना।
- स्वास्थ्य शिक्षा देना।

प्रश्न कृत्रिम आहार (Artificial feeding)

उत्तर कृत्रिम आहार (Artificial feeding)

परिभाषा (Definition)

जब शिशु को स्तनपान (breastfeed) के अलावा कोई अन्य आहार दिया जाता है, उसे कृत्रिम आहार कहते हैं।

संकेत (Indication)

- माँ की मृत्यु (Death of mother)
- माँ की अनुपस्थिति (Absence of mother)
- माँ की दीर्घकालिक रोग अवस्था (Prolonged illness of mother)
- स्तन द्वारा दूध उत्पादन में विफलता (Complete failure of breast milk production)

कृत्रिम आहार को बढ़ावा देने वाले कारक (Factors promoting artificial feeding)

- माँ की बच्चे के प्रति रुचि में कमी (Lack of interest of mother towards baby)
- गलत धारणाएँ (Wrong belief)
- स्तनपान के प्रति अज्ञानता (Ignorance related to breast feeding)

- कार्यशील माँ (Working mother)
- बदलती जीवनशैली (Changing lifestyle)
- कृत्रिम आहार का प्रभावी प्रचार (Appealing advertisement of artificial food)

कृत्रिम आहार के सिद्धांत (Principles of artificial feeding)

- कृत्रिम आहार तभी आरंभ करना चाहिए जब माँ का दूध किसी भी प्रयास से उपलब्ध न हो।
- कृत्रिम आहार द्वारा बच्चे को पर्याप्त पोषण मिलना चाहिए।
- कृत्रिम आहार बनाते समय उसके संदूषण (Contamination) की रोकथाम करें।
- यह परिवार की आर्थिक पहुँच में होना चाहिए।
- यह बच्चे की आवश्यकता के अनुसार होना चाहिए।
- इसे साफ एवं धुले कटोरी-चम्मच द्वारा देना चाहिए। अत्यधिक बीमार शिशु को Nasogastric tube द्वारा आहार दिया जा सकता है।
- कृत्रिम आहार में बोतल का प्रयोग न करें।
- इसे गणना (calculate) करने के बाद, पर्याप्त मात्रा में ही देना चाहिए।
- आहार देते समय सही तकनीक का प्रयोग करना चाहिए तथा अत्यधिक गर्म या ठंडा दूध नहीं देना चाहिए।
- आहार देते समय 15 से 20 मिनट का समय लेना चाहिए एवं जल्दबाजी नहीं करनी चाहिए।
- सूखे दूध पाउडर को डब्बे पर लिखे निर्देशानुसार, सही अनुपात में बनाना चाहिए।
- दूध पिलाने के बाद पेट की हवा बाहर निकलवानी (burping) चाहिए।
- इन बच्चों को पूरक विटामिन एवं मिनरल देने की आवश्यकता हो सकती है।
- बच्चे की बीमारी के दौरान उसकी कैलोरी की माँग बढ़ जाती है, अतः उसी आधार पर बच्चे को कैलोरी दें।
- राष्ट्रीय पोषण कार्यक्रम को प्रत्येक घर एवं व्यक्ति तक पहुँचाने का कार्य करना।

प्रश्न   ORS (Oral Rehydration Solution) के बारे में लिखें।

उत्तर   ओ० आर० एस० (ORS)

ओरल रिहाइड्रेसन थेरेपी (Oral rehydration therapy) वह उपचार है जो अतिसार या दस्त (diarrhea) एवं निर्जलीकरण (dehydration) के लिए प्रयोग किया जाता है।

- यह अतिसार एवं शुष्कता के लिए एक सुरक्षित एवं सफल उपचार है।
- ओ० आर० एस० का मुख्य उद्देश्य निर्जलीकरण (dehydration) की रोकथाम एवं दस्त के कारण होने वाली मृत्यु दर (mortality rate) में कमी लाना है।

- ओ० आर० एस० के मूलभूत घटक (basic component) है– नमक, चीनी एवं पानी, जिनका उपयोग इस अनुपात में किया जाता है 30 mL चीनी, 2.5 mL नमक एवं 2 liter पानी।
- इस अनुपात को बनाने के लिए W.H.O. द्वारा दिए गए ओ० आर० एस० की बनावट (composition) इस प्रकार है:–

संघटक (Ingredients)	g/L	mmol/L
1. सोडियम क्लोराइड (Sodium chloride)	2.6	75
2. ग्लूकोस, एनहाइड्रस (Glucose anhydrous)	13.5	75
3. पोटैशियम क्लोराइड (Potassium chloride)	1.5	20
4. ट्राईसोडियम सिट्रेट (Trisodium citrate)	2.9	10

- ओ० आर० थैरेपी रोगी के पानी पीने की सक्षमता तथा निर्जलीकरण के चिन्हों के आधार पर दी जाती है।
- इसको देने का मुख्य सिद्धांत यह है, कि इसे रोगी को इतना दे जितना वह चाहे और तब तक दें जब तक निर्जलीकरण के लक्षण चले न जाएँ।
- बच्चों एवं वृद्धों में इसे सावधानी से एवं सही मात्रा में प्रयोग करना चाहिए।
- बच्चों को ओ० आर० एस० थेरेपी देने के लिए माँ को प्रशिक्षित करना चाहिए। ऐसा करने से ओ० आर० एस० थेरेपी अधिक प्रभावशाली होती है।

प्रश्न   किशोरावस्था के अपराध (**Juvenile delinquency**)

उत्तर   किशोरावस्था के अपराध (**Juvenile delinquency**)

परिभाषा (**Definition**)

12 वर्ष की आयु से कम आयु के बच्चे/किशोर द्वारा किए गए वह कार्य जो व्यस्क की नज़रों में अपराध होते हैं उसे किशोरावस्था के अपराध कहते हैं।

कारण (**Causes**)

सामाजिक कारण (**Social causes**)

- गरीबी (Poverty)
- अशिक्षा या शिक्षा की कमी (Illiteracy or lack of education)
- संगी-साथियों का प्रभाव (Peer effect)
- खराब पड़ोस (Disfunctional neighbourhood)
- स्कूल में समस्या (Problems in school)

शारीरिक कारण (**Physical causes**)

- मंद बुद्धि (Mild retardation)
- अपंग (Handicapped)
- क्रोमोजोमल विकार (Chromosomal anomalies) जैसे XYY

मानसिक कारण (Psychological causes)

- विखंडित परिवार (Disorganised family)
- माता या पिता के खराब संबंध (Strained relation among fathers and mother)
- बच्चे की अनदेखी (Neglect of child)
- बच्चे से दुर्व्यवहार (Child abuse)
- भावनात्मक विकार (Emotional disorders)
- माँ या पिता का व्यसन में लिप्त होना (Addiction of father or mother)

प्रबंधन (Management)

रोकथाम (Prevention)

- पारिवारिक मूल्यों पर विशेष ध्यान देना तथा अच्छे पारिवारिक संबंधों को स्थापित करना।
- बच्चों को स्वस्थ्य वातावरण प्रदान करें, जहाँ वह शारीरिक एवं मानसिक रूप से विकसित हो सके।
- बच्चे की शारीरिक, मानसिक या सामाजिक समस्याओं का पता लगाना ताकि समय पर उनका उचित निदान किया जा सके।
- गर्भावस्था में भ्रूण की सभी जाँच कराना।

प्रबंधन (Management)

- परिवार को उसकी जिम्मेदारी से अवगत कराएँगे।
- बच्चे को सामाजिक कार्यकर्ता (Social worker), मनोरोग चिकित्सक (Psychiatrist), स्कूल टीचर तथा पुलिस द्वारा उचित सहायता प्रदान करेंगे।
- बच्चे को पुर्नवासन तथा समंजन स्थापित करने में सहायता प्रदान करेंगे।
- बच्चे के पूर्ण विकास पर ध्यान देंगे।
- उसे कार्य एवं मनोरंजक सुविधाएँ प्रदान करेंगे।

प्रश्न ओरल थ्रश (Oral thrush)

उत्तर ओरल थ्रश (Oral thrush)

परिभाषा (Definition)

यह एक फंगल संक्रमण है जो केंडिडा एल्बिकान्स (Candida albicans) द्वारा होता है, तथा यह नवजात शिशु के मुँह तथा जीभ को प्रभावित करता है। यह जन्म के पहले या दूसरे हफ्ते में होता है।

कारण (Causes)

- संक्रमित जन्म मार्ग (Infected birth canal)
- संक्रमित आहार बोतल (Infected feeding bottle) या चूचक (teats)
- आहार देने वाली वस्तुओं का संदूषित होना (Contaminated feeding articles)

- माँ द्वारा हाथों एवं स्तन के निप्पल की ठीक से सफाई न करना (Inadequate cleaning of hands or nipples by mother)
- दीर्घकालिक antibiotic थेरेपी (Prolonged antibiotic therapy)

लक्षण (Features)

- मुँह के म्यूकोसा (Buccal mucosa) पर सफेद दूध जैसे धब्बे (Milky white patches on buccal Mucosa) तथा इनका होंठ, जीभ एवं मसूड़ों में भी उपस्थित होना।
- यह धब्बे पोंछने पर छूटते नहीं हैं।
- बच्चे को चूसने में समस्या नहीं होती, लेकिन निगलने में तकलीफ होती है।

प्रबन्धन (Management)

- प्रत्येक फीड (feed) के बाद Gentian violet aqueous solution 0.5% बच्चे के मुँह पर लगाएँ।
- अन्य दवाएँ या लोशन हैं।
  - Nystatin
  - Ketoconazole or
  - Clotrimazole

  यह लोशन दिन में 4 बार 5 से 7 दिन तक लगाया जाता है।
- यदि माँ को फंगल संक्रमण है तो उसका उपचार करें।
- बरतन को अच्छी तरह साफ करें।
- सामान्य साफ-सफाई बनाए रखें।

प्रश्न **ओम्फलाइटिस (Omphalitis)**

परिभाषा (Definition)

यह नाभि का संक्रमण होता है।

कारण (Etiology)

- अस्वच्छ डिलीवरी तकनीक (Unhygienic delivery techniques)
- नाभि का कैथेटराइजेशन (Umbilical catheterization)
- एक्सचेंज ट्रान्सफ्यूजन (Exchange transfusion)
- कार्ड काटने के लिए संदूषित उपकरणों का प्रयोग (Use of contaminated instruments for cutting cord)
- संक्रमित हाथ या हाथों को ठीक प्रकार से न धोना (Infected hands or improper hand washing)

संक्रामण जीवाणु (Causative organism)

- Staphylococcus
- E. coli
- Clostridium tetani

नैदानिक लक्षण (Clinical manifestation)

- नाभि में सूजन (Umbilical swelling)
- नाभि के आस-पास का भाग लाल होना।
- नाभि से दुर्गंध वाला सीरस (Serous) स्राव।
- नाभि का देर से गिरना।
- बुखार।

प्रबंधन (Management)

- संक्रमित नाभि की नियमित aseptic तकनीक द्वारा सफाई करना।
- सफाई करते समय उसे spirit से साफ कर, उस पर antibiotic पाउडर या लोशन लगाना।
- उसे पट्टी द्वारा ढकना नहीं चाहिए।
- बच्चे को पृथ्थक (isolate) रखना।
- बच्चे से संबंधित कोई भी कार्य या प्रक्रिया करते समय अच्छे से हाथ धोना।

प्रश्न ओष्थेलमिया नियोनेटोरम (Ophthalmia neonatorum)

उत्तर ओष्थेलमिया नियोनेटोरम (Ophthalmia neonatorum)

- इसे नवजात शिशु की कन्जक्टिवाईटिस (neonatal conjunctivitis) भी कहते हैं।
- जन्म के पहले तीन हफ्ते में कन्जक्टाईवा में होने वाले प्रदाह को ophthalmia neonatorum कहते हैं।

कारण (Causes)

- जीवाणु (Bacteria)–Chlamydia trachomatis (मुख्य कारण)
    - Streptococcus
    - Staphylococcus
    - Pneumococcus
    - E. coli
    - Herpes simplex virus
- रसायन (Chemicals)–Silver nitrate
    - साबुन
    - स्थानीय antibiotic drops

प्रसारण स्रोत (Sources of transmission)

- यह देखभालकर्ता के संक्रमित हाथों से फैलता है।
- संक्रमित जन्ममार्ग (Infected birth canal)
- Cross infection

नैदानिक लक्षण (Clinical feature)

- आँखों का चिपचिपा होना।
- आँखों से स्राव, जो पानी से लेकर म्यूकस युक्त पस तक हो सकता है।
- पलकों की उल्लेखनीय सूजन।
- पलकों का आपस में चिपकना।
- पलकों का लाल होना।

प्रबन्धन (Management)

- Antibiotics—जीवाणु का पता लगा कर उसके अनुसार antibiotic दिया जाता है।
  - Sulfacetamide drop, framycetin drop.
  - Chloramphenicol drop.
  - Erythromycin ointment.
  - Penicillin therapy—यदि Gonococcal संक्रमण है तो।
- प्रभावित आँख को sterile cotton swab को Saline में डुबोकर, साफ करना।
- आँखों में Drop डालते समय aseptic उपाय अपनाना।
- **रोकथाम (Prevention)**
  - माँ के संक्रमण का उपचार करना।
  - डिलीवरी के दौरान aseptic तकनीक अपनाना।
  - फेस एवं ब्रीच डिलीवरी में विशेष सावधानी प्रदान करना।
  - संक्रमित बच्चे को अन्य बच्चों से अलग रखना।
  - सामान्य साफ-सफाई बनाए रखना।

प्रश्न एन्यूरेसिस/बिस्तर गीला करना (Enuresis/Bed wetting)

उत्तर एन्यूरेसिस/बिस्तर गीला करना–

परिभाषा (Definition): बच्चे द्वारा 4 से 5 वर्ष की आयु के बाद भी अनुपयुक्त स्थान पर, अनैच्छिक रूप से मूत्र त्याग करना, विशेषकर बिस्तर पर तथा रात के समय, इसे Enuresis कहते हैं।

कारण (Causes)

- मूत्राशय की कम क्षमता (Small bladder capacity)
- मूत्र त्याग का उचित प्रशिक्षण न देना (Improper toilet training)
- गहरी नींद में मूत्राशय के भरे होने का आभास न होना (Inability to receive the signal from distended bladder during deep sleep)
- भावात्मक कारक (Emotional factors)
  - आक्रामक या निर्भर अभिभावक-शिशु संबंध।
  - प्रबल अभिभावक (Dominant parent)
  - सजा (Punishment)

- भाई-बहन से प्रतिद्वंदिता (Sibling rivalry)
- भावनात्मक रूप से वंचित (Emotional deprivation)
- असुरक्षा की भावना (Feeling of insecurity)
- माता या पिता की मृत्यु (Parent death)
- तनाव (Tension)
- माता-पिता का ध्यान खींचने की कोशिश (Attention seeking behavior)
- **वातावरण संबंधित कारक (Environmental factors)**
  - अंधेरा (Darkness)
  - ठंडा (Cold)
  - टॉयलेट से भय (Fear of toilet)
- **चिकित्सकीय रोग (Medical Illness)**
  - Spina bifida
  - Neurogenic bladder
  - Juvenile diabetes mellitus
  - Seizure disorders

प्रबंधन (Management)

- उचित कारण का पता लगाना क्योंकि उसका प्रबंधन इसके कारण पर निर्भर होता है।
- पारिवारिक इतिहास लेना—यह बच्चे एवं अभिभावक के संबंधों के बारे में बताता है।
- बच्चे एवं माता-पिता को भावनात्मक सहयोग प्रदान करना।
- बच्चे के रहने के वातावरण में सुधार या परिवर्तन करना।
- सोने के पहले बच्चे को अत्यधिक पानी पीने से मना करना।
- सोने से पहले मूत्र त्याग के लिए बच्चे को प्रेरित करना तथा रात में एक या दो बार बच्चे को मूत्र त्याग के लिए जगाना, विशेषकर मूत्रत्याग के नियमित समय से पहले।
- बच्चे को बिस्तर गीला करने पर, जगाकर उसे दिखाना तथा उसे अपने बिस्तर बदलने के लिए कहना।
- यदि बच्चा रात को बिस्तर गीला न करें तो उसे प्रोत्साहन या ईनाम देना।
- उसे इस क्रिया के लिए दंड न देना।
- Tricyclic antidepressant (Imipramine) इसके उपचार में लाभकारी होती है।
- बच्चे को सपोर्टिव साइकोथेरेपी (Supportive psychotherapy) देना।
- घर में उपस्थित वातावरण संबंधित कारकों में परिवर्तन करना।

प्रश्न एन्कोप्रेसिस (Encopresis)

उत्तर एन्कोप्रेसिस (Encopresis)

परिभाषा (Definition): बच्चे द्वारा 5 वर्ष की आयु के बाद मूत्र नियंत्रण सीखने के उपरान्त भी अनुपयुक्त स्थान पर मल त्याग (Passage of feces) करने को एन्कोप्रेसिस कहते हैं।

कारण (Causes)

* गुस्सा (Anger)
* तनाव एवं घबराहट (Stress and anxiety)
* माता-पिता द्वारा आक्रामक रूप से Toilet training कराना।
* टायलेट का डर (Toilet fear)
* ध्यान की कमी के विकार (Attention deficit disorder)
* स्कूल में निम्न उपस्थिति (Poor school attendance)

प्रबंधन (Management)

* कारण का पता लगाएँ।
* बच्चे में नियमित मलत्याग की आदत एवं समय स्थापित करने में उसकी सहायता करें।
* उसे bowel training दें।
* उसके आहार में roughage की मात्रा बढ़ाएँ।
* बच्चे को उचित द्रव पदार्थ मात्रा लेने के लिए प्रेरित करें।
* माता-पिता को बच्चे की देखभाल में शामिल करें।
* उन्हें मानसिक सहयोग एवं आश्वासन दें।
* यदि आवश्यकता पड़े तो psychologist की सहायता लें।
* माता-पिता को बच्चे से नम्रता एवं स्नेहपूर्वक व्यवहार करने के लिए कहें।

प्रश्न जीयोफेजिया या पाइका (Geophagia or Pica)

उत्तर जीयोफेजिया या पाइका

* यह एक आदत है जिसमें बच्चा अखाद्य (non-edible) पदार्थ खाता है जैसे मिट्टी, चाक, पेन्सिल, बाल, पेन्ट आदि।
* यह आदत दो वर्ष तक सामान्यतः रहती है। यदि उसके बाद भी यह आदत बनी तो उसके निम्नलिखित कारण होते हैं। यह कारण हैं–
  - माता-पिता की उपेक्षा (Neglect of parent)
  - माता-पिता का बच्चे के प्रति कम स्नेह (Poor love and affection of parents towards child)
  - बच्चे पर ध्यान न देना (Poor attention towards children)
  - गरीब परिवार (Poor socio-economic family)
  - कुपोषण (Malnutrition)
  - मानसिक रूप से असामान्य बच्चे (Mentally subnormal children)

पाइका से होने वाली समस्याएँ (Problems arising due to pica)

- आँत में परजीवी (Intestinal parasitosis)
- लीड विषाक्तता (Lead poisoning)
- विटामिन (Vitamin) एवं खनिज (Minerals) की कमी।
- ट्राइकोटिलोमेनिया (Trichotillomania)
- ट्राइकोबिजोर (Trichobezoar)

प्रबंधन (Management)

- कारण का पता लगाएँगे।
- सामान्य स्वास्थ्य का आँकलन करेंगे।
    - मल परीक्षण-परजीव की जाँच के लिए।
    - Complete blood count– मुख्यतः एनीमिया की जाँच के लिए।
- बच्चे के वातावरण में परिवर्तन करेंगे, ताकि उसे अखाद्य वस्तुएँ प्राप्त न हो सकें।
- बच्चे पर निरंतर निगरानी रखेंगे।
- माता-पिता को इसके कारण एवं कुप्रभाव की जानकारी देंगे।
- बच्चे को साइकोथेरेपी प्रदान करेंगे।

प्रश्न टिकस (Tics)

उत्तर टिकस (Tics)

परिभाषा (Definition): यह अचानक शरीर में होने वाली अनैच्छिक (Involuntary) गतिविधियाँ हैं। यह गतिविधियाँ बार-बार (repetitive), बिना उद्देश्य के (purposeless), तेजी से (rapid), तथा एक ही ढंग से (stereotype) स्ट्राएटेड पेशियों (striated muscles) में होती हैं, जिनमें मुख्य है चेहरा एवं गर्दन।

- यह अधिकतर स्कूल जाने वाले बच्चों में पाई जाती है जिनमें भावनात्मक असमंजन पाया जाता है। वह इसका प्रयोग अपनी चिंता को दूर करने के लिए करते हैं।

प्रकार (Types)

यह दो प्रकार के होते हैं–

1. एकाकी (Single) या बहु (Multiple)।
2. कभी-कभी होने वाले (Transient) या दीर्घकालिक (Chronic)।

कारण (Causes)

- भावनात्मक असमंजन (Emotional maladjustment)
- दबा हुआ गुस्सा (Suppressed anger)
- पारिवारिक विघटन (Disorganised family)
- आक्रामकता को रोकने की चिंता (Worry for the control of aggression)

- गर्भकाल के दौरान हुई समस्याओं के कारण (Problems caused during pregnancy)

प्रबंधन (Management)

- माता-पिता को बच्चे की स्थिति के कारण की जानकारी देंगे तथा उस कारण में परिवर्तन या सुधार का सुझाव देंगे।
- काउंसिलिंग (Counselling) द्वारा माता-पिता को बच्चे की आदत की अनदेखी (ignore) करने को कहेंगे। उपेक्षा होने पर यह आदत स्वयं ठीक हो जाती है। माता-पिता को बच्चे पर निगरानी रखने के लिए कहेंगे तथा बार-बार उस आदत के लिए टोकने से मना करेंगे।
- बच्चे को निम्नलिखित साइकोथेरेपी प्रदान करें–
  - व्यवहार में परिवर्तन लाना (Behaviour modification)
  - बायोफीडबैक (Biofeedback)
  - सम्मोहन (Hypnosis)
- निम्नलिखित दवाओं का प्रयोग भी इस रोग के प्रभाव को कम कर सकता है।
  - Haloperidol– 1.5 mg
  - Antiparkinson drugs

प्रश्न स्कैबीज (Scabies)

उत्तर खाज (Scabies)

परिभाषा (Definition): यह एक फैलने वाला (Contagious) त्वचा रोग है जो Sarcoptes scabiei के संक्रमण द्वारा पूरे शरीर में खुजली उत्पन्न करता है।

कारण (Etiology)

Sarcoptes scabiei

- जोखिम कारक (Risk factors)
- व्यक्तिगत साफ-सफाई की कमी (Lack of personal hygiene)
- गहन बसी गंदी बस्तियां (Densely populated dirty slums)
- निम्न जीवन स्तर (Poor standard of living)
- संक्रमित व्यक्ति के संपर्क में आना या उसकी वस्तु उपयोग करना। (Exposure to infected person or using his personal utilities)

नैदानिक लक्षण (Clinical features)

- शरीर में तीव्र खुजली, विशेषकर रात के समय।
- त्वचा पर कई गड्ढे या Burrows- इनमें खुजली के कीड़े स्थिति होते हैं तथा अपने अंडे रखते है एवं रात के समय यह एक स्थान से दूसरे स्थान जाकर दूसरे गड्ढे बनाते हैं।

नैदानिक जाँच (Diagnostic test)

- Skin scrapping and sampling- त्वचा को खुरच कर Sample लेना।
- Microscopic examination of sample- इसमें Female mites दिखती है।

उपचार (Treatment)

- Antipruritic दवाएँ
- Anti scabies क्रीम या लोशन
    - Permethrin 5%
    - Lindane
    - Crotamiton

नर्सिंग प्रबंधन (Nursing management)

- बच्चे को व्यक्तिगत साफ-सफाई रखने के लिए प्रोत्साहित करें।
- बच्चे को प्रतिदिन गर्म पानी एवं साबुन से अच्छी तरह नहाने के लिए कहें।
- बच्चे के पहनने, ओढ़ने वाले कपड़ों को भी गर्म पानी एवं साबुन से धोए।
- कपड़ो को कड़ी धूप में सुखाएं।
- दवाओं को प्रयोग करने की विधि माता को समझाएँ
    - गर्म पानी एवं साबुन से स्नान करें।
    - त्वचा सूखने पर इस पर Anti scabies क्रीम या लोशन लगाएँ।
    - दवा को लगाकर साफ-धुले कपड़े पहनाए।
    - दवा को 12 से 24 घंटे तक लगे रहने दें।
    - इसके पश्चात इसे धों दें।
    - दवा को सप्ताह में 2-3 बार लगाएँ।

प्रश्न   Apgar Score

उत्तर   एपगार स्कोर (Apgar score)

- Apgar score को पहली बार Dr Virginia Apgar ने 1953 में अंकित किया था।
- इसके द्वारा जन्म के समय शिशु में ऑक्सीजन की कमी तथा कमी द्वारा उत्पन्न लक्षणों एवं जटिलताओं का ऑकलन किया जाता है।
- यह स्कोर जन्म के 1 मिनट बाद, 5 मिनट बाद तथा 15 मिनट में लिया जाता है।
- Apgar scoring chart

Scoring

चिन्ह	0	1	2
1. श्वसन प्रयास (Respiratory effort)	अनुपस्थित (Absent)	धीमा, अनियमित (Slow, irregular)	अच्छा रोना (Good crying)
2. हृदय स्पंदन दर (Heart rate)	अनुपस्थित (Absent)	धीमा (100 से कम) (Slow < 100)	100 से अधिक (Over 100)

3. पेशीय तनाव (Muscle tone)	शिथिल (Flaccid)	हाथों पैरों का Flexion (Flexion of extremities)	सक्रिय शारीरिक क्रिया (Active body movement)
4. रिफ्लेक्स प्रतिक्रिया (Reflex reaction)	कोई प्रतिक्रिया नहीं (No response)	मुँह बनाना (Grimace)	रोना (Cry)
5. रंग (Color)	नीला या भूरा (Blue or pale)	शरीर गुलाबी बाहरी अंग नीले (Body pink and blue extremities)	पूरा गुलाबी (Complete pink)

Apgar scoring द्वारा किए गए आँकलन का Score

- कुल Score = 10
- स्वस्थ बच्चा = 7 – 10
- मामूली अवसाद (Mild depression) = 4 – 6
- तीव्र अवसाद (Severe depression) = 0 – 3

प्रश्न प्रतिबंधक के प्रकार तथा इसके प्रयोग करने के सिद्धांत लिखें। (Write down the types of restraints and the principles for use of restraints).

उत्तर प्रतिबंधक के प्रकार (Types of restraints)

मम्मी प्रतिबंधक (Mummy restraints)

- यह कम समय के लिए प्रयोग किया जाता है एवं यह नवजात बच्चों या इन्फेन्ट्स के परीक्षण एवं उपचार में प्रयोग किया जाता है।
- यह बच्चे के हाथ एवं पैर को स्थिर रखने के लिए प्रयोग किया जाता है।

कोहनी प्रतिबंधक (Elbow restraints)

- यह कोहनी का flexion रोकने के लिए प्रयोग किया जाता है।
- यह तब प्रयोग किया जाता है जब बच्चे के शरीर पर IV camula, nasogastric tube, सर्जरी या कोई खुजली वाला त्वचा रोग हो। इस प्रतिबंधक के कारण बच्चा हाथ हिलाने, इन्हें निकालने तथा खुजली करने में असक्षम हो जाता है।

एक्सट्रीमिटी प्रतिबंधक (Extremity restraints)

यह IV थेरेपी देने या मूत्र संग्रहित करते समय एक या दोनों हाथ एवं पैरों को स्थिर करने के लिए प्रयोग किया जाता है। उदाहरण Clove hitch restraint.

उदरीय प्रतिबंधक (Abdominal restraint)

यह बच्चे को Supine स्थिति में रखने के लिए प्रयोग किया जाता है।

जैकेट प्रतिबंधक (Jacket restraint)

यह बच्चे को बिस्तर पर Supine स्थिति में रखने या उसे पालने से गिरने की रोकथाम में प्रयोग किया जाता है।

मिटन या अंगुली प्रतिबंधक (Mitten or finger restraint)

- यह प्रतिबंधक तब प्रयोग किए जाते हैं जब बच्चे द्वारा स्वयं को हानि पहुँचाने की संभावना होती है।

- इसमें बच्चे के दोनों हाथों को अलग-अलग मिटन के अंदर बांध दिया जाता है।

प्रतिबंधक के सिद्धान्त (Principles of restraints)

- बच्चों के लिए प्रयोग में लाए जाने वाले प्रतिबंधक उपयुक्त, सुरक्षित एवं आरामदायक होने चाहिए।
- यह अत्यधिक ढ़ीले या अत्यधिक कस कर नहीं बांधने चाहिए।
- इन्हें बांधते समय, इनमें उपयुक्त Padding का प्रयोग करना चाहिए।
- प्रत्येक आधे घंटे के अंतराल पर इनकी जाँच करनी चाहिए तथा इनके द्वारा होने वाली जटिलता के चिन्हों की जांच करनी चाहिए।
- प्रतिबंधक का प्रयोग करते समय बच्चे की सुविधा एवं शारीरिक बनावट की सही स्थिति पर विशेष ध्यान देना चाहिए।
- गाँठ सरल ढंग से बाँधनी चाहिए ताकि यह आसानी से खुल सके।
- नियमित अंतराल पर बच्चे की त्वचा की जाँच एवं देखभाल करनी चाहिए।
- प्रतिबंधक का प्रयोग करने पर उसे दस्तावेज में रिकार्ड भी करना चाहिए।
- प्रतिबंधक बांधते समय नर्स को बच्चे से स्नेहपूर्वक व्यवहार करना चाहिए तथा संभव हो तो उसका सहयोग प्राप्त करना चाहिए।

प्रश्न अण्डर फाइव क्लीनिक (Under five clinic)

उत्तर **Under five clinics**

- जन्म से लेकर पाँच वर्ष की आयु तक के बच्चे के वृद्धि एवं विकास (Growth and development) को मॉनीटर करने एवं उसे किसी प्रकार के रोग से ग्रस्त होने से बचाने के लिए Under five clinics की स्थापना की गई है।
- यह क्लीनिक एन्टीनेटल क्लीनिक (Antenatal clinic) के साथ ही चलाया जाता है।
- इसके तीन मुख्य घटक (Component) हैं–

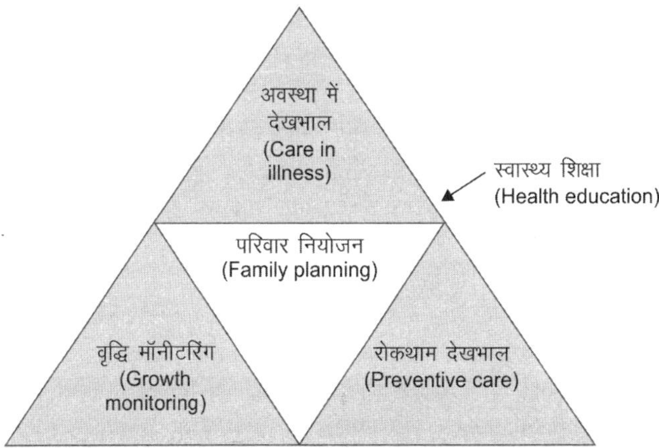

1. **वृद्धि मॉनीटरिंग (Growth monitoring)**

   इसमें बच्चे की शारीरिक एवं मानसिक वृद्धि (growth) एवं विकास (development) का आँकलन किया जाता है। खासतौर पर इसमें वजन की वृद्धि का आँकलन किया जाता हैं जो इस प्रकार है:—

   - प्रथम वर्ष–प्रतिमाह 1 बार
   - द्वितीय वर्ष–दो माह में 1 बार
   - 5–6 वर्ष तक-तीन माह में 1 बार

   इस वजन को वृद्धि चार्ट (growth chart) पर रिकॉर्ड करते हैं जो बच्चे का growth curve दर्शाता है। इस curve के अनुरूप बच्चे की अनुकूल (favorable) एवं प्रतिकूल (unfavorable) वृद्धि का आँकलन किया जाता है।

2. **रोकथाम देखभाल (Preventive care)**

   - **शारीरिक परीक्षण (Physical examination):** बच्चे का नियमित (regular) एवं निरंतर (continuous) समय-समय पर शारीरिक परीक्षण किया जाता है। जोखिम वाले (high risk) बच्चों को चिंहित कर उन्हें विशेष देखभाल प्रदान की जाती है।

   - **पोषण देखभाल (Nutritional care):** इस उम्र में बच्चों में पोषण की कमी (Nutritional deficiency) के रोगी होने की संभावना अधिक होती है, इसलिए इस क्लीनिक के माध्यम से बच्चे के उचित पोषण एवं आहार पर प्रभावी निगरानी रखी जा सकती है।

   - **टीकाकरण (Immunization):** बच्चों को कई संक्रामक एवं जानलेवा बीमारियों से बचने के लिए टीकाकरण दिया जाता है।

   - **ओरल रिहाईड्रेशन थेरेपी (Oral rehydration therapy):** बच्चों में अतिसार (diarrhea) एवं वमन (vomiting) से निर्जलीकरण (dehydration) की समस्या बढ़ जाती है। यदि समय रहते इसका उपचार नहीं किया तो यह जानलेवा सिद्ध हो सकता है। इसलिए इस क्लीनिक में बच्चों के लिए मुफ्त ORS (Oral rehydration solution) बाँटा जाता है।

   - **स्वास्थ्य शिक्षा एवं परिवार नियोजन (Health education and family planning):** यह क्लीनिक स्वास्थ्य शिक्षा देने का उपयुक्त स्थान होता है। यहाँ बच्चों की देखभाल संबंधित शिक्षा से लेकर माताओं को परिवार नियोजन की शिक्षा भी दी जाती है।

3. **अस्वस्थता में देखभाल (Care in illness)**

   यह रोकथाम के साथ प्रोत्साहक (promotive) एवं चिकित्सकीय (curative) सेवा भी प्रदान करती है। बच्चे में उपस्थित तीव्र (severe) एवं दीर्घकालिक (chronic) रोगों का उपचार तथा वृद्धि एवं विकास संबंधित विकार का निदान (diagnosis) एवं उपचार भी किया जाता है।

प्रश्न नवजात शिशु का हाइपोग्लाईसीमिया (**Neonatal Hypoglycemia**)

उत्तर नवजात शिशु का हाइपोग्लाईसीमिया (**Neonatal Hypoglycemia**)

परिभाषा (Definition)

नवजात शिशु में Hypoglycemia तब कहा जाता है जब उसका Blood glucose level 40 mg/dL से कम हो जाता है।

कारण (Causes)

- जन्म के समय कम वजन (Low birth weight baby)
- मधुमेह ग्रस्त माँ द्वारा जनित शिशु (Infants of diabetic Mother)
- IUGR
- छोटे जुड़वा बच्चे।
- PIH रोग ग्रस्त माँ के बच्चे
- Rh incompatibilily
- संक्रमण
- निम्न ताप (Hypothermia)
- दम घुटना (Asphyxia)
- श्वसन तनाव (Respiratory distress
- माँ को दी जाने वाली Tocolytic दवाओं (जैसे isoxsuprine) का बच्चे पर प्रभाव।

नैदानिक लक्षण (Clinical manifestation)

- फीड न लेना (Refusal of feeds)
- पसीना आना (Sweating)
- पल्स रेट बढ़ना (Tachycardia)
- शिथिलता (Limpness)
- तनाव (Jitteriness)
- कंपन (Tremors)
- फड़कन (Twitching)
- पेलर (Pallor)
- निम्नताप (Hypothermia)
- आलस्य (Lethargy)
- चिडचिड़ाहट (irritability)
- व्यग्रता (Restlessness)
- झटके आना (Convulsions)
- कोमा (Coma)

प्रबंधन (Management)

- जन्म के आधे घंटे में स्तनपान प्रारंभ करें।

- शिशु को गर्म (warm) वातावरण में रखें एवं नियमित रूप से उसका आँकलन करें। उसे hypoxia एवं hypothermia से बचाएँ।
- यदि बच्चे को झटके आएँ तो उसे 25% dextrose 2 mL/kg IV bolus दें।
- यदि झटके नहीं हैं तो– 10% dextrose 2 mL/kg/IV bolus दें एवं फिर 10% dextrose 6–8 mg/kg प्रतिमिनट की दर पर दें।
- प्रत्येक आधे घंटे में Blood glucose level की जाँच करें।
- धीरे-धीरे शिशु को मुँह द्वारा feed देना प्रारंभ करें तथा glucose drip धीरे-धीरे कम करें।
- यदि blood glucose level में सुधार ना हों तो 10% glucose bolus दें।

प्रश्न स्पाइना बाईफिडा/न्यूरल ट्यूब डिफेक्ट **(Spina bifida/Neural tube defect types, causes, diagnosis and complications)**

उत्तर प्रकार **(Types)**

- स्पाइना बाईफिडा ओकल्टा (Spina bifida occulta)- यह प्रकट रूप नहीं होता है।
- स्पाइना बाईफिडा मेनीफेस्टा (Spina bifida manifesta)- यह प्रकट रूप होता है। इसके दो प्रकार हैं–
  1. मेनिनगोसील (Meningocele)
  2. मेनिनगोमाइलोसील (Meningomyelocele)

कारण (Causes)

- **माँ संबंधित कारण (Maternal factors)**
  - दवाओं से सम्पर्क जैसे anticonvulsants.
  - गर्भावस्था में Folic acid की कमी या Zinc की कमी।
  - मदिरा सेवन।
  - विकिरण से संपर्क।
  - Insulin dependent diabetes mellitus.
- **क्रोमोसोमल विकार (Chromosomal Anomalies)**
  ट्रायसोमी 13 एवं 15 (Trisomy 13 and 15)

जाँच (Diagnosis)

माँ की गर्भावस्था में की गई निम्नलिखित जाँचों से इसका पता लगाया जा सकता है–

- Ultrasonography
- Blood alpha feto protein level बढ़ा हुआ।
- बढ़ा हुआ amniotic alpha protein level
- बढ़ा हुआ acetylcholinesterase level

जटिलताएँ (Complications)

- संक्रमण
- गतिशील हाइड्रोसिफेलस (Progressive hydrocephalus)

- मूत्र मार्ग की समस्याएँ (Urinary tract problem)
- मल असंयम (Bowel incontinence)
- कब्ज (Constipation)
- नितम्ब का जन्म से अपस्थान होना (Congenital dislocation of hip)
- मिर्गी (Epilepsy)
- सामाजिक एवं मानसिक विकार (Psychosocial problems)

प्रश्न फीमोसिस **(Phimosis)**

उत्तर फीमोसिस **(Phimosis)**

परिभाषा (Definition): यह बच्चे के जननांग के prepuce पर एक छोटा सा छिद्र होता है जो कि उसे glans penis पर पीछे की तरफ आने से रोकता है।

- यदि यह अवस्था तीन वर्ष की आयु के बाद भी बनी रहती है तो इसे वास्तविक फीमोसिस (true phimosis) कहते हैं।
- इस अवस्था में कभी की prepuce को जबरदस्ती पीछे नहीं खींचना चाहिए। यह tear हो सकता है।

कारण **(Causes)**

- जन्मजात (Congenital)
- Glans या Prepuce का प्रदाह।

प्रबंधन **(Management)**

इसका सर्जरी द्वारा प्रबंधन किया जाता है।

- सर्कमसिज़न (Circumcision)- इसमें Glans penis की आगे की त्वचा (foreskin) को काट दिया जाता है।
- Betamethasone cream को छोटी Preputial skin पर दिन में दो बार लगाना चाहिए तथा इसे 4 हफ्ते तक प्रयोग करना चाहिए।

जटिलताएँ **(Complications)**

- बार-बार मूत्र मार्ग संक्रमण (Recurrent UTI)
- मूत्र मार्ग में बाधा (Urinary tract obstruction)

प्रश्न जन्मजात विकार की रोकथाम के उपाय **(Preventive measures of congenital anomalies).**

उत्तर जन्मजात विकार की रोकथाम के उपाय **(Preventive measures of congenital anomalies).**

- जन्मजात विकार की रोकथाम का सबसे अच्छा उपाय है, Genetic counseling करना।
- माता-पिता की conception से पहले ही Genetic counseling करनी चाहिए।

- संबंधित व्यक्तियों के मध्य शादी (Consanguineous marriages) को कम करना चाहिए तथा इसे बढ़ावा नहीं देना चाहिए।
- महिलाओं को देर से शादी करने तथा 35 वर्ष की आयु के उपरान्त गर्भधारण करने के लिए रोकना चाहिए।
- किशोर लड़कियों तथा गर्भवती महिलाओं के स्वास्थ्य स्तर को बढ़ावा देना चाहिए।
- गर्भावस्था में महिलाओं में होने वाले रोग जैसे कुपोषण, एनीमिया, folic acid की कमी आदि की रोकथाम या उचित उपचार करें।
- सभी लड़कियों का पूर्ण टीकाकरण कराना चाहिए विशेषकर MMR.
- कम से कम विकिरण के संपर्क में आना तथा उसे तत्वों एवं रसायनों से सुरक्षा देना जो गर्भकाल में शिशु को प्रभावित कर सकते हैं।
- Rh negative माँ को Rh positive शिशु के जन्म के बाद anti-D immunoglobulin देना।
- गर्भावस्था में माँ का सक्रिय एवं निष्क्रिय धूम्रपान से बचाव करना।
- गर्भकाल में बिना डॉक्टर की सलाह के किसी प्रकार की दवा न लेना।
- गर्भावस्था के दौरान किसी प्रकार के संक्रमण से माँ की देखभाल करना।
- गर्भावस्था के दौरान माँ को विशेष देखभाल देना, उसे Supplement folic acid, iron की गोलियाँ देना।
- गर्भावस्था के दौरान भ्रूण के विकार का निदान होने पर चिकित्सकीय गर्भपात (Therapeutic abortion) की सलाह देना तथा इस प्रक्रिया में माँ को सहायता प्रदान करना।
- जन्मजात विकार सहित पैदा हुए बच्चे के माता-पिता को दूसरे बच्चे को करने से पहले Genetic counseling लेना।
- सामान्य जनता में जन्मजात विकार के कारण एवं जोखिम कारकों के बारे में जागरूकता का प्रसार करना।
- माँ या पिता में Genetic carrier का पता लगाना ताकि यह रोग उनके बच्चों में न फैलें।

प्रश्न पीलिया (Jaundice)

उत्तर पीलिया (Jaundice)

परिभाषा (Definition)

बच्चे की Mucus membrane तथा त्वचा के रंग का पीला पड़ना, जो कि बढ़े Blood bilirubin level के कारण होता है, इसे पीलिया (Jaundice) कहते हैं। बच्चे में पीलिया की स्थिति तब कही जाती है जब उसका Serum bilirubin level 4–5 mg/dL से अधिक बढ़ा हो।

प्रकार (Types)

यह दो प्रकार का होता है।

Physiological Jaundice

यह नवजात शिशु में जन्म के 30 घंटे बाद होता है।

कारण (Causes)

- अत्यधिक RBC के टूटने के कारण (Excessive Destruction of RBC).
- यकृत की अपरिपक्वता (Liver immaturity).
- यह निम्नलिखित स्थितियों में बढ़ जाता है।
    - अपरिपक्वता (Prematurity).
    - जन्म के समय दम घुटना (Birth Asphyxia).
    - Hypoglycemia या Hypothermia.
    - Cephalhematoma
    - दवाओं का प्रभाव जैसे Sulfonamides, Oxytocin, Diazepam.
    - संक्रमण।

निदान (Diagnosis)

- त्वचा के परीक्षण द्वारा (Blanching of skin)

    त्वचा को दिन की रोशनी में दबाकर उसके रंग को नोट किया जाता है। बच्चे के Bilirubin स्तर का आँकलन करने के लिए क्रेमर की कसौटी (Kramer's criteria) का प्रयोग किया जाता है जो इस प्रकार है—

शरीर का भाग	Indirect dilirubin का स्तर (mg/dL)
सिर एवं गर्दन (Head and neck)	4–8
ऊपरी धड़ (Upper trunk)	5–12
निचला धड़ तथा जांघें (Lower trunk and thighs)	8–16
हाथ एवं पैर (Hands and Legs)	11–18
हथेली एवं तलवा (Palms and soles)	>15

रक्त जाँच (Blood test)

Blood serum bilirubin test

Transcutaneous bilirubinometer

प्रबंधन (Management)

- Physiological Jaundice के लिए विशेष उपचार की आवश्यकता नहीं होती है।
- बच्चे को नियमित एवं आवश्यकता अनुसार (on demand) feeding करानी चाहिए।

- बच्चे में किसी प्रकार की जटिलता के लक्षणों की जाँच करें।
- यह पीलिया स्वयं ठीक हो जाता है एवं इसके लिए किसी प्रकार के सक्रिय उपचार की आवश्यकता नहीं होती है।

Pathological Jaundice

यह जन्म के 24 घंटे के अंदर होता है।

कारण (Causes)

- Rh– incompatibility
- Glucose 6 phosphate dehydrogenase enzyme की कमी।
- अत्यधिक hemolysis
- Septicemia
- Thalassemia
- Cholelithiasis
- Cholecystitis
- Cirrhosis of liver
- Galactosemia
- Breast Milk Jaundice

निदान (Diagnosis)

Physiological Jaundice से देखें।

प्रबंधन (Management)

- **अस्पताल में भर्ती करें (Hospitalization)**

  Pathological jaundice वाले बच्चे तथा bilirubin encephalopathy वाले बच्चे को अस्पताल में निरीक्षण एवं अवलोकन के लिए भर्ती करें।

- **इतिवृत्ति (History)**

  - माँ की संबंधित इतिवृत्ति लेंगे जैसे पीलिया, यकृत रोग, गर्भावस्था में रोग, Blood group आदि।
  - प्रसव के दौरान उत्पन्न घटनाएँ जो पीलिया के लिए कारक सिद्ध हों, जैसे Birth asphyxia, देर से कॉर्ड को clamp करना, meconium passage आदि।

- **फोटोथेरेपी (Phototherapy)**

  बच्चे को फोटोथेरेपी इकाई में रखेंगे। यह शरीर में bilirubin की मात्रा को घटाने में सहायक होती है।

- **Exchange Transfusion**

  यदि बच्चे के bilirubin स्तर में सुधार नहीं हो रहा एवं यह निरंतर बढ़ रहा है, तो बच्चे का Exchange transfusion करेंगे।

प्रश्न एम्पाइमा **(Empyema)**

उत्तर **Empyema**

परिभाषा (Definition): शरीर की Pleural cavity में पस या मवाद एकत्रित होने को Empyema कहते हैं।

कारण **(Causes)**

- रोगी (Disease)
    - निमोनिया (Pneumonia)
    - क्षय रोग (Tuberculosis)
    - Lung abuses
- पसलियों की क्षति (Ribs fracture)
- पसलियों में संक्रमण (Infection in ribs)
- संक्रमण (Infection)

नैदानिक लक्षण **(Clinical manifestation)**

- उच्च तापमान (High fever)
- एक तरफ सीने में दर्द (Unilateral chest pain)
- वजन घटना (Loss of weight)
- सूजन (Swelling)
- Auscultation द्वारा lungs से असामान्य आवाज आना। (Abnormal sounds heard by Auscultation of lungs)

नैदानिक जाँच **(Diagnostic test)**

- Chest X-ray
- Sputum test
- Blood test-WBC count एवं ESR स्तर बढ़ा होना।
- Thoracentesis

प्रबंधन **(Management)**

- बच्चे को संक्रमण के उपचार के लिए Antibiotic दें।
- पीड़ा के लिए Analgesic दवाएँ दें।
- बुखार के लिए Antipyretic दवाएँ दें।
- यदि क्षय रोग कारण है तो DOTS therapy दें।
- अत्यधिक पस होने पर Intercostal tube drainage द्वारा इसका निष्कासन करें।
- बच्चे को पूर्ण आराम दें तथा क्रिया सीमित करें।

नर्सिंग प्रबंधन **(Nursing management)**

- बच्चे को उचित एवं आरामदायक स्थिति प्रदान करें।

- बच्चे को उच्च कैलोरी एवं प्रोटीन आहार दें तथा fluid संतुलन बनाए रखें।
- बच्चे को यदि chest tube drainage है तो उसकी उचित देखभाल करें।
- बच्चे के परिवार को देखभाल में शामिल करें।
- बच्चे के परिवार को मानसिक सहयोग एवं आश्वासन प्रदान करें।

प्रश्न ओटाइटिस मीडिया (Otitis Media).

उत्तर परिभाषा (**Definition**): मध्य कान में संक्रमण एवं प्रदाह (Infection and inflammation) को ओटाइटिस मीडिया कहते हैं।

कारण (**Causes**)

- संक्रमण (Infection)
- जुकाम (Cold)
- एलर्जी (Allergies)
- सोर गला (Sore throat)
- Eustachian tube का बंद होना (Blockage of Eustachian tube)

जोखिम कारक (**Risk factors**)

- जन्म से विकार (Congenital abnormalities)
- रोग क्षमता की कमी (Immune deficiencies)
- पारिवारिक इतिवृत्त (Family history)
- तत्काल उच्च श्वसन संक्रमण (Immediate upper respiratory infections)
- एलर्जी (Allergy)

लक्षण (**Symptoms**)

- पीड़ा (Pain)
- बुखार (Fever)
- शारीरिक पीड़ा (Malaise)
- सिरदर्द (Headache)
- सुनने की क्षमता में कमी (Reduced hearing)

चिकित्सा प्रबंधन (**Medical management**)

1. **Systemic antibiotic therapy**
   - यह Culture एवं Sensitivity के आधार पर दी जाती है।
   - मुख्य रूप से दी जाने वाली Antibiotic दवाएँ हैं।
     - Erythromycin
     - Ampicillin
     - Penicillin
     - Tetracycline
     - Ciprofloxacin

- इसके अलावा Antibiotic ear drops एवं 2% acute acid drops का प्रयोग भी संक्रमण को कम करने के लिए किया जाता हैं।

2. **Decongestants**

यह कान के Drainage को Eustachian tube द्वारा बाहर निकालने में सहायता करता हैं। उदाहरण– Phenylphrine

3. **Analgesics**

यह दर्द कम करने के लिए दिए जाते हैं।

शल्य चिकित्सा प्रबंधन (Surgical management)

- Tympanoplosty- इस शल्य क्रिया में मध्य कान के पर्दे का मरम्मत और उसका पुनः निर्माण किया जाता है। इसमें सबसे मुख्य क्रिया है Myringotomy एवं Myringoplasty.
- Mastoidectomy- इसे Tympanoplasty के साथ ही किया जाता है ताकि रोगी टिसू (Diseased tissue) तथा संक्रमण के स्त्रोत को हटाया जा सके।

प्रश्न Pediatric नर्स में क्या–क्या गुण होने चाहिए। Qualities of Pediatric nurse.

उत्तर Pediatric नर्स के गुण (Qualities of Pediatric Nurse).

- वह एक स्नेह रखने वाली स्त्री होनी चाहिए तथा उसमें बच्चों को पसंद करने का गुण होना चाहिए।
- उसमें सहनशीलता का गुण होना आवश्यक है।
- वह देखने में प्रिय (pleasant) होनी चाहिए।
- वह बच्चों के व्यवहार की उचित जानकारी रखती हो तथा उन्हें समझने की क्षमता रखती हो।
- वह बच्चों के साथ अच्छे संबंध स्थापित करने की क्षमता रखती हो।
- उसकी देखभाल में बच्चों को सुरक्षा की भावना महसूस होनी चाहिए।
- वह बच्चों के प्रति ईमानदार, विनम्र, परिश्रमी तथा मधुरता से पेश आने वाली होनी चाहिए।
- वह अवलोकन में अच्छी, सही निर्णय लेने की क्षमता रखने वाली एवं प्रभावी संप्रेषण के योग्य होनी चाहिए।
- बच्चों की देखभाल करते समय उसे वैज्ञानिक ज्ञान तथा कौशल में निपुण होना चाहिए।
- वह जानकारी युक्त, कौशलयुक्त, उत्तरदायी, विश्वासपात्र तथा ईमानदार होनी चाहिए।

प्रश्न **फेबराइल कन्वल्सन्स (Febrile convulsions)**

उत्तर **फेबराइल कन्वल्सन्स (Febrile convulsions)**

परिभाषा (Definition)

जब बच्चे को तीव्र ज्वर के कारण झटके आते हैं, तब उस स्थिति को Febrile convulsions कहते हैं।

कारण (Cause)

शरीर के तापमान का तीव्रता से बढ़ना। पारिवारिक इतिहास।

प्रकार (Types)

यह दो प्रकार के होते हैं:–

1. **Typical febrile convulsions**
   - यह व्यापक होते हैं तथा इनकी अवधि 10 मिनट की होती है।
   - यह 6 महीने से 5 वर्ष तक की आयु के बच्चे में पाए जाते हैं।
   - यह झटके बुखार आने के 24 घंटे बाद आवृत्त होते हैं।

2. **Atypical febrile convulsions**
   - इनमें बच्चे को 20 मिनट की अवधि तक झटके आ सकते हैं, बिना बुखार के।

प्रबंधन (Management)

- दवाएँ (Drugs)–
  - Anticonvulsants
    - Diazepam– 0.3 mg/kg IV या
    - Phenobarbital– 5 mg/kg/M
- Antipyretic–
  - Paracetamol
  - Mefanamic Acid
- बुखार का उपचार (Treatment of fever)–
  - बच्चे को antipyretic दवा देंगे।
  - Tepid spong द्वारा उसके शरीर के तापमान को कम करेंगे।
  - उसके शरीर में द्रव एवं पोषण का स्तर संतुलित बनाए रखेंगे।
- Airway की देखभाल (Care of airway)
  - बच्चे को पूर्ण आराम प्रदान करेंगे तथा उसे सुविधापूर्ण स्थिति देंगे।
  - उसकी स्वच्छता को बनाए रखेंगे।
  - माता-पिता को मानसिक सहयोग देंगे।
  - बच्चे के स्वास्थ्य से संबंधित स्वास्थ्य शिक्षा देंगे।

प्रश्न   Integrated Child Development Scheme. (ICDS)

उत्तर   Integrated Child Development Scheme. (ICDS)

- इस कार्यक्रम की शुरूआत वर्ष 1975 में हुई तथा इसका विस्तार 1982 में किया गया।
- इस कार्यक्रम का संचालन आँगनवाड़ी केन्द्र द्वारा किया जाता है।
- ग्रामीण एवं शहरी क्षेत्र में प्रत्येक 1000 एक जनसंख्या पर आँगनवाड़ी तथा जनजाति क्षेत्र (Tribal area) में प्रत्येक 700 जनसंख्या पर एक आँगनवाड़ी की स्थापना की गई।

उद्देश्य (Objectives)

- 0-6 वर्ष की आयु के बच्चों का पोषण एवं स्वास्थ्य स्तर सुधारना।
- बच्चों में उचित शारीरिक, मानसिक एवं सामाजिक विकास की नींव रखना।
- मृत्युदर, रोगदर, कुपोषण तथा स्कूल छोड़ने की दर को घटाना।
- बच्चों के विकास के लिए कार्य करने वाले संस्थानों में प्रभावी सहयोग (Cooperation) एवं समन्वय (Coordination) को बढ़ावा देना।
- उचित पोषण एवं स्वास्थ्य शिक्षा द्वारा माँ की क्षमता बढ़ाना तथा बच्चे की पोषण आवश्यकताओं को पूरा करना।

ICDS के अंतर्गत सेवाएँ (Services in ICDS)

- अतिरिक्त पोषण (Supplementary nutrition)

  यह पोषण 6 वर्ष से कम आयु के बच्चे तथा गर्भवती एवं दूध पिलाने वाली महिलाओं को दिया जाता है जो निम्न आर्थिक समूह से संबंध रखती है। अतिरिक्त पोषण द्वारा पूरे किए जाने वाले उद्देश्य हैं:–

  - कुपोषित बच्चों को 600 कैलोरी एवं 16-20 ग्राम प्रोटीन दिया जाए।
  - गर्भवती एवं दूध पिलाने वाली माँ को 500 कैलोरी तथा 20 से 25 ग्राम प्रोटीन दिया जाए।
  - 6 वर्ष की आयु के प्रत्येक बच्चे को 300 कैलोरी एवं 8-10 ग्राम प्रोटीन दिया जाए।
  - किशोर कन्याओं (Adolescent girl) को 500 कैलोरी तथा 20-25 ग्राम प्रोटीन दिया जाए।

- पोषण एवं स्वास्थ्य शिक्षा देना।
- सभी बच्चों को टीके द्वारा रोक सकने वाले 6 रोगों के प्रति टीकाकरण प्रदान करना।
- नियमित स्वास्थ्य जाँच (Regular health checkup)
  - गर्भवती महिलाओं की जाँच
  - प्रसवोपरान्त (Postnatal) महिला का एवं नवजात शिशु की जाँच।
  - 6 वर्ष से कम आयु के बच्चे की जाँच।

- अनौपचारिक शिक्षा जो स्कूल में प्रवेश से पहले दी जाती है।
- किशोर कन्याओं को स्वास्थ्य शिक्षा।

प्रश्न प्रोटीन-ऊर्जा कुपोषण (Protein-Energy Malnutrition)

उत्तर प्रोटीन-ऊर्जा कुपोषण (Protin-Energy Malnutrition)

परिभाषा (Definition): प्रोटीन या कैलोरी की अपर्याप्तता के कारण बच्चे के वृद्धि एवं विकास पर पड़ने वाले प्रतिकूल प्रभाव को प्रोटीन ऊर्जा कुपोषण कहते हैं।

प्रकार (Types)

लक्षणों के आधार पर इसका मुख्यतः दो प्रकार से वर्गीकरण किया जाता है–

1. क्वाशियोरकोर (Kwashiorkor)
2. मैरास्मस (Marasmus)

कारण (Causes)

- भोजन की अपर्याप्त मात्रा (Inadequate intake of food)
- संक्रमण (Infection)
- कृमि संक्रमण (Worm infestation)
- गरीबी (Poverty)
- निम्न सामाजिक एवं आर्थिक स्तर (Low socio-economic level)
- निरक्षरता (Illiteracy)
- अज्ञानता (Ignorance)
- भोजन पर धर्म एवं सांस्कृति का प्रभाव (Effects of religion and culture on food)

  स्वास्थ्य सेवाओं का अभाव (Inadequate health services)

LONG ANSWERS

प्रश्न 0 से एक साल तक के बच्चों में क्या-क्या शारीरिक वृद्धि और विकास होते हैं। Write about the physical growth and development of infant.

उत्तर 0 से एक साल (Infant) तक बच्चे की वृद्धि एवं विकास–

Anthropometric growth and development

1. **वजन (Weight)**
   - पूर्ण अवधि में जन्मे बच्चे का जन्म वजन 2.5 किग्रा. से 3.8 किग्रा. होता है। जन्म के पहले हफ्ते में शिशु का वज़न 10% घटता है।
   - फिर पहले तीन महीने में यह 25-30 ग्राम प्रतिदिन की दर से बढ़ता है।
   - पाँच महीने पर शिशु का वज़न जन्म के वज़न का दोगुना हो जाता है तथा एक वर्ष पर यह तिगुना हो जाता है।

2. **लम्बाई (Length)**
   - जन्म के समय बच्चे की औसतन लम्बाई 50 से.मी. होती है।
   - 3 महीने में यह 60 से.मी. तथा एक वर्ष तक लम्बाई 75 से.मी. हो जाती है।

3. **सिर का माप (Head cirumference)**
   - जन्म पर शिशु का औसतन head circumference 35 से.मी. होता है।
   - 3 महीने पर यह 40 सेमी. तथा एक वर्ष पर यह 45 सेमी. हो जाता है।

4. **फोन्टेनेल का बंद होना (Fontanelle closure)**
   - शिशु का posterior fontanelle जन्म के डेढ़ महीने बाद बंद हो जाता है।
   - उसका anterior fontanelle डेढ़ वर्ष की आयु बंद में होता है।

5. **छाती का माप (Chest circumference)**
   - यह जन्म के समय सिर के माप से 2-3 से.मी. कम होता है।
   - 6 से 12 महीने की अवधि में इसका माप सिर के माप के बराबर हो जाता है।

6. **मध्य हाथ माप (Mid arm circumference)**
   - बच्चे के जन्म पर उसकी औसतन Mid arm circumference 11–12 से.मी. होती है।
   - एक वर्ष की आयु पर यह 12 से 16 सेमी. होती है।

7. **दाँतों का निकलना (Eruption of teeth)**
   शिशु में पहला दाँत 6 से 7 महीने की आयु में निकलता है।

तंत्र विकास एवं वृद्धि (Systemic development and Growth)

1. **श्वसन तंत्र (Respiratory System)**
   नवजात शिशु की श्वसन दर 36 से 40 साँस प्रति मिनट होती है। आयु के बढ़ने के साथ-साथ यह दर कम होने लगती है।

2. **हृदय तंत्र (Cardiac System)**
   - भ्रूण संचरण (Fetal Circulation) की अस्थाई संरचनाएँ जन्म के बाद क्रियात्मक रूप से बंद हो जाती है।
   - शिशु का नाड़ी स्पंदन 120 से 160 बीट प्रतिमिनट होता है, जो कि एक वर्ष की आयु में घटकर 100-160 बीट प्रतिमिनट हो जाता है।
   - शिशु का रक्तचाप 80/46 mmHg होता है, यह एक वर्ष की आयु में बढ़कर 96/66 mmHg औसतन हो जाता है।

3. **मस्तिष्क विकास (Brain growth)**
   पहले वर्ष में मस्तिष्क का विकास 2/3 होता है।

4. **आमाशय तंत्र (Gastrointestinal system)**
   शिशु अपने एन्जाइम (Enzyme) का स्राव करने में सक्षम होता है।

5. **मूत्र तंत्र (Urinary system)**
   - जन्म के समय गुर्दे का आकार बड़ा होता है।
   - नवजात शिशु में मूत्र मात्रा 250 mL प्रतिदिन होती है।

6. **प्रतिरक्षा (Immunity)**
   शिशु में प्रतिरक्षा तत्वों का निर्माण जन्म के 2 से 4 हफ्ते की आयु से प्रारंभ हो जाता है।

मील के पत्थर का विकास (Developmental Milestones)

1. **1 से 2 महीना (1 to 2 months)**
   - अपनी ठोड़ी को प्रोन अवस्था (prone position) में थोड़ी देर के लिए उठाने में संभव होता है।
   - भूख या असहजता होने पर रोना।
   - ध्वनि की तरफ मुँह मोड़कर प्रतिक्रिया एवं मुस्कराता है।

2. **2 से 3 महीना (2 to 3 months)**
   - हाथों के सहारे सिर एवं छाती को ऊपर उठाने में सक्षम होते हैं।
   - चलती वस्तुओं को अनुसरण करता हैं।
   - उससे बात करने पर 'कू' जैसी आवाज़ निकालता हैं।
   - माँ को पहचानना प्रारंभ करता हैं।

3. **4 से 5 महीना (4 to 5 months)**
   - सिर को सीधा कर सकता हैं।
   - पकड़ने की क्षमता बढ़ती है। हथेली से वस्तुओं को पकड़ने का प्रयास करता हैं।
   - आवाज़ निकाल कर प्रतिक्रिया करता है।
   - हाथों को जोड़कर खेलता है।

4. **6 से 8 महीने (6 to 8 months)**
   - सहारे के साथ बैठ सकता हैं।

- 7वें महीने में बिना सहारे के भी बैठ सकता है।
- ध्वनित आवाजों में संवाद का प्रयास करता है जैसे 'आ,' 'डा', 'ला'।
- अपरिचित व्यक्ति को देखकर घबरा जाता है।

5. **8 से 9 महीना (8 to 9 months)**
   - पेट के बल रेंगने का प्रयास करता है।
   - दो शब्दों को मिलाकर बोलने का प्रयास करता है जैसे टा-टा, डा-डा, ना-ना, जिनका कोई अर्थ नहीं होता है।

6. **9 से 10 महीना (9 to 10 months)**
   - हाथ एवं घुटनों के बल चलने लगता है।
   - सहारे के साथ खड़ा हो सकता है।
   - गुस्सा, घबराहट जैसी भावनाओं को पहचानने लगता है।

7. **10 से 12 महीना (10 to 12 months)**
   - बिना सहारे के चलने लगता है।
   - किसी स्थाई वस्तु को पकड़कर चलने की कोशिश करता है।
   - स्वयं भोजन खाने में सक्षम होने लगता है, लेकिन खाते समय उसे गिराता है।
   - 3 से 5 अर्धपूर्ण शब्द बोल सकता है।

प्रश्न तीव्र कोशिकागुच्छ वृक्कशोध के चिन्ह एवं लक्षण, जटिलताएँ एवं देखभाल के बारे में लिखिए। **Write the clinical manifestation, complication and management of a child with acute glomerulonepnitis.**

उत्तर तीव्र कोशिकागुच्छ वृक्कशोध (**Acute glomerulonephritis**)

परिभाषा (Definition)

यह बच्चे के गुर्दे में होने वाला संक्रमण है, जो Beta hemolytic streptococci नामक जीवाणु के कारण होता है।

चिन्ह एवं लक्षण (Signs and symptoms)

- यह 3 वर्ष की आयु तक कम पाया जाता है।
- यह लड़कों में अधिक पाया जाता है।
- यह गले या त्वचा के Beta hemolytic Streptcocci द्वारा संक्रमण के 1 से 6 हफ्ते बाद होता है।
- मूत्र में रक्त आना (Hematuria)
- एडिमा (Edema)
- मूत्र की मात्रा का कम होना (Oliguria)
- उच्च रक्तचाप (Hypertension)
- बुखार (Fever)
- शारीरिक थकान (Malaise)
- उदरीय या फ्लैन्क असहजता (Abdominal or flank discomfort)
- गाढ़े रंग का मूत्र (Dark urine)

जटिलताएँ (**Complications**)

- झटके आना (Convulsions)
- हाइपरटेंसिव एनसिफेलोपैथी (Hypertensive encephalopathy)
- संकुलित हृदय विफलता (Congestive cardiac failure)
- पल्मोनरी एडीमा (Pulmonary edema)
- तीव्र गुर्दा विफलता (Acute renal failure)

प्रबंधन (**Management**)

पूर्ण आराम (**Complete rest**)

- शिशु को पूर्ण आराम प्रदान करें तथा उसकी गतिविधियाँ सीमित करें।
- शिशु को अनावश्यक थकान से बचाएँ।

स्थिति (**Position**)

- यदि उच्च रक्तचाप या हृदय विफलता (CCF) के लक्षण हैं तो शिशु को फोलर्स स्थिति प्रदान करें।
- उसे आराम प्रदान करने के लिए injection "Furosemide" दें, जो कि शरीर से अतिरिक्त द्रव बाहर निकाल कर रक्तचाप को कम करता है तथा CCF से आराम प्रदान करता है।

मानीटरिंग (**Monitoring**)

- मूत्र में रक्त की उपस्थिति को मॉनीटर करें।
- इसका intake-output चार्ट बनाकर, उसमें रोगी की मूत्र की मात्रा, रक्तचाप आदि लिखें।
- उसका वज़न, नाड़ी स्पंदन, श्वसन दर, fluids intake आदि भी मॉनीटर एवं रिकार्ड करें।
- नियमित रूप से Kidney function की जाँच कराएँ।

आहार (**Diet**)

सामान्यतः रोगी के आहार पर कोई प्रतिबंध नहीं होता है, लेकिन उसके नमक सेवन को प्रतिबंधित करें।

द्रव (**Fluid**)

यदि तीव्र गुर्दा विफलता (Acute renal failure) हो तो द्रव सेवन को सीमित करें।

Dialysis

यदि रोगी को तीव्र एवं दीर्घकालिक ओलिग्यूरिया (oliguria) या एन्यूरिया (anuria) हो तो उसे dialysis के लिए लेकर जाएँ।

दवाएँ (Drugs)

- Penicillin- यह Streptococci संक्रमण में दिया जाता है।
- Diuretics- Fruosemide (Lasix) द्रव मात्रा को नियंत्रित करने के लिए देते हैं।

स्वास्थ्य शिक्षा (Health Education)

बच्चे के माता-पिता को शिशु की देखभाल संबंधित निम्नलिखित विषयों पर स्वास्थ्य शिक्षा दें:–

- शारीरिक क्रिया (Physical activity)
- दवाएँ (Medication)
- त्वचा एवं श्वसन संक्रमण का उचित उपचार।
- नियमित फॉलो-अप।
- लक्षणों के वापस आने पर डॉक्टर से मिलना।

प्रश्न क्लेफ्ट लिप एवं क्लेफ्ट पैलेट क्या है? इसके कारण, चिन्ह व लक्षण एवं सर्जिकल प्रबंधन विस्तार से लिखिए। (**Define cleft lip and cleft palate. Write the causes, signs and symptoms and surgical management of cleft lip and cleft palate**).

उत्तर क्लैफ्ट लिप एवं क्लैफ्ट पैलेट (Cleft lip and Cleft palate)

परिभाषा (Definition)

यह चेहरे का एक जन्मजात विकार (Congenital malformation) है, जो पहली ब्रेंकियल वक्र (First branchial arch) के जुड़ने (fusion) की विफलता के कारण उत्पन्न होता है।

क्लैफ्ट लिप (Cleft Lip): यह होठों का विकार होता है, उसमें होंठ पूर्णरूप से विकसित नहीं होते हैं।

क्लैफ्ट पैलेट (Cleft Palate): मुँह की ऊपरी सतह पर छिद्र (opening) या फिशर (fissure) के पाए जाने को क्लैफ्ट पैलेट कहते हैं।

कारण (Causes)

- आनुवंशिक (Genetic)
- माँ के कारक (Maternal factors)
  - वायरल संक्रमण (Viral infection)
  - दवाओं का दुष्प्रभाव (III-effects of Medication)
  - X-ray या विकिरण से संपर्क (Exposure to X-ray or radiation)
  - एनीमिया (Anemia)
  - हाइपोप्रोटीनीमिया (Hypoproteinemia)

चिन्ह एवं लक्षण (Signs and Symptoms)

- अप्रभावी चूषण (Ineffective suckling)
- कम पोषण (Undernutrition)
- एस्पिरेशन के कारण श्वसन संक्रमण की संभावना (Risk of respiratory infection due to aspiration)
- पुनरावर्ती संक्रमण (Recurrent infection)
- अभिभावक-शिशु संबंधों का विकार (Disturbed parent–child relationship)
- भाषा का विकार (Impairment of speech)
- दाँतों की अपस्थिति (Malplacement of teeth)
- सुनने में समस्या (Hearing problem)
- चेहरे का बिगड़ा बिम्ब (Impaired face image)

सर्जिकल प्रबंधन (Surgical management)

क्लैफ्ट लिप (Cleft Lip)

- इस विकार को ठीक करने के लिए चीलोप्लास्टी (Cheiloplasty) सर्जरी की जाती है।
- यह सर्जरी 2 से 3 महीने की उम्र में की जाती है।

क्लैफ्ट पैलेट (Cleft Palate)

- इस विकार को ठीक करने के लिए पैलेटोप्लास्टी (Palatoplasty) की जाती है।
- यह सर्जरी 1 से 2 वर्ष की आयु में की जाती है।

सर्जरी से पहले नर्सिंग प्रबंधन (Nursing Management before surgery)

- माता-पिता को भावात्मक सहयोग प्रदान करें।
- उन्हें सर्जरी की प्रक्रिया एवं सर्जरी के बाद की जाने वाली विशेष देखभाल के बारे में जानकारी दें।
- बच्चे को शल्य-चिकित्सक के निर्देशानुसार सर्जरी के लिए तैयार करें।
- बच्चे की सर्जरी की लिखित अनुमति माता-पिता से लें।
- बच्चे की सभी जाँच एवं दस्तावेज तैयार कर, इसे सर्जरी के लिए O.T. भेजें।

सर्जरी के बाद नर्सिंग प्रबंधन (Nursing management after surgery)

- विकार की सर्जरी वाले भाग का विशेष ध्यान रखें।
- बच्चे का गहन अवलोकन (Close observation) करें।
  - Vital signs
  - सर्जरी के भाग के रक्तस्राव
  - मौखिक स्राव (Oral secretions)
  - उल्टी (Vomiting)
  - रोना (Crying)

- टांके पर किसी प्रकार के दबाव, क्षति, या संक्रमण की रोकथाम करें।
- बच्चे के होंठ पर adhesive tape लगाएँ, यह तनाव कम करता है तथा उसे मम्मी प्रतिबंधक (Mummy restraint) में रखें।
- बच्चे को पोषक आहार सावधानीपूर्वक दें। उसे Nasogastric tube द्वारा आहार दें।
- Cleft palate की सर्जरी के बाद बच्चे को Prone स्थिति में लिटाएँ। उसे चूसने तथा तेज़ बोलने से मना करें।
- शिशु का द्रव संतुलन बनाए रखें।
- इसकी देखभाल करते समय हाथ ठीक प्रकर से धोएँ तथा aseptic विधि का प्रयोग करें।
- समय-समय पर बच्चे के मुँह एवं टाँकों की सफाई करें, विशेषकर आहार देने के बाद।
- टाँकों पर antibiotic cream/ointment लगाएँ
- पीड़ा को कम करने के लिए analgesic दवाएँ दें तथा संक्रमण की रोकथाम के लिए antibiotic दवाएँ दें।
- माँ-पिता को नियमित रूप से आवश्यक जानकारी एवं निर्देश देते रहें।
- उन्हें निम्नलिखित विषय पर स्वास्थ्य शिक्षा दें:–
  - आहार एवं विधि (Feeding and its methods)
  - संक्रमण की रोकथाम (Prevention of infection)
  - पुर्नवासन (Rehabilitation)
  - सामाजिक समंजन (Social adjustment)
  - भाषा थैरेपी (Speech therapy)

प्रश्न सामान्य शिशु की विशेषताएँ या आँकलन लिखें। **Write down the characteristic or assessment of new born.**

उत्तर **सामान्य शिशु की विशेषताएँ (Characteristic of New Born)**

सामान्य शिशु की निम्नलिखित विशेषताएँ हैं जिनके आधार पर उसका आँकलन किया जाता है यह हैं–

भौतिक विशेषताएँ (Physical characteristic)

- **वज़न (Weight):** सामान्य full-term बच्चे का सामान्य वज़न 2.5 से 3.9 kg होता है।
- **लम्बाई (Length):** जन्म के समय बच्चे की सामान्य औसतन लम्बाई 50 cm होती है। यह 48-52 cm तक होती है।
- **सिर का माप (Head circumferences):** सिर का माप 33 से 37 से0मी0 होता है तथा औसतन यह 35 से0मी0 होता है।
- **छाती का माप (Chest circumference):** बच्चे की छाती का माप उसके सिर के माप से 3 से0मी0 कम होता है।

- **बालों की बनावट (Texture of hairs):** बाल मुलायम, काले, घने होते हैं।
- **त्वचा की बनावट (Skin texture)**
  - त्वचा गुलाबी होती है।
  - त्वचा पर उपस्थित बाल (Lanugo) कम मात्रा में होते हैं।
  - बड़ी Vein दिखाई देती हैं।
  - त्वचा की नमी एवं खिंचाव (Turgor and elasticity) अच्छा होता है।
- **कान (Ear):** पिन्ना (Pinna) ठोस एवं पूर्ण आकार का होता है।
- **प्लान्टर लकीर (Plantar creases):** पूरे तलवे पर गहरी लकीरें होती हैं।
- **जननांग (Genitalia)**
  - पुरुष (Male)
    - टेस्टीस नीचे Scrotum में होती हैं (Descended testis)
    - रंजकता अधिक होती है (Deep pigmentation)
    - झुर्रियाँ (Rugae) होते हैं।
  - स्त्री (Female)
    - लेबिया मेजोरा (Labia Majora) पूर्णतः लेबिया माइनोरा (Labia Minora) एवं क्लाईटोरिस (Clitoris) को ढ़कता है।

Physiological विशेषताएँ (Physiological characteristics)

- **तापमान (Temperature):** यह 36.5°C–37°C तक होता है।
- **नाड़ी (Pulse):** नवजात शिशु की सामान्य नाड़ी दर 120–140 प्रतिमिनट होती है।
- **श्वसन दर (Respiratory rate):** नवजात शिशु का श्वसन दर 30–60 प्रतिमिनट होता है।
- **रक्तचाप (Blood pressure):** जन्म के समय नवजात शिशु का रक्तचाप 70/40 mmHg होता है।

तंत्रीय परिवर्तन (Systemic changes)

- **श्वसन तंत्र (Respiratory system):** नवजात शिशु स्वयं श्वसन क्रिया करने में सक्षम होता है।
- **रक्त परिसंचरण तंत्र (Circulation system):** जन्म के उपरान्त उसके हृदय की अस्थाई संरचनाएँ बंद हो जाती हैं तथा शिशु का हृदय स्वयं क्रियाशील हो जाता है।
  - उसके शरीर में RBC की मात्रा बढ़ जाती है, जिसके कारण Hemoglobin एवं bilirubin का स्तर भी बढ़ जाता है।
  - RBC का जीवन 90 दिनों का होता है।
- **आमाशय तंत्र (Gastrointestinal system)**
  - इसकी क्षमता 50 से 90 mL होती है।
  - उसके द्वारा त्यागे पहले मल को मीकोनियम कहते हैं।

- **गुर्दे (Renal system)**
  नवजात शिशु के गुर्दे क्रियाशील होते हैं तथा यह प्रतिदिन 200–300 mL मूत्र निर्माण करते हैं।
- **तंत्रिका तंत्र (Nervous system)**
  - छोटा बच्चा विभिन्न रिफ्लेक्स द्वारा तंत्रिका तंत्र की क्रिया दर्शाता है। यह रिफलैक्स हैं–
    - Pupillary reflex
    - Rooting reflex
    - Sucking reflex
    - Moros reflex
    - Dolls eye reflex
    - Glabellar reflex
    - Gag Reflex
  - जन्म के समय उसके दोनों फोन्टेनेल खुले रहते हैं। अगला फोन्टेनेल डेढ़ वर्ष की आयु पर बंद होता है तथा पिछला फोन्टेनेल डेढ़ महीने की आयु पर।
- **प्रतिरक्षा तंत्र (Immunity system)**
  नवजात शिशु को निष्क्रिय प्रतिरक्षा (Passive immunity) दूध से प्राप्त होती हैं। माँ दूध द्वारा IgA immunoglobulin बच्चे को प्रदान करती है तथा जन्म के समय माँ के रक्त द्वारा IgG immunoglobulin बच्चे को प्राप्त होता है।

प्रश्न सेरिब्रल पेल्सी (Cerebral Palsy)

उत्तर सेरिब्रल पेल्सी (Cerebral Palsy)

परिभाषा (Definition)

यह एक अप्रगतिशील विकारों का समूह है, जो मस्तिष्क के मोटर सेंटर तथा पाथवे (Motor centers and pathways) के विकार से उत्पन्न होता है। यह एक अनुपचारित (Non-curable) एवं अघातक (Nonfatal) स्थिति है, जिसमें मस्तिष्क को जन्म के समय या जन्म से पहले क्षति पहुँचती है।

कारण (Etiology)

- वंशानुगत (Genetic)
- गर्भावस्था के दौरान हाइपोक्सिया (Perinatal hypoxia)
- इन्ट्रावेंट्रिकुलर रक्तस्राव (Intraventricular hemorrhage)
- जन्म-क्षति (Birth trauma)
- एसिड-बेस असंतुलन (Acid-base imbalance)
- हाइपरबिलीरू बीनीमिया (Hyperbilirubinemia)
- कर्निकटेरस (Kernicterus)

- चयापचय विकार (Metabolic disturbances)
- अंतरगर्भाशयी संक्रमण (Intrauterine infection)
- जन्म के समय कम वजन (Low birth weight)
- जन्मजात विकार (Congenital malformation)

प्रकार (Types)

इसका दो प्रकार से वर्गीकरण किया जा सकता है–

1. मोटर डेफिसिट के आधार पर (Based on motor deficit)
   - स्पास्टिक सेरिब्रल पेल्सी (Spastic cerebral palsy)
   - एक्स्ट्रा पिरामिडल सेरिब्रल पेल्सी (Extrapyramidal carebral palsy)
   - एटोनिक सेरिब्रल पेल्सी (Atonic cerebral palsy)
   - मिश्रित सेरिब्रल पेल्सी (Mixed type cerebral palsy)
2. तीव्रता के आधार पर वर्गीकरण (Classification according to severity)
   - हल्का CP [Mild CP]
   - मध्यम CP [Moderate CP]
   - तीव्र CP [Severe CP].

नैदानिक लक्षण (Clinical Manifestation)

- असममित गतिविधियाँ (Asymmetric movements)
- सुस्ती (Listlessness)
- चिड़चिड़ाहट (Irritability)
- Feeding में तकलीफ (Difficulty in feeding)
- निगलने में तकलीफ (Difficulty is swallowing)
- चूसने में कमी (Poor sucking)
- ऊँची आवाज में या एकदम कम आवाज में रोना (Excessive high pitch or feeble cry)
- सिर को साधने की असक्षमता (Poor head control)
- वज़न में धीमी बढ़त (Slow weight gain)
- मोटर विकास में विलम्ब (Delayed motor development)
- रिफलेक्स का बने रहना (Persistent infantile reflexes)
- कमजोरी (Weakness)
- असामान्य मुद्रा (Abnormal posture)
- लार का गिरना (Drooling of saliva)
- निरंतर संक्रमण होना (Recurrent infections)
- कब्ज (Constipation)
- मल की असंयमता (Incontinence of stool)
- दाँतों में सड़न (Dental caries)

- भाषा का देर से सीखना या भाषा का विकार (Delayed or defective speech)
- मानसिक मंदता के लक्षण (Evidence of mental retardation)

नैदानिक जाँच (Diagnostic Test)

इतिवृत्ति (History Collection)
- गर्भावस्था, प्रसव एवं प्रसवोपरान्त की घटनाओं की जानकारी।
- जन्म के समय बच्चे का Apgar score या जन्म संबंधित क्षति की जानकारी।
- बच्चे की वृद्धि एवं विकास से संबंधित जानकारी।

शारीरिक परीक्षण (Physical Examination)
बच्चे के सामान्य शारीरिक परीक्षण के अलावा उसके gross motor तथा fine motor skill की भी जाँच करेंगे।

अन्य जाँच (Other Test)
इसकी पुष्टि करने के लिए निम्नलिखित जाँच करेंगे—
- CT Scan
- MRI
- EEG
- Psychometry Test
- रक्त एवं मूत्र परीक्षण

प्रबंधन (Management)

रोकथाम (Prevention)
- गर्भावस्था में उपयुक्त देखभाल प्रदान करना।
- माँ में होने वाले संक्रमण की रोकथाम करना।
- प्रसव के दौरान शिशु को होने वाली क्षति, asphyxia आदि की रोकथाम करना।
- किसी जटिलता का शीघ्र निदान कर उसका उचित उपचार करना।

दवाएँ (Drugs)
यह दवाएँ Cerebral palsy के लक्षणों को कम करने के लिए प्रयोग की जाती है—
- **Diazepam:** यह पेशिय ऐंठन को कम करने के लिए दी जाती है।
- **Strychnine:** यह पेशिय शिथिलता (hypotonia) में दिया जाता है।
- **Levodopa:** यह athetosis में दिया जाता है।
- **Carbamazepine:** यह dystonia में दिया जाता है।
- **Antiepileptic:** यह epilepsy के लिए दिया जाता है।
- **Tranquilizers:** यह व्यावहारिक समस्याओं के उपचार के लिए दिया जाता है।
- **Muscle relaxants:** यह पेशिय क्रियाओं को सुधारने के लिए प्रयोग किए जाते हैं।

शल्य चिकित्सा (Surgery)

- यह हड्डियों के विकार को सुधारने, जोड़ों को स्थिर रखने तथा Contractures से आराम दिलाने के लिए की जाती है।
- ऐंठन (Spasticity) को कम करने के लिए Selective dorsal rhizotomy करेंगे।

फिजियोथेरेपी (Physiotherapy)

- यह Contracture की रोकथाम में, पेशियों की ऐंठन में आराम दिलाने के लिए तथा मुद्रा को बनाए रखने में सहायक होता है।
- व्यावसायिक थेरेपी (Occupational therapy)– यह बच्चों को व्यावसायिक प्रशिक्षण देकर, उसे स्वयं समर्थ बनाने में सहायता करता है।
- बच्चे को स्वयं की देखभाल करने के लिए प्रशिक्षण दें। जैसे Feeding, Dressing, Bathing आदि कार्यों का प्रशिक्षण देना।

नर्सिंग प्रबंधन (Nursing Management)

गतिविधि को बढ़ाना तथा विकार को कम करना

- बच्चे को सक्रिय एवं निष्क्रिय व्यायाम कराएँ।
- Physiotherapist द्वारा बच्चे को व्यायाम कराएँ।
- Physiotherapist द्वारा Splint, brace आदि का सही प्रकार से प्रयोग करें।
- बच्चे के संतुलन में सुधार लाने के लिए उसके खेलकूद को प्रोत्साहित करें।
- बच्चे को उचित आराम प्रदान करें।
- तनाव एवं कुंठा से उसे दूर रखें तथा शारीरिक क्रिया को नियमित रूप से कराएँ।

वृद्धि एवं विकास को बढ़ाना (Maximizing Growth and Development)

- बच्चे की प्रतिदिन की क्रियाओं को नियोजित करें जैसे Feeding, सोना, व्यायाम आदि।
- बच्चे को अपनी देखभाल करने में उसकी पूर्ण क्षमता तक उसे सक्षम बनाना।
- बच्चे को विशेष स्कूल द्वारा शिक्षण प्रदान करना।

बच्चे की सुरक्षा (Protection of Child)

- बच्चे को किसी प्रकार की भौतिक क्षति से बचाएँ।
- अभिभावकों को बच्चे पर निरंतर निगरानी रखने की सलाह दें।
- बच्चे एवं परिवार के सदस्यों को भावनात्मक सहयोग दें।

शिक्षा (Education)

- अभिभावकों को बच्चे की घर पर की जाने वाली देखभाल की जानकारी दें।
- बच्चे की नियमित जाँच एवं Follow up के लिए आने के लिए प्रेरित करें।

- Cerebral palsy के बच्चों की देखभाल के लिए विशेष संस्थानों की जानकारी अभिभावक को दें।

प्रश्न एपिलेप्सी **(Epilepsy)**

उत्तर एपिलेप्सी **(Epilepsy)**

परिभाषा (Definition): यह एक पुनरावर्ती (Recurrent), प्रासंगिक (Episodic), क्षणिक (transient) रूप से मस्तिष्क में होने वाला उपद्रव है, जो न्यूरोन्स (Neurons) की असामान्य विद्युत क्रिया के कारण होता है।

वर्गीकरण (Classification)

नैदानिक लक्षण (Clinical Manifestation)

इसके लक्षणों की आवृत्ति चार फेज़ में होती है। यह फेज़ (Phase) हैं:–

1. **औरा (Aura)**
   - यह एक विशेष संवेदना होती हैं, जिसमें बच्चे को चक्कर आता है।
   - यह एक क्षणिक पूर्वसूचक लक्षण हैं जिसमें बच्चे को दौरा पड़ने का आभास हो जाता है।

2. **टोनिक स्पैज़म फेज (Tonic Spasm Phase)**
   - बच्चे के पूरे शरीर में ऐंठन आ जाती है।
   - चेहरा पीला एवं विरुपित हो जाता है।
   - आँखें एक स्थिति में जम जाती हैं।
   - कमर पीछे की तरफ मुड़ जाती है।
   - सिर पीछे की तरफ या एक तरफ मुड़ जाता है।
   - हाथ Flexed हो जाते हैं तथा बच्चा मुट्ठी कसकर बन्द कर लेता है।
   - यदि वह खड़ा या बैठा है तो वह जमीन पर गिर जाता है।
   - वह अपनी चेतना खो देता है तथा उसके मुँह से झाग निकलने लगता है।

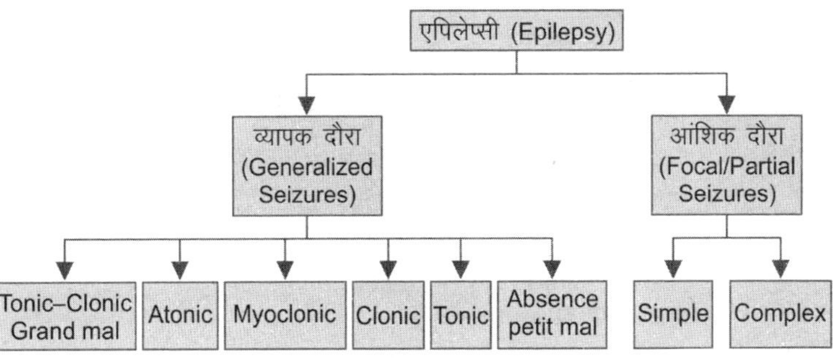

- श्वसन पेशियों की ऐंठन (Spasm) के कारण साँस लेने में कठिनाई होती है तथा शरीर नीला पड़ने लगता (Cyanosis) है।
- पल्स कमजोर एवं अनियमित हो जाती है।
- यह अवस्था 30 सेकेंड की होती है।

3. **क्लोनिक फेज़ (Clonic Phase)**
   - इस अवस्था में शरीर में लयबद्ध तरीके से झटके आते हैं।
   - बच्चा अनैच्छिक रूप से मल एवं मूत्र का त्याग करता है।
   - वह अचानक से अपने जीभ या गाल काट लेता है।
   - यह अवस्था कुछ मिनट की होती है। जब यह अवस्था 30 मिनट से अधिक हो जाती है तो इसे Status epileptics कहते हैं। यह एक जानलेवा अवस्था होती है।

4. **पोस्टिक्टल या पोस्ट कन्वल्सिव फेज (Postictal or Post Convulsive Phase)**
   - बच्चा सो जाता है या थका हुआ महसूस करता है।
   - वह Confusion में रहता है।
   - उसे दौरे के दौरान हुई घटनाएँ याद नहीं रहती हैं।

नैदानिक जाँच (Diagnostic Test)

- पूर्ण शारीरिक एवं Neurological परीक्षण
- रोग की पुष्टि के लिए निम्नलिखित जाँच करेंगे।
  - रक्त एवं मूत्र जाँच
  - CSF की जाँच
  - EEG
  - X–ray skull
  - MRI
  - CT scan

प्रबंधन (Management)

- **दवाएँ (Drugs)**
  - Phenobarbital: 3–5 mg/kg प्रतिदिन।
  - Diphenylhydantoin: 5–8 mg/kg प्रतिदिन।
  - Carbamazepeine: 10–20 mg/kg प्रतिदिन।
  - Diazepam: 0.2 mg/kg/dose.
  - Ethosuximide: 10–20 mg/kg प्रतिदिन।
- **आहार थेरेपी (Diet Therapy)**
  - बच्चे को प्रोटीन एवं वसा युक्त आहार देना चाहिए।
  - बच्चे को आहार में कार्बोहाइड्रेट नहीं देना चाहिए।

- सर्जरी **(Surgery)**

  यदि दौरे पड़ने का कारण Brain tumor, hematoma आदि हैं, तो सर्जरी द्वारा इनका उपचार करना चाहिए।

नर्सिंग प्रबंधन/देखभाल (Nursing Management/Care)

- **दौरे के दौरान बच्चे की सुरक्षा के उपाय करना–**
  - दौरे के दौरान बच्चे को किसी वस्तु से या गिरने के कारण क्षति न हो, इसे सुनिश्चित करना।
  - बच्चे के आस-पास से सभी ठोस एवं धारदार वस्तुओं को हटा देना।
  - बच्चे के बिस्तर की Side rail ऊपर करें या पालने के किनारों को हमेशा Padded रखें।
  - झटके आने के दौरान उसके मुँह में artificial airway लगाएँ, ताकि श्वसन मार्ग बाधित ना हो एवं बच्चा अपनी जीभ भी न काटे।
  - श्वसन मार्ग में उत्पन्न अत्यधिक स्राव को Suction द्वारा साफ करें।
  - बच्चे को Oxygen प्रदान करें।
  - बच्चे का गहन अवलोकन करें तथा उसके vital signs, झटके की प्रवृत्ति एवं अवधि नोट करें।
  - झटके के दौरान होने वाले सभी लक्षणों का अवलोकन करें।
  - Anticonvulsant दवा IV या IM या Rectal Route द्वारा दें।
- **श्वसन मार्ग की देखभाल (Care of respiratory tract)**
- गर्दन के आस-पास के कपड़े ढीले कर बच्चे को सपाट सतह पर लिटाएँ।
- Airway को साफ करें, स्राव को Suction द्वारा बाहर निकालें, सिर को एक तरफ पलट दें एवं Oxygen दें।
- **बच्चे के समाजीकरण को बढ़ावा दें (Promoting Socialization)**
- माता-पिता को बच्चे की स्थिति की पूरी जानकारी दें।
- उन्हें बच्चे को सामान्य जीवन जीने के लिए प्रोत्साहित करने को कहें।
- उसे कुछ प्रतिबंधित क्रियाओं के अलावा सभी सामान्य क्रियाएं करने दें।
- बच्चे में आत्मविश्वास एवं आत्मसम्मान की भावना को विकसित करें, यह उसे सामान्य जीवन जीने में सहयोग करेंगे।
- **स्वास्थ्य शिक्षा (Health Education)**
- माता-पिता को बच्चे के रोग की पूर्ण जानकारी दें।
- उन्हें बच्चे द्वारा ली जाने वाली दवाओं का महत्व तथा उसे नियमित रूप से लेने की आवश्यकता की जानकारी दें।
- झटके के दौरान बच्चे का प्राथमिक प्रबंधन करना सिखाएँ।
- उन्हें बच्चे के आहार, क्रिया तथा Follow-up से संबंधित जानकारी दें।

प्रश्न एनसिफेलाइटिस **(Encephalitis)**

उत्तर एनसिफेलाइटिस **(Encephalitis)**

परिभाषा (Definition): मस्तिष्क के टिसू के प्रदाह को एनसिफेलाइटिस कहते हैं।

कारण **(Etiology)**

* वाइरल संक्रमण (Viral infections)
    - Herpes simplex
    - Cytomegalovirus
    - Epstein–Barr virus
    - Chickenpox virus
    - Mumps
    - Measles
    - Rubella
    - Enterovirus
    - Rabies virus
    - Dengue virus
    - Japanese 'B' virus
    - HIV
* अन्य संक्रमण (Other infection)
    - फंगल संक्रमण—Cryptococcus
    - प्रोटोजोआ—Toxoplasmosis
    - Malaria
* बैक्टीरिया
    - Tuberculosis
    - Typhoid
    - Shigella
* हैल्मिन्थ
    - Cysticercosis
    - Hydatid disease.

नैदानिक लक्षण **(Clinical Manifestation)**

* Level of consciousness में परिवर्तन।
* झटके आना (Convulsions)
* उच्च बुखार (High fever)
* सिरदर्द (Headache)
* उल्टी (Vomiting)
* मानसिक उथलपुथल (Mental confusion)

- चिड़चिड़ाहट (Irritability)
- आलस्य (Lethargy)
- अत्यधिक क्रियाशील (Hyperactivity)
- भाषा में परिवर्तन (Alteration of speech)
- ICP बढ़ने के लक्षण।
- फोन्टेनेल का बाहर की तरफ उभार (Bulging fontanel)
- Scalp की Veins का विस्तारण (Distended scalp vein)
- Papilledema
- Hyperventilation
- Cheyne-strokes respiration.
- नाड़ी दर का घटना (Bradycardia)

नैदानिक जाँच (Diagnostic Test)

- इतिवृत्ति तथा पूर्ण शारीरिक परीक्षण।
- CSF की जाँच
- रक्त जाँच
    - Blood Sugar
    - Urea and Electrolytes
- मूत्र जाँच
- CT scan

प्रबंधन (Management)

- Airway को साफ करेंगे तथा श्वसन को प्रभावी बनाने के लिए उचित स्थिति देंगे।
    - स्राव को बाहर निकालने के लिए Suctioning करेंगे।
    - रक्त में ऑक्सीजन की सामान्य मात्रा बनाए रखने के लिए Oxygen देंगे।
    - यदि श्वसन क्रिया स्थापित करने में कठिनाई हो तो बच्चे को Mechanical ventilation पर रखेंगे।
- द्रव का संतुलन एवं सामान्य स्तर बनाने के लिए उचित मात्रा में IV fluid देंगे।
- दवाएँ (Drugs)—
    - **Anticonvulsive दवाएँ:** यह झटके की रोकथाम के लिए देंगे।
    - **Antipyretic दवाएँ:** यह बुखार को कम करने के लिए देंगे।
    - **Mannitol या Glycerol:** यह ICP को कम करने के लिए देंगे।
    - **Steroids दवाएँ:** यह प्रदाह को कम करने के लिए देंगे।
    - **Antiviral दवाएँ:** Herpes simplex encephalitis में इन्हें देंगे। उदाहरण—Acyclovir 30 mg/kg प्रतिदिन।

- **Antimalarial दवाएँ:** यह Cerebral malaria के उपचार के लिए देंगे।
- **Antibiotics:** यह संक्रमण की रोकथाम के लिए देंगे।

नर्सिंग देखभाल (Nursing Care)

- शिशु की त्वचा का ध्यान रखेंगे तथा उसे नियमित त्वचा की देखभाल देंगे।
- उसकी आँखों की देखभाल करेंगे।
- मूत्र को निरंतर बाहर निष्कासित करेंगे। इसके लिए Catheterization का प्रयोग किया जा सकता है।
- बच्चे की गहन मॉनीटरिंग करेंगे तथा उसके Vital signs एवं दी जा रही देखभाल को रिकार्ड करेंगे।
- उसका पोषण बनाए रखने के लिए उसे Nasogastric feed देंगे।
- संक्रमण की रोकथाम के लिए उपयुक्त aseptic तकनीक का प्रयोग करेंगे।
- माता-पिता को मानसिक सहयोग एवं आश्वासन देंगे।
- उन्हें बच्चे की स्थिति एवं रोग की सही जानकारी देंगे।

जटिलताएँ (Complication)

- Shock
- Cardiorespiratory disorders
- Epilepsy
- Paralysis
- Cerebellar ataxia
- Mental retardation
- Obesity

प्रश्न एनीमिया (Anemia)

उत्तर एनीमिया (Anemia)

परिभाषा (Definition): जब बच्चे के रक्त में RBC की संख्या एवं गुणवत्ता घट जाए, जिसके कारण hemoglobin की मात्रा सामान्य से कम हो जाए, तो उस स्थिति को एनीमिया कहते हैं।

एनीमिया की ग्रेडिंग (Grading of Anemia)

- Hb का स्तर 10 gm/dL– हल्का (mild)
- Hb का स्तर 7–10 gm/dL– मध्यम (Moderate)
- Hb का स्तर <7 gm/dL– तीव्र (Severe)

कारण (Causes)

- RBC के निर्माण में विकार (Impaired RBC production)
  - पोषण की कमी (Nutritional deficiencies) जैसे folic acid, vitamin B12 आदि

- RBC का अत्यधिक टूटना (Hemolysis)
    - Thalassemia
    - Sickle cell anemia
    - संक्रमण (मलेरिया)
    - Rh incompatibility
    - दवाओं का प्रभाव (Phenytoin, Primaquine)
    - जलना (Burns)
- अल्पकालिक रक्त का नुकसान (Excessive blood loss)
    - क्षति
    - नाक से रक्तस्राव
    - रक्त विकार (रक्त कैंसर, हीमोफीलिया)
    - स्कर्वी
    - हुकवोर्म
    - बवासीर
    - दीर्घकालिक डीसेन्ट्री
- RBC के निर्माण में कमी (Decreased RBC production)
    - बोन मेरो का डिप्रेशन (Depression of bone marrow)
    - विकिरण
    - संक्रमण
    - दीर्घकालिक रोग जैसे रक्त कैंसर
    - क्षयरोग
    - यकृत रोग

नैदानिक लक्षण (Clinical Manifestation)

- थकान (Fatigue)
- उदासीनता (Listlessness)
- भूख न लगना (Anorexia)
- त्वचा का पेलर (Pallor) होना।
- कमजोरी (Weakness)
- वर्टिगो (Vertigo)
- सिरदर्द (Headache)
- थकान (Malaise)
- चक्कर आना (Drowsiness)
- जीभ पर घाव (Sore tongue)
- हृदय दर बढ़ना एवं महसूस होना (Tachycardia and palpitation)
- यकृत का विस्तार (Hepatomegaly)

जटिलताएँ (Complications)

* Shock
* CCF
* हृदय विस्तारण (Cardiac enlargement)
* संक्रमण (Infection)
* वृद्धि में बाधा (Growth retardation)
* मंद बुद्धि (Mental retardation)
* Puberty में विलम्ब (Delayed puberty)

प्रबंधन (Management)

* यदि कारण रक्तस्राव (Bleeding) है तो निम्नलिखित प्रबंधन करें:–
    - रक्तस्राव को रोकें (Stop bleeding)
    - IV fluid प्रारंभ कर रक्त की मात्रा को संतुलित करें।
    - यदि Shock की स्थिति है तो Blood transfusion करें।
* यदि किसी विशेष कमी के कारण एनीमिया है तो निम्नलिखित प्रबंधन करें–
    - कमी की आवश्यकता को पूरा करें।
    - रोगी की सामान्य स्थिति का अवलोकन करें।
    - उसके Vital signs रिकार्ड करे।
    - उसकी क्रिया एवं आराम की अवधि को नियोजित करें।
    - उसे संपूर्ण एवं संतुलित आहार दें।
    - खाने की स्वस्थ आदतें अपनाएँ।
    - किसी प्रकार के संक्रमण का उचित उपचार करें।

प्रश्न   थेलेसीमिया (Thalassemia)

उत्तर थेलेसीमिया (Thalassemia)

परिभाषा (Definition): यह एक अनुवंशिक हीमोलायटिक एनीमिया का समूह है, जिससे हीमोग्लोबिन के संश्लेषण (Synthesis) में कमी हो जाती है।

कारण (Causes): इस रोग में बच्चों के शरीर में globin polypeptide chain (alpha या beta) का संश्लेषण नहीं हो पाता जिस कारण Erythropoiesis की प्रक्रिया में विकार हो जाता है तथा RBC अपरिपक्वता के कारण जल्दी टूट जाते है।

वर्गीकरण (Classification)

थेलेसीमिया मेजर (Thalassemia major)

* यह इसका तीव्र रूप है।
* इस रोग में बच्चा बीटा जीन (Beta gene) दोनों माता एवं पिता से प्राप्त करता है। जिस कारण Beta chain का संश्लेषण कम हो जाता है।
* अत्यधिक हीमोलिसिस तथा तीव्र एनीमिया हो जाता है।

- तीव्र एनीमिया के कारण अत्यधिक Erythropoiesis होती है जिसके कारण हड्डी की Medullary cavity बड़ी हो जाती है।
- RBC के टूटने पर, iron का पुनः प्रयोग नहीं हो पाता एवं यह विभिन्न अंगो में जमा हो जाता है, इसे Hemosiderosis कहते हैं।

थेलेसीमिया इंटरमीडिया (Thalassemia intermedia)

- इसमें alpha एवं beta chain के संश्लेषण में कमी होती है।
- इस प्रकार में रोगी के लक्षण होते है, अत्यधिक एनीमिया तथा निरंतर पीलिया का बने रहना।
- इन रोगियों में होने वाली जटिलताएँ हैं Chronic liver dysfunction, osteoporosis, hepatomegaly.

थेलेसीमिया माइनर (Thalassemia minor)

- यह एक कम प्रभावी प्रकार है।
- बच्चे को या तो कोई लक्षण नहीं होते हैं या हल्का एनीमिया (mild anamia), पीलिया एवं उदरीय पीड़ा रहती है।

नैदानिक लक्षण (Clinical Manifestation)

- यह तीन महीने की आयु पर अपने लक्षण दिखाने शुरू कर देता है।
- पेलर (Pallor)
- पीलिया (Jaundice)
- बार-बार श्वसन संक्रमण होना (Recurrent respiratory infection)
- लिम्फ नोड का बड़ा होना (Enlargement of lymph node)
- वृद्धि में विफलता (Growth failure)
- रोग की तीव्रता के कारण निम्नलिखित लक्षण होते हैं
    - चेहरे की मंगोलो जैसी अवृति (Mongoloid facial appearance)
    - फ्रन्टल एवं पराइटल हड्डी में उभार (Prominent frontal and parietal eminences)
    - माथा सपाट होना (Straight forehead)
    - दांतो का बाहर की तरफ निकलना (Exposure of malformed teeth)
    - आंखो में सूजन (Puffy eyes)
- भूख न लगना (Anorexia)
- Feeding में कमी (Poor feeding)
- उदरीय विस्तारण (Abdominal distention)
- अनियमित रूप से बुखार आना (Irregular fever)
- बार-बार संक्रमण (Recurrent infection)
- चयापचय क्रिया का बढ़ना (Increased metabolic activity)
- हीमोसिडरोसिस (Hemosidrosis)

- क्रिया स्तर का कम होना (Reduced activity)
- हाइपोगोनाडिज्म (Hypogonadism)

जटिलताएँ (Complications)

- CCF
- Hepatic failure
- Aplastic crisis
- पित्ताशय में पथरी
- वृद्धि में बाधा
- Puberty का विलम्ब
- Hemosiderosis
- संक्रमण

नैदानिक जाँच (Diagnostic test)

रक्त जाँच (Blood test)

- Hemoglobin–यह 2 से 6/dL तक कम हो जाता है।
- RBC count–यह 2 से 3 million/cmm कम हो जाता है।
- Hematocrit value कम हो जाती है।
- Reticulocyte count बढ़ जाता है।
- Peripheral smear माइक्रोस्कोपिक जाँच में निम्नलिखित लक्षण होंगे।
    - Hypochromia
    - Microcytosis
    - Nucleated RBC
- WBC count– कम हो जाता है।
- Serum bilirubin level बढ़ जाता है।
- Serum iron level बढ़ जाता है।

    Bone marrow जाँच– Hypercellular and erythroid hyperplasia हो जाता है।

    X-ray–यह हड्डी के विकार की जाँच के लिए किया जाता है।

प्रबन्धन (Management)

रक्ताधान (Repeated blood transfusion)

- Hemoglobin के स्तर को 10-11 gm/dL स्तर पर बनाए रखने के लिए इसे दिया जाता है।
- यह शिशु के Hemoglobin के स्तर के ऑकलन के अनुसार दिया जाता है।

Iron Chelation Therapy

- इसमें रोगी को desferrioxamine (Desferal) 25-50 mg/day/kg Sub-cutaneous infusion द्वारा 8 से 12 घंटे में दिया जाता है।
- यदि आवश्यक हो तो इसे IV route द्वारा भी दिया जा सकता है।
- ओरल Deferiprone (DFP) –75-100 mg/kg/day भी दिया जा सकता है।

Splenectomy

यह सर्जरी तब की जाती है जब बच्चे को बार-बार Blood transfuse होता है तथा उसकी Spleen विस्तारित होकर असुविधा उत्पन्न करती है।

Folic acid supplementation

बच्चे को Folic acid supplement देने का सुझाव दिया जाता है। यह शरीर में iron therapy के दुष्प्रभाव के कारण होने वाले Hemoriderosis को नियंत्रित करने के लिए दिया जाता है।

सहयोगी उपचार (Supportive Management)

- Blood transfusion प्राप्त करने वाले रोगी को निम्नलिखित देखभाल करें।
- Aseptic तकनीक का प्रयोग करें।
- रोगी को Hepatitis B का टीका लगाएँ।
- नियमित रूप से रक्त की जाँच HIV एवं Hepatitis के लिए कराएँ।
- परिवार को मानसिक सहयोग दें तथा दीर्घकालिक उपचार को नियमित रूप से अपनाने में सहायता करें।

Bone marrow transplant

इसमें विकृत stem cell को सामान्य stem cells द्वारा स्थानांतरित कर दिया जाता है।

नर्सिंग प्रबन्धन (Nursing Management)

- बच्चे का पूरा शारीरिक एवं मानसिक ऑकलन करें। यह बच्चे के लिए देखभाल नियोजन में महत्त्वपूर्ण है।
- बच्चे को बार-बार अस्पताल में भर्ती होने तथा उपचार द्वारा होने वाली विभिन्न जटिलताओं के लिए शारीरिक एवं मानसिक रूप से तैयार करें।
- Blood transfusion एवं iron chelating agents रोगी को देते समय उपयुक्त सावधानी का प्रयोग करें।
- बच्चे को आराम, सुविधाजनक वातावरण तथा पोषक आहार दें। और उसे आहार में iron युक्त भोजन न दें।
- संक्रमण की रोकथाम के लिए aseptic technique का प्रयोग करें, तथा सामान्य साफ सफाई को बढ़ावा दें।

- बच्चे के उपचार, देखभाल, जटिलताओं तथा परिणाम से संबंधित जानकारी परिवार को उपयुक्त स्पष्टीकरण के साथ दें।
- माता-पिता एवं परिवार के सदस्यों को मानसिक सहयोग प्रदान करें तथा उनकी coping प्रक्रिया को प्रभावी बनाएँ।
- माता-पिता को follow-up, blood transfusion, जटिलताओं, आहार, क्रियाओं संबंधित उचित शिक्षा प्रदान करें।

प्रश्न हीमोफीलिया **(Hemophilia)**

उत्तर हीमोफीलिया **(Hemophilia)**

परिभाषा (Definition): यह एक inherited bleeding diorder है, जिसमें plasma coagulation factors की कमी होती है।

वर्गीकरण (Classification)

इसका वर्गीकरण तीन समूहो में किया जाता है एवं इसका आधार होता है रक्त में Coagulation factor की कमी।

1. **Hemophilia A (Classical hemophilia)**

   यह Plasma factor VIII की कमी से होता है, जो कि antihemophilic factor (AHF) होता है

2. **Hemophilia B (Christmas disease)**

   यह Plasma factor IX की कमी के कारण होता है जो कि plasma thromboplastin component (PTC) होता है।

3. **Hemophilia C**

   यह factor XI की कमी के कारण होता है, जो कि plasma thrombo-plastin antecedent (PTA) होता है।

नैदानिक लक्षण (Clinical manifestation)

- अत्यधिक रक्तस्राव (Exceesive bleeding)
- किसी चोट या सर्जरी के बाद रक्तस्राव का जल्दी बंद न होना।
- जल्दी या आसानी से चोट लगना, Soft tissue hematoma होना।
- जोड़ो में रक्तस्राव होना (Hemarthrosis)
- जोड़ो में पीड़ा, सूजन तथा गतिविधियों का सीमित रहना।
- मूत्र में रक्त निकलना (Hematuria)
- आमाशय रक्तस्राव (GI bleeding)
- अंतरकपालीय रक्तस्राव (Intracranial hemorrhage)

नैदानिक जाँच (Diagnostic test)

रक्त जाँच (Blood test)

- Clotting time— यह बढ़ जाता है।
- Prothrombin का उपयोग कम हो जाता है।

- Thromboplastin level बढ़ जाता है।
- Specific clotting factor assay द्वारा उसकी कमी का पता चलता है।

X-ray

यह प्रभावित जोड़ो पर hemarthrosis की तीव्रता एवं जटिलता का पता लगाने के लिए किया जाता है।

Gene analysis

यह गर्भावस्था के दौरान Hemophilia की पुष्टि के लिए करते है।

प्रबन्धन (Management)

- Coagulation factor, जिसकी कमी है, उसे रोगी में स्थानांतरित करना।
    - Factor VIII– Cryoprecipitate
    - Factor IX– Fresh frozen plasma
- यदि व्यावसायिक Coagulation factor उपलब्ध नहीं है, तो fresh whole blood transfuse करना
- रक्त स्राव Bleeding होने पर Antifibrinolytic देना
    - Aminocaproic acid
    - Tranexamic acid
- Hemarthrosis का प्रबंधन
    - सम्पूर्ण आराम प्रदान करना
    - प्रभावित जोड़ो की गतिविधि को प्रतिबंधित करना।
    - जोड़ों में पीड़ा एवं सूजन से आराम के लिए ice pack लगाना।
    - पीड़ा से आराम के लिए दवाओं का प्रयोग करना जैसे Paracetamol, NSAID.
    - रोगी को पीड़ा में Aspirin या indomethacin न देना, यह रक्तस्राव को बढ़ावा देते है।
    - सक्रिय एवं निश्क्रिय व्यायाम या फिजियोथेरेपी की सहायता से जोड़ो की गतिशीलता बनाए रखना।
    - प्रभावित जोड़ की सुरक्षा एवं क्षति को रोकने के लिए orthotics का उपयोग करना।

Genetic Counseling

- यह एक रोकथाम की विधि है।
- प्रत्येक माता-पिता को परिवार नियोजन करने से पहले अपनी Genetic counseling एवं genetic test करना चाहिए।
- जटिलताओं की रोकथाम के उपाय के बारे में माता-पिता को जानकारी प्रदान करें।

- माता-पिता एवं बच्चे को भावनात्मक सहयोग एवं आश्वासन दें। उन्हें उपचार की जानकारी दें तथा नियमित रूप से अस्पताल आकर जाँच कराने की सलाह दें।

जटिलताएँ (Complications)
- श्वसन मार्ग अवरोधन (Airway obstruction)
- आंत बाधा (Intestinal bleeding)
- कम्पार्टमेंट सिन्ड्रोम (Compartment syndrome)
- ओस्टियोपोरोसिस (Osteoporosis)
- Intracranial bleeding
- Chronic hepatitis
- HIV/AIDS
- जन्मजात हृदय रोग (Congenital heart diseases)

प्रश्न वेन्ट्रिकुलर सेप्टल डिफेक्ट **(Ventricular septal defect-VSD)**

उत्तर वेन्ट्रिकुलर सेप्टल डिफेक्ट **(Ventricular septal defect-VSD)**

परिभाषा **(Definition):** यह दोनों वेन्ट्रिकल्स के बीच के सेप्टम में एक असामान्य छिद्र है, जिसमें बाएँ से दाहिने ओर shunting होती है।

नैदानिक लक्षण (Clinical manifestation)
- छाती का संक्रमण (Chest infection)
- Feeding में समस्या (Feeding difficulties)
- श्वसन दर बढ़ना (Tachypnea)
- श्रम करने पर साँस लेने में तकलीफ (Dyspnea on exertion)
- नाडी दर का बढ़ना (Tachycardia)
- अत्यधिक पसीना आना (Excessive sweating)
- वजन बढ़ने में कमी (Poor weight gain)
- पनपने में असफलता (Failure to thrive)
- CCF
- Pansystolic murmur का सुनाई देना
- Functional diastolic murmur की उपस्थिति

नैदानिक जाँच (Diagnostic test)
- इतिवृत्ति एवं शारीरिक परीक्षण
  - हृदय ध्वनि auscultation द्वारा सुनना
- Chest X-ray— इसमें हृदय विस्तारण (Enlargement of heart) दिखेगा।
- ECG— इसके द्वारा biventricular hypertrophy की पुष्टि की जाती है।
- 2 D Echo— यह हृदय का आकार, प्रभावित भाग तथा संबंधित समस्या के निदान के लिए प्रयोग किया जाता है।

प्रबंधन (Management)

- विकार के कारण उत्पन्न समस्याओं का प्रबंधन करना चाहिए जैसे CCF, endocarditis
- सर्जरी (Surgery)
- यह VSD निश्चित उपचार है।
- इसमें patch द्वारा shunt बंद किया जाता है।

जटिलताएँ (Complications)

- CCF
- श्वसन मार्ग संक्रमण
- Infective endocarditis
- Pulmonary stenosis
- Pulmonary hypertension
- पनपने की विफलता (failure to thrive)

प्रश्न टेट्रोलोजी ऑफ फैलेट (Tetrology of fallot)

उत्तर टेट्रोलोजी ऑफ फैलेट (Tetrology of fallot)

परिभाषा (Definition)

यह एक जन्मजात हृदय विकार है जिसे चार विशेषताओं द्वारा पहचाना जाता है।

1. पल्मोनरी स्टेनोसिस (Pulmonary stenosis)
2. वेन्ट्रिकुलर सेप्टल विकार (Ventricular septal defect)
3. डेक्सट्रोपोजीशन एओर्टा (Dextroposition of the aorta)
4. दाहिना वेन्ट्रिकुलर हाइपरट्रोफी (Right ventricular hypertrophy)

नैदानिक लक्षण (Clinical Manifestation)

- **Blue baby:** रोते या परिश्रम करते समय बच्चे को cyanosis हो जाता है एवं उसके होंठ एवं नाखून नीले पड़ जाते है।
- Hypercynotic spells
  - चिड़चिड़ाहट (Irritability)
  - साँस लेने में तकलीफ (Dyspnea)
  - शरीर का नीला पड़ना (Cyanosis)
  - अचेत होना (Unconsciousness)
  - बच्चे को (Feeding) के बाद, पीड़ादायक प्रक्रिया के बाद या सुबह उठने के बाद यह spells अधिक होते हैं। इन्हें Tet-spell भी कहते है।
- बच्चे को घुटने मोड़कर बैठने पर या लेट जाने पर आराम मिलता है।
- वजन की वृद्धि धीमे होना (Slow weight gain)
- मानसिक विकास की मंदता (Mental slowness)
- दो वर्ष की आयु में (clubbing) होना।

नैदानिक जाँच (Diagnostic test)

- रोग से संबंधित पूर्ण जानकारी लेना।
- शारीरिक परीक्षण द्वारा रोग के लक्षणों की जाँच करना।
- Auscultation– soft या harsh systolic ejection murmur सुनाई देता है।
- Chest X-ray– हृदय का छोटे Boot के आकार का दिखना।
- ECG– हृदय का दाहिनी धुरी पर घूमने की पुष्टि करता है, तथा right ventricular hypertrophy की पुष्टि करता है।
- 2 D Echo या cardiac catheterization द्वारा संरचनात्मक विकार तथा बाधा का स्तर पता करने में सहायता मिलती है।

प्रबंधन (Management)

चिकित्सकीय प्रबंधन (Medical Management)

1. **Oxygen Therapy**

   Cyanosis, Hypoxic spell आदि के उपचार के लिए बच्चे को oxygen प्रदान करेंगे।

2. **Hypercyanotic spell का प्रबंधन (Management of Hypercyanotic spell)**

   - बच्चे को Knee– chest या squatting position देंगें।
   - उसे नम ऑक्सीजन 6-8 लीटर प्रतिमिनट की दर से फेस मास्क द्वारा देंगे।
   - Morphine 0.1–0.2 mg/kg subcutaneously देंगे।
   - यदि PH 7.3 से कम है तो उसे sodium bicarbonate 1 mL/kg 1:1 घोल के अनुसार IV देंगे।
   - Spell के दौरान बच्चे को Propranolol 0.1 mg/kg IV देंगे तथा उसके उपरान्त 1 mg/kg प्रतिदिन orally देंगें।
   - यदि एनीमिया है तो उसे Packed cell blood transfusion द्वारा ठीक करने की कोशिश करेंगे।

3. **सर्जरी प्रबंधन (Surgical Management)**

   इस विकार की मरम्मत के लिए निम्नलिखित सर्जरी की जाती हैं।
   - Modified Blalock– taussig (BT) shunt
   - Pott's operation
   - Open heart surgery द्वारा VSD के छिद्र को बंद करना तथा दाहिने Ventricular obstruction से आराम दिलाया जाता है।

जटिलताएँ (Complications)

- Hypoxic spells
- Tet spells

- Polychythema
- CCF

प्रश्न जन्मजात हृदय रोग में बच्चे का नर्सिंग प्रबंधन (Nursing Management of child with congenital heart discase)

उत्तर जन्मजात हृदय रोग में बच्चे का नर्सिंग प्रबंधन (Nursing Management of child with congenital heart disase)

श्वसन क्रिया को प्रभावी बनना (Effective respiratory pattern)

- बच्चे को Semi fowler's position दें।
- मुँह एवं नाक से स्राव को Suctioning द्वारा साफ करें।
- ऑक्सीजन थेरेपी 4-6 लीटर प्रति मिनट की दर से दें।
- आवश्यक दवाएँ दें।
  - Diuretics
  - Bronchodilators
- Aspiration की रोकथाम करें।
- निरंतर Cardiac monitoring करें।
  - ABG Analysis
  - SPO_2
  - TPR
  - Cyanosis के लक्षण

प्रभावी रक्त परिसंचरण तंत्र (Effective cardiovascular system)

- पूर्ण आराम प्रदान करना।
- परिश्रम या तनाव उत्पन्न करने वाली क्रियाओं को प्रतिबंधित करें।
- शारीरिक तापक्रम सामान्य बनाए रखें।
- सुविधाजनक एवं उचित वातावरण प्रदान करें।
- हृदय कार्यशीलता को बढ़ाने के लिए दवाएँ दें।
  - Digoxin
  - Antihypertensive
- बच्चे की नियमित मानीटरिंग करें।
  - Vital signs
  - Heart sound
  - Cyanosis के लक्षण आदि
- ऑक्सीजन प्रदान करें।

पोषण देखभाल (Nutritional care)

- बच्चे को छोटे आहार कम अंतराल पर दें।
- 15 से 20 मिनट से अधिक समय feeding न कराएँ।

- Nasogastric tube द्वारा feed देते समय अतिरिक्त कैलोरी प्रदान करें।
- बच्चे का intake-output monitor करें।
- उसका द्रव स्तर (fluid level) सामान्य बनाए रखें।

संक्रमण की रोकथाम (Prevention of infection)

- बच्चे को संक्रमित व्यक्ति एवं वातावरण से दूर रखें।
- बच्चे, अभिभावक तथा स्वास्थ्य कर्मियों को हाथ धोने की प्रक्रिया एवं आवश्यक बताएँ तथा इसे प्रोत्साहित करें।
- व्यक्तिगत एवं वातावरण की साफ-सफाई बनाए रखें।
- बच्चे का सभी preventable communicable रोगों से सुरक्षा के लिए टीकाकरण कराएँ।
- किसी प्रकार के संक्रमण का तीव्र निदान एवं उपचार करें।

मानसिक सहयोग (Psychological support)

- माता-पिता को बच्चे के रोग, उपचार, जटिलताओं की रोकथाम आदि के बारे में उपयुक्त जानकारी दें।
- उनके सभी प्रश्नों का उचित उत्तर देकरए उनके भय एवं घबराहट को कम करें।
- उन्हें अपनी प्रतिक्रिया अभिव्यक्त करने का अवसर दें।

स्वास्थ्य शिक्षा (Health education)

- स्वास्थ्य देखभाल एवं follow up के बारे में शिक्षा प्रदान करें।
- संक्रमण की रोकथाम के उपाय समझायें।
- बच्चे के नियमित टीकाकरण के लिए माता-पिता को प्रोत्साहित करें।
- हृदय संबंधित आपातकाल स्थिति जैसे Hypoxic spell की जानकारी तथा प्राथमिक प्रबंधन करना सिखाएँ।
- बच्चे की वृद्धि एवं विकास को बढ़ावा देने वाले कारकों को प्रोत्साहित करने की सलाह दें।

प्रश्न **Congestive cardiac failure**

उत्तर **Congestive cardiac failure (CCF)**

परिभाषा (Definition): यह एक Pediatric आपातकालीन स्थिति है, जिसमें बच्चे का हृदय सामान्य या तनावपूर्ण स्थिति में शरीर की आवश्यकता अनुसार रक्त आपूर्ति करने में असमर्थ हो जाता है।

कारण (Etiology)

- (Acute Rheumatic fever)
- Rheumatic heart disease
- Myocarditis
- Cardiomyopathy

- Paroxysmal supraventricular tachycardia
- Chronic pulmonary disease
- Respiratory infection
- Anemia
- Nephrotic syndrome

नैदानिक लक्षण (Clinical features)

- पल्स दर का बढ़ना (Tachycardia)
- Peripheral perfusion में कमी
- Peripheral pulses का कमजोर होना
- हाथ-पाँव ठंडे पड़ना (Cool extremities)
- पेलर (Pallor)
- जल्दी थकान होना (Easy fatigability)
- अत्यधिक पसीना आना (Exceesive sweating)
- अधीरता (Restlessness)
- क्रिया करने में असमर्थता (Activity intolerance)
- श्वसन दर बढ़ना (Tachypnea)
- शरीर का नीला पड़ना (Cyanosis)
- छाती में संकुचन (Chest retraction)
- नाक का फूलना (Nasal flaring)
- सांस लेते समय आवाज आना (Grunting)
- पल्मोनरी एड़ीमा (Pulmonary edema)
- आराम करने पर सांस की तकलीफ (Orthopnea)

नैदानिक जाँच (Diagnostic evaluation)

- बिमारी की पूरी जानकारी लेना।
- संपूर्ण शारीरिक परीक्षण करना, जिसमें निम्नलिखित जाँच महत्वपूर्ण है।
    - Peripheral pulses का कमजोर होना।
    - Capillary refill कम होना।
    - हाथों-पैरों का ठंडा होना।
- Auscultation— Gallop लय तथा Systolic flow murmur सुनाई देगा।
- Chest X-ray— Cardiac enlargement एवं Pulmonary congestion दिखेगा।

प्रबंधन (Management)

Cardiac workload कम करना

- बच्चे को Semi fowler's स्थिति प्रदान करें।
- उसकी क्रियाओं को प्रतिबंधित करें।

- Oxygen 4 से 6 लीटर प्रति मिनट की दर से face mask द्वारा दें।
- घबराहट एवं डर को कम करने के लिए Sedative दवाएँ दें।

दवाएँ (Dreugs)

- Digitalis
- Diuretics (furosemide) 0.5–1.5 mg/kg IV
- Potassium supplement
- Antibiotics– संक्रमण के उपचार के लिए देंगे।
- Vasodilators– यह हृदय का workload कम करते है।
- ACE inhibitors– यह भी workload कम करने के लिए दिये जाते है।

आहार (Diet)

- बच्चे की त्वचा की उचित देखभाल करें।
- व्यक्तिगत एवं वातावरण की स्वच्छता पर ध्यान दें।
- कोई भी प्रक्रिया करने से पहले हाथ धोएँ।
- बच्चे की देखभाल करते समय aseptic तकनीक का प्रयोग करें।

भावनात्मक सहयोग (Emotional support)

- माता-पिता को भावनात्मक सहयोग एवं आश्वाशन दें।
- उन्हें बच्चे की देखभाल में प्रत्यक्ष एवं अप्रत्यक्ष रूप से शामिल करें।
- जटिलताओं की रोकथाम तथा अन्य देखभाल संबंधित स्वास्थ्य शिक्षा दें।

प्रश्न निमोनिया (Pneumonia)

उत्तर निमोनिया (Pneumonia)

परिभाषा (Definition): सूक्ष्म जीवाणुओं द्वारा उत्पन्न किए गए Lung parenchyma के तीव्र inflammation को निमोनिया कहते है।

कारण (Causes/Etiology)

- आयु, यह कम आयु में अधिक होता है।
- वायु प्रदुषण।
- घटती रोग क्षमता। (Decreased immunity)
- दीर्घकालिक रोग। (Chronic diseases) जैसे Diabetes mellitus, cancer
- चेतना में परिवर्तन। (Altered consciousness)
- Human immunodeficiency virus (HIV) संक्रमण।
- रोगक्षमता को कम करने वाले दवाएँ।
- Aspiration
- Intestinal and gastric feeding
- कुपोषण
- संक्रमण (Infection)
    - Mycoplasma pneumonia

- Staphylococcus aureus
- Fungal
- Klebsiella
- Enterobactors
- Chlamydia pneumoniae

नैदानिक लक्षण (Clinical Manifestation)

- बुखार (Fever)
- कंपन (Chills)
- बलगम (Productive cough)
- साँस लेने में तकलीफ (Dyspnoea)
- सोने में तीव्र पीडा (Pleuritic chest pain)
- भ्रम (Confusion)
- Crackles
- सिरदर्द (Headache)
- शारीरिक पीड़ा (Myalgias)
- थकान (Fatigue)
- गले में सूजन (Sore throat)
- मिचली एवं वमन (Nausea and vomiting)
- अतिसार (Diarrhoea)

जटिलताएँ (Complications)

- Pleurisy —प्लूरा का प्रदाह
- Pleural effusion
- Atelectasis (Alveoli का हवा रहित एवं पिचकना)
- लंग्स में घाव बनना (Lung abscess)
- Emphyma— प्लूरल गुहा में पस इकट्ठा होना
- Meningitis (दिमागी बुखार)

नैदानिक जाँच (Diagnostic test)

- संपूर्ण शारीरिक जाँच एवं इतिवृति
- छाती का X-ray
- बलगम का gram stain
- बलगम की culture एवं sensitivity जाँच
- Pulse oximetry
- Arterial Blood gas
- रक्त जाँच (Blood test)—Complete blood count (CBC)
- Blood culture

प्रश्न अस्थमा **(Asthma)**

उत्तर अस्थमा **(Asthma)**

परिभाषा (Difinition): यह एक दीर्घकालिक प्रदाह रोग (Chronic inflammatory disease) है जिसमें ऊपरी श्वसन मार्ग की किसी उद्दीपक (Stimulus) के कारण क्रियाशीलता अत्यधिक बढ़ जाती है।

कारण **(Etiology)**

- वायरल संक्रमण
- एलर्जन से संपर्क (Exposure to allergens)
- वंशानुगत कारक (Genetic predisposition)
- व्यायाम (Exercise)
- दवाओं का प्रभाव (Effects of drugs)

नैदानिक लक्षण **(Clinical features)**

इसके तीन मुख्य लक्षण हैं।

1. कफ (Cough)
2. वीज़ (Wheeze)
3. सांस लेने में कठिनाई (Breathleessness)
   - निरंतर खाँसना (Persistent coughing)
   - सांस की कमी (Shortness of breath)
   - श्वसन प्रक्रिया का तेज होना (Rapid breathing)
   - छाती में कसाव (Tightness of chest)
   - सांस लेने में परिश्रम करना (Laboured breathing)
   - श्वसन दर का बढ़ना (Tachypnea)
   - थकान (Fatigue)
   - घटराहट (Anxiety)
   - पल्स रेट का बढ़ना (Tachycardia)

जटिलताएँ **(Complications)**

- Emphysema
- Acute hypoxemia
- Cardiac arrhythmias
- Atelectasis
- Pneumothorax
- Bronchiectasis
- Cor-pulmonale
- Respiratory failure
- CCF

नैदानिक जाँच (Diagnostic test)

- नैदानिक लक्षणों की जाँच करना।
- एलर्जी का इतिहास होना।
- Pulmonary function test
- Eosinophil count
- Chest X-ray
- Allergy test

प्रबंधन (Management)

दवाएँ (Drugs)

- Beta-2 adrenergic agonists
    - Salbutamol
    - Terbutaline
    - Formoterol
- Methylxanthines
    - Theophylline
    - Aminophylline
- Corticosteroids
    - Beclomethasone
    - Adrenaline
    - Prednisolone
- Anticholinergics
    - Ipratropium bromide
- अन्य दवाएँ
    - Furosemide
    - Magnesium sulphate
    - Antihistamines
- Tranquilizers— घबराहट कम करने के लिए
- Antibiotics— संक्रमण की रोकथाम के लिए

Oxygen

सांस की तकलीफ कम करने के लिए बच्चे को 4–6 लीटर प्रति मिनट की दर से Oxygen देंगें।

IV fluid

द्रव संतुलन बनाए रखने के लिए IV fluids देंगे।

- संपूर्ण आराम देंगे तथा बच्चे को fowler's या Semi-fowler's position प्रदान करेंगे। उसे आराम करने के लिए शांत एवं सुविधाजनक वातावरण प्रदान करेंगे।

नर्सिंग प्रबंधन (Nursing Management)

- बच्चे को fowler's या semi-fowler's स्थिति प्रदान करेंगे।
- उसे शांत एवं सुविधापूर्ण वातावरण प्रदान करेंगे।
- नम ऑक्सीजन face mask द्वारा 4 से 6 लीटर प्रति मिनट की दर पर देंगे।
- आवश्यक दवाओं को उचित route द्वारा देंगे जैसे Nebulization, Pump inhaler, MDI आदि।
- बच्चे का fluid and electrolyte balance बनाए रखने के लिए उसे IV fluid देंगे।
- उसे संतुलित आहार देंगे तथा उसे allergy करने वाले खाद्य पदार्थों को नहीं देगें।
- उसका Intake-output chart बनाएँगे।
- बच्चे की साफ-सफाई पर ध्यान देंगे तथा माता-पिता को बच्चे की साफ-सफाई का ध्यान रखने तथा करने के लिए प्रोत्सहित करेंगे।
- बच्चे को सुरक्षात्मक वातावरण प्रदान करेंगे तथा किसी प्रकार की भौतिक या मानसिक क्षति से उसका बचाव करेंगे।
- बच्चे की देखभाल करते समय aseptic तकनीक का प्रयोग करेंगे।
- संक्रमण की रोकथाम के सभी उचित उपाय करेंगे।
- माता-पिता को मानसिक सहयोग तथा आश्वासन देंगे।
- उन्हें बच्चे की देखभाल से संबंधित स्वास्थ्य शिक्षा देंगे।

प्रश्न डीसेन्ट्री (Dysentry)

उत्तर परिभाषा (Definition): जब बच्चे पानी जैसा मल त्याग करें, जिसके साथ रक्त, म्यूकस तथा पस भी हो, साथ ही बच्चे को बुखार, उदरीय पीड़ा एवं मल त्याग की गलत इच्छा हो, तो उस स्थिति को डीसेन्ट्री कहतें हैं।

कारण (Cause)

Shigella जीवाणु इसका मुख्य कारण है।

बढ़ावा देने वाले कारक (Promoting factors)

- साफ-सफाई का आभाव (Poor sanitation)
- गर्मी या बरसात का मौसम
- संदूषित पानी एवं खाद्य पदार्थ

संचारण (Transmission)

यह मल मुख मार्ग (Fecal-oral route) द्वारा फैलता है तथा इसका इन्क्यूबेशन काल 1 से 7 दिन का होता है।

नैदानिक लक्षण (Clinical manifestation)

- Toxemia
- निर्जलीकरण (Dehydration)

- तीव्र बुखार (Acute fever)
- उदरीय पीड़ा/मरोड़ (Abdominal colic)
- उल्टी (Vomiting)
- मल त्याग की अवास्तविक इच्छा (Tenesmus)
- अतिसार रक्त सहित (Diarrhea with blood)
- सिरदर्द (Headache)
- चक्कर आना (Drowsiness)
- कमजोरी (Weakness)

नैदानिक जाँच (Diagnostic test)

- मल परीक्षण (Stool examination)
  - मल में रक्त एव ंपस सेल का पता चलता है।
- मल का कल्चर (Stool culture)– यह सूक्ष्मजीव का पता लगाने के लिए किया जाता है।
- रक्त जाँच (Blood test)— CBC, DLC

प्रबंधन (Management)

1. **Antibiotic Therapy**
   - Ampicillin
   - Cotrimoxazole
   - Ciprofloxacin आदि
   - यह दवाएँ 5 से 7 दिन की अवधि के लिए दी जायेंगी।
2. Fluid therapy- बच्चे को ORS का घोल पिलाएँ।
   बच्चे के निर्जलीकरण के लक्षण एवं तीव्रता के अनुसार उसके Fluid का प्रबंधन करेंगे।
   यह द्रव Plan A, B या C (अतिसार का प्रबंधन देखें) के अनुसार दिया जाएगा।
3. **आहार (Diet)**
   - तीव्र अवस्था में बच्चे को द्रव आहार (Liquid diet) दें।
   - उसकी अवस्था स्थिर होने पर उसे मुलायम आहार दें।
   - आहारी छोटी मात्रा तथा कम अंतराल में दें।
   - छोटे बच्चे का स्तनपान जारी रखें।
4. बुखार के उपचार के लिए Antipyretic दवाएँ दें।
5. उदरीय पीड़ा से आराम के लिए antispasmodic दवाएं दें।

जटिलताएँ (Complications)

- Fluid electrolyte imbalance
- शॉक (Shock)
- कोमा (Coma)

- झटके आना (Convulsions)

रोकथाम के उपाय अतिसार के उत्तर में देखें

प्रश्न टिटनस (**Tetanus**)

उत्तर टिटनस (**Tetanus**)

परिभाषा (Definition): यह एक तीव्र संक्रामक रोग है, जो क्लोस्ट्रीडियम टिटनी (Clostridium tetani) द्वारा होता है तथा इसकी विशेषता होती है पेशियों की अकड़न (Muscular stiffness) तथा पीड़ादायक क्षणिक ऐंठन (painful paroxysmal spam).

कारण (Etiology)

Clostridium tetani

बढ़ावा देने वाले कारक (Promoting factors)

- हाथों की सफाई न करना
- डिलीवरी के समय स्वच्छता का ध्यान न रखना
- अप्रशिक्षित व्यक्ति द्वारा डिलीवरी करना
- गर्भावस्था में टीकाकरण न कराना
- चिकित्सीकीय सुविधाओं की कमी
- बच्चे की क्षति (Trauma) या दुर्घटना (Accidents)
  - जलना
  - जानवर का काटना
  - कीड़े का काटना
  - Unsterile surgery
  - IUFD
  - संक्रमण
  - दीर्घकालिक त्वचा का कैंसर
  - फ्रैक्चर
  - नाभि को असुरक्षित प्रकार से काटना
  - आंखों का संक्रमण
- अंधविश्वास के चलते नाभि पर मिट्टी, गोबर या राख लगाना।

नैदानिक लक्षण (Clnical Manifestation)

इसकी इन्क्यूवेशन अवधि 3 से 21 दिन की होती है।

- व्यापक पेशिय ऐंठन एवं अकड़न (Generalized muscle rigidity)
- जबड़े में पीड़ा एवं ऐंठन (Pain and stiffness in the jaw-Lockjaw)
- गले में पीड़ा एवं अकड़न (Dysphasia)
- चेहरे की पेशियों के संकुचन के कारण चेहरे पर मुस्कान भाव का बने रहना। इसे Risus sardonicus कहते हैं।

- छूने, ध्वनि या रोशनी द्वारा अकड़न होना
- Laryngeal spasm के कारण साँस लेने में तकलीफ होना
- Hypoxia.
- अधीरता (Restlessness)
- सिरदर्द (Headache)
- गर्दन में अकड़न (Neck rigidity)
- पीठ एवं गर्दन की पेशियों में ऐंठन, जिसके कारण वह कमान की तरह मुड़ जाती है। इसे Opisthotonos position कहते है।
- झटके आना (Convulsions)
- उच्च रक्तचाप (Hypertension)
- अत्यधिक पसीना आना (Exceesive sweating)
- हृदय की लय का असमान्य होना (Arrhythmias)

जटिलताएँ (Complications)

- श्वसन जटिलताएँ (Respiratory complication)
  - Aspiration Pneumonia
  - Atelectasis
  - Pneumothorax
  - Mediastinal emphysema
- हृदय परिसंचरण जटिलताएँ (Cardiovascular complication)
  - Hypertension
  - Hypotension
  - Arrhythmias
  - Myocarditis
- अन्य जटिलताएँ (Other complications)
  - जीभ या oral mucosa की क्षति
  - Intramuscular hematoma
  - Vertebral fracture

नैदानिक जाँच (Diagnostic Evaluation)

- बीमारी की पूरी जानकारी लेना
- सभी लक्षणों का नैदानिक ऑकलन करना
- Wound swab लेकर सूक्ष्म जीवाणु का पता लगाना।

प्रबन्धन (Management)

- **टिटनस का विशिष्ट उपचार (Specific treatment of tetanus)**
  - Human tetanus immune globulin 500–3000 IU, IM
  - Antitetanic Serum (ATS) 30,000–1,00,000, IM या IV.

- **Antibiotics**
    - Penicillin– यह पसंदीदा दवा होती है।
    - Cephalosporin
- **Antipyretics:** यह बुखार के उपचार के लिए देगें।
- **Sedative एवं Muscle relaxant:** यह पेशीय ऐंठन कम करने के लिए दिया जाता है।
    - Diazepam
    - Phenobarbitone
- **IV Fluid therapy:** बच्चे को उचित द्रव देंगे तथा उसका fluid and electrolyte संतुलन बनाए रखेंगे।
- **श्वसन मार्ग की देखभाल (Care of Respiratory tract):** साँस की तकलीफ को दूर करने के लिए oxygen 4-6 लीटर प्रतिमिनट की दर पर दें।
    - यदि श्वसन क्रिया स्थाई रूप से स्थापित न हो पाए तो, बच्चे को कृत्रिम संवातन (Artificial ventilation) प्रदान करें।
    - यदि बच्चे में अत्यधिक Laryngeal spasm हो तो बच्चे की Tracheotomy करें।
    - Oropharyngeal स्राव को Suctioning द्वारा साफ करें।
    - बच्चे को Fowler's position प्रदान करें।
- **पोषण (Nutrition)**
    - बच्चे को Nasogastric tube द्वारा आहार प्रदान करें।
    - उसे तीव्र अवस्था में मुँह द्वारा खाने को न दें।
- **घाव की देखभाल (Care of wound)**
    किसी प्रकार का घाव यदि टिटनस का कारण हो तो उस घाव की उचित देखभाल करें। जैसे क्षति का घाव, नाभि का संक्रमण आदि।
- **रोकथाम (Prevention)**
    - गर्भवती महिला को गर्भावस्था के दौरान T.T. का टीका लगाएँ।
    - बच्चे को भी DPT, DT, TT का टीकाकरण कराएँ।
    - Prophylactic प्रयोग के लिए Antitetanic Serum (ATS) दें।
    - चोट लगने पर रोगी के घाव को ठीक से antiseptic lotion से धोएँ।
    - डिलीवरी को साफ एवं aseptic तरीके से करें। Umbilical cord को अच्छे से साफ करें, उसे संक्रमण से बचाएँ।

प्रश्न **Acute Glomerulonephritis (AGN)**

उत्तर **Acute Glomerulonephritis (AGN)**

परिभाषा (Definition)

यह एक immune mediated प्रदाह रोग है, जिसमें गुर्दे के glomeruli के Capillary loops प्रभावित होते हैं।

कारण (Causes)

- सूक्ष्म जीवाणु (Microorganisms)
- Group A beta streptococcus hemolyticus.

नैदानिक लक्षण (Clinical manifestation)

- गले में सूजन या पायोडर्मा एवं अन्य त्वचा रोग का इतिहास।
- घटी हुई मूत्र मात्रा जिसमें रक्त उपस्थित होता है।
- Periorbital puffinees का सुबह के समय पाया जाना।
- पैरो में एडीमा (Pedal edema)
- व्यापक एडीमा (Generalized edema)
- तीव्रता से वजन का बढ़ना (Rapid weight gain)
- बुखार (Fever)
- वमन एवं मिचली (Nausea and vomiting)
- भूख न लगना (Anorexia)
- उदरीय पीड़ा (Abdominal pain)
- शारीरिक थकान (Malaise)
- उच्च रक्तचाप (Hypertension)

जटिलताएँ (Complications)

- CCF
- तीव्र गुर्दा विफलता (Acute renal failure)
- Hypertensive encephalopathy
- निरंतर उच्च रक्तचाप का बने रहना (Persistent hypertension)
- एनीमिया (Anemia)
- वृद्धि विफलता (Growth failure)
- Chronic glomerulonephritis.

नैदानिक जाँच (Diagnostic test)

- रोग से संबंधित जानकारी प्राप्त करें।
- मूत्र जांच (Urine test)
  - Specific gravity का बढ़ा होना
  - मूत्र का रंग गंदा भूरा होना
  - Albuminuria
  - माइक्रोस्कोपी परीक्षण—इसमें Red cell, WBC, Pus cells, Epithelial cells एवं Granular cast दिखाई देते हैं।
  - रक्त जाँच (Blood Examination)
  - Blood urea एवं creatinine का स्तर बढ़ा होता है।
  - ESR एवं ASO titer का बढ़ा होना।

- – Anti-DNase B का बढ़ा होना।
- – हीमोग्लोबिन की मात्रा का कम होना।
- – Hyponatremia एवं Hyperkalemia होना।
- Throat swab culture.
  - – इसमें Beta-hemolytic Streptococcus दिखाई देता है।
- Chest X-ray
  - – इसमें Pulmonary congestion दिखाई देता है।

प्रबन्धन (Management)

- पूर्ण आराम प्रदान करें, जब तक साफ मूत्र न आने लगे।
- आहार (Diet)
  - – प्रोटीन एंव नमक प्रतिबंधित आहार दें।
  - – आहार में कार्बोहाइड्रेड की मात्रा उपयुक्त रखें।
  - – द्रव का सेवन गणना अनुसार (Calculated) करें।
  - – प्रतिदिन बच्चे का वजन करें।
- दवाएँ (Drugs)
  - – Antibiotics

    Penicillin को 7–10 दिन तक दें।
  - – Antihypertensive दवाएँ रक्त चाप को नियंत्रित करने के लिए दें।
    - ○ Nifedipine
    - ○ Atenolol
  - – झटके या Encephalopathy में Tranquilizer दवाएँ प्रभावी होती है। Diazepam.
- Dialysis

  यदि Renal failure है, तो बच्चे को dialysis के लिए लेकर जाएँगें।
- जटिलताओं का प्रबंधन (Management of complications)

  विभिन्न जीवन घातक जटिलताओं का उचित उपचार करें।

नर्सिंग प्रबंधन (Nursing Management)

- बच्चे के मूत्र के पैटर्न को मॉनीटर करें।
- उसके शरीर में द्रव का संतुलन बनाने के लिए
- Intake-output chart बनायें।
- Fluid सीमित मात्रा में दें।
- प्रतिदिन वजन नापें।
- प्रोटीन एवं नमक प्रतिबंधित आहार दें।
- Diuretic या antihypertensive दवाएँ दें।
- मूत्र के रंग, मात्रा तथा प्रतिक्रिया की जाँच करें तथा उसे रिकार्ड करें।
- उसे दवाईयाँ समय पर देना सुनिश्चित करें।

- उसके आराम, नींद, सुविधा आदि की देखभाल करें। उसे सोने के लिए उचित वातावरण प्रदान करें।
- बच्चे की क्रियाओं को उसकी समर्थता के अनुसार नियोजित करना तथा उसे अपनी क्रिया, करने में सहयोग करना।
- उसकी त्वचा का विशेष ध्यान रखना। उसे अपनी त्वचा को खुजाने या क्षति पहुँचाने से रोकना। उसके शरीर की उचित स्वच्छता को बनाए रखना।
- बच्चे को उसकी आयु एवं क्षमता के अनुसार खेल की सामग्री प्रदान करना तथा रोग से ध्यान हटाने में उसकी सहायता करना।
- मां को बच्चे की देखभाल में सक्रिय रूप से शामिल करना। माता-पिता को भावनात्मक सहयोग देना।
- उन्हें बच्चे की देखभाल से संबंधित स्वास्थ्य शिक्षा देना।

प्रश्न जलने के लक्षण, जलने के भाग का ऑकलन तथा प्रबंधन लिखें। **Write down the clinical manifestation, estimation of extent of burns and its management.**

उत्तर जलना **(Burns)**

नैदानिक लक्षण (Clinical Manifestation)

- शॉक (Shock)
- शरीर का नीला पड़ना (Cyanosis)
- पेलर (Pallor)
- कमजोरी आना (Prostration)
- पेशिय तान का कम होना (Poor muscle tone)
- पहचान वाले लोगों को पहचानने में असक्षमता (Failure to recognize familiar people)
- पल्स दर का तेज होना (Rapid pulse)
- रक्त चाप का कम होना (Low blood pressure)
- तापमान का कम होना (Subnormal temperature)
- श्वसन द्वारा जलने (Inhalation burns) के लक्षण होंगे
- Glottis का प्रदाह या सूजन (Inflammation or edema of glottis)
- ऊपरी श्वसन मार्ग में बाधा (Upper airway obstruction)
- साँस दर का बढ़ना (Tachypnea)
- आवाज में भारीपन (Hoarseness of voice)
- छाती का संकुचन (Chest retractions)
- नाक फूलना (Nasal flaring)
- अधीरता (Restlessness)
- खाँसी (Cough)
- लार निकलना (Drooling of saliva)

जले हुए Body surface area का ऑकलन (Estimation of extent of burns surface area)

बच्चे के जले भाग का ऑकलन करने के लिए निम्नलिखित विधि प्रयोग की जाती है:–

Rule of hand– इस विधि के अनुसार–

बच्चे की एक बंद मुठ्ठी 1 प्रतिशत जले भाग को चिन्हित करती है।

Rule of five– यह इस प्रकार विभाजित है।

Sr. No	*भाग*	*0–5 वर्ष आयु*	*5–10 वर्ष आयु*	*10 वर्ष से अधिक*
1.	सिर एवं गर्दन	20%	15%	10%
2.	धड़—आगे	20%	20%	20%
3.	धड़—पीछे	20%	20%	20%
4.	हाथ (Upper limbs)	10 × 2 = 20%	10 × 2 = 20%	10 × 2 = 20%
5.	पैर (Lower limbs)	10 × 2 = 20%	15 × 2 = 30%	15 × 2 = 30%
	कुल	100	105	105

5 से 10 तथा उससे अधिक वर्ष की आयु के बच्चे में धड़ का 5% कम कर दिया जाता है।

- Lund and Browder chart द्वारा बच्चे के शरीर के जले प्रतिशत का सही ऑकलन किया जा सकता है।
- Rule of Nine— यह दस वर्ष से अधिक आयु के बच्चों के लिए प्रयोग किया जाता है।

प्रबंधन (Management)

प्राथमिक उपचार (First aid management)

- बच्चे को ऊष्मा स्रोत के पास से दूर हटाएँ।
- आग को बुझाने का प्रयास करें।
- बच्चे के ऊपर पानी न डाले, यह जटिलताएँ उत्पन्न कर सकता है।
- उसे साफ चादर से ढक दें।
- बच्चे को पानी एवं यदि ओ0आर0एस0 उपलब्ध है तो वह पिलाने का प्रयास करें।
- बच्चे के श्वसन मार्ग को साफ बनाए रखने का प्रयास करें। उसके मुँह को एक तरफ मोड़ दें तथा श्वसन दर को नियमित रूप से जाँचे।
- यदि आवश्यकता पड़े तो मुँह द्वारा कृत्रिम संवातन दें।
- जल्दी से जल्दी अस्पताल स्थानान्तरित करें।
- जले भाग पर पट्टी या कोटन लगाने का प्रयास न करें।
- बच्चे को analgesics एवं sedative न दें।

ऑंकलन (Assessment)

अस्पताल पहुँचने पर सबसे पहले बच्चे की स्थिति का ऑंकलन करें।

- ABC-airway, breathing एवं circulation जाँचें।
- चेतना स्तर का ऑंकलन करें।
- Vital signs जाँचें।
- जलने का कारण, समय तथा प्राथमिक उपचार की जानकारी प्राप्त करें।
- जले भाग के प्रतिशत की गणना करें।

Fluid Replacement

जले हुए भाग के प्रतिशत के आधार पर बच्चे को दिये जाने वाले fluid की गणना Parkland formula द्वारा करें।

- पहले 24 घंटे में दिये जाने वाले द्रव की गणना इस प्रकार करेंगे
  Fluid की आवश्यकता = 4 mL Ringer lactate × किलोग्राम में वजन × Total burn surface area का प्रतिशत।
- इसके द्वारा गणना की आधी मात्रा पहले 8 घंटे में दी जाती है। (क्षति के समय से)
- बाकी बची आधी मात्रा अगले 16 घंटे में दी जाती है।
- अगले 24 घंटे– 2 mL Ringer lactate 1 kg/% of burn देगें।

श्वसन मार्ग का प्रबंधन (Airway Management)

- बच्चे के श्वसन मार्ग को साफ रखें।
- अत्यधिक स्राव को साफ करें।
- श्वसन प्रक्रिया स्थापित करने के लिए ऑक्सीजन थेरेपी दें एवं श्वसन दर स्थापित न होने पर संवातन सहयोग (Ventilatory support) दें।
- यदि आवश्यकता पड़े तो Tracheostomy करें।

बच्चे को Tetanus Toxoid (T.T.) एवं Tetanus human immunoglobulin दें।

दवाएँ (Drugs)

- Sedatives एवं analgesic की सहायता से रोगी की पीड़ा एवं घबराहट कम करें।
- Antibiotic दवाएँ दें। यह Nosocomial संक्रमण को रोकता है।

शिशु को Urinary catheter लगाएँ ताकि उसके मूत्र के द्वारा उसके घाव संदूषित न हो।

पोषण Nutrition

- जले बच्चे का पोषण स्तर बनाए रखना आवश्यक है।
- तीव्र अवस्था में रोगी को मुँह द्वारा कुछ न दें। लेकिन धीरे-धीरे उसे मुँह या Nasogatric tube द्वारा आहार देना प्रारंभ करें। तब तक उसे Total parenteral nutrition दें।

- बच्चे को उच्च प्रोटीन एवं कैलोरी युक्त आहार प्रदान करें।
- उसे प्रतिदिन 3 gm/kg body weight तथा 1 gm प्रति TBSA के अनुसार प्रोटीन दें।
- उसे 60 kcal/kg body weight तथा 35 kcal प्रति TBSA के अनुसार कैलोरी दें।

घाव का प्रबंधन (Wound Management)

- बच्चे के घाव का उपचार प्रतिदिन या दिन में दो बार करें।
- घाव की सफाई करते समय, कमरे का तापमान 28–300° रखें।
- बच्चे को sedative तथा analgesic दवाएँ दें।
- उसके घाव की dreesing करते समय sterile तकनीक का प्रयोग करें।
- घाव को normal saline से साफ करें, तथा dead एवं ढीली त्वचा को निकालने दें।
- फफोले को फोड़ कर, उसका द्रव बाहर निकालें।
- अच्छे से सफाई कर उस पर topical cream लगाएँ, जैसे Silver Sulfa-diazine, Silver nitrate या Sulfamylon.
- घाव को Sterile vaseline gauze से ढक कर, पट्टी बाँधें।

पुर्नवासन (Rehabilitation)

बच्चे को शारीरिक, मानसिक, सामाजिक तथा व्यावसायिक पुर्नवासन में सहायता करें।

जटिलताएँ (Complications)

तत्कालिक जटिलताएँ (Early complications)

- Hypovolemic shock
- Respiratory failure
- Renal failure
- Paralytic ileus
- G.I. bleeding
- Wound sepsis
- Thrombophlebitis
- Urinary tract infection
- Hypostatic Pneumonia
- Toxic shock syndrome
- Post-burn seizures
- Hypertension

बाद में होने वाली जटिलताएँ (Late complications)

- Anemia

- Malnutrition
- Growth failure
- Contracture
- Cosmetic problem.
- Psychological trauma.

नर्सिंग प्रबंधन (Nursing Management)

- बच्चे के cardiac output को बढ़ावा तथा सहयोग दें। उसे शॉक में उचित उपचार दें। उसे IV fluid therapy दें, Vitals की नियमित जाँच करें, बच्चे का तापमान सामान्य बनाएँ रखे तथा उसका intake output chart बनाएँ।
- बच्चे के Respiratory function को क्रियाशील बनाए रखें। उसे oxygen therapy प्रदान करें। आवश्यकता पड़ने पर उसे ventilatory support या tracheostomy द्वारा ventilation प्रदान करें।
- उसे पीड़ा एवं असुविधा से आराम दिलाएँ। उसे सुविधाजनक स्थिति दें। Bed cradle का प्रयोग करें तथा analgesic एवं diversion प्रदान करें। समय-समय पर बच्चे की पीड़ा का ऑकलन करें।
- उसे अपने माता या पिता के साथ या समीप रहने दें, ताकि उसका डर एवं घबराहट कम की जा सके।
- बच्चे में संक्रमण की रोकथाम के लिए aseptic technique का प्रयोग करेंगे। हाथों की सफाई पर विशेष ध्यान देंगे। प्रतिदिन रोगी की dressing करेंगे तथा लोगों के मिलने पर पाबंदी लगाएँगे। Antibiotic दवाएँ देंगे। समय-समय पर संक्रमण के लक्षणों की जाँच करेंगे।
- बच्चे के पोषण स्तर को बनाए रखने के लिए, उसकी स्थिति के अनुसार उसे Total parenteral nutrition या मुँह द्वारा आहार या nasogastric feed देंगे।
- जटिलताओं की रोकथाम के उचित उपाय करेंगे। बच्चे को सक्रिय या निष्क्रिय रूप से range of motion व्यायाम कराएँगें।
- उसे चलने के लिए प्रेरित करेंगे। नियमित रूप से उसकी स्थिति परिवर्तन करेंगे। चिकित्सकीय खेल का प्रयोग भी करेंगे।
- माता-पिता एवं बच्चे को मानसिक सहयोग देंगे। उन्हें उपचार के अच्छे उपायों की जानकारी देंगे। बच्चे में अपनी क्षति के प्रति उत्पन्न नकारात्मकता को कम करने में सहयोग करेंगे।

प्रश्न मानसिक मंदता (Mental Retardation)

उत्तर मानसिक मंदता (Mental Retardation)

परिभाषा (Definition)

जब बच्चे में सामान्य स्तर की बुद्धिमता एवं समस्याओं को हल करने का कौशल तीव्र रूप से प्रभावित हो, तो इसे मानसिक मंदता (Mental retardation) कहते हैं।

वर्गीकरण (Classification)

मामूली मानसिक मंदताएँ (Mild Mental Retardation)

- इसमें बच्चे का IQ 51 से 70 होता है।
- यह 4 से 6 कक्षा तक की पढ़ाई करने में सक्षम हैं।
- इन्हें 'पढ़ने योग्य' कहा जाता है।

औसत मानसिक मंदता (Moderate Mental Retardation)

- इसमें बच्चे का IQ 36 से 50 होता है।
- यह दूसरी कक्षा तक शिक्षा प्राप्त करने में सक्षम हैं।
- उन्हें 'प्रशिक्षण योग्य (Trainable)' समझा जाता है।

तीव्र मानसिक मंदता (Severe Mental Retardation)

- इसमें बच्चे का IQ 21 से 35 होता है।
- यह सिर्फ स्वयं की देखभाल करना तथा साधारण बातचीत करना ही सीख सकते हैं।
- इन्हें अधिक निरीक्षण की आवश्यकता होती है।

गंभीर मानसिक मंदता (Profound Mental Retardation)

- इसमें बच्चे का IQ 20 से कम होता है।
- यह बहुत सीमित, स्वयं की देखभाल करना तथा बोलना सीख पाते हैं।
- इन्हें पूर्ण निरीक्षण की आवश्यकता होती है।

कारण (Etiology)

आनुवंशिक रोग (Genetic disorders)

- Down's syndrome
- Klinefelter syndrome

जन्मजात विकार (Congenital Anomalies)

- Hydrocephalus
- Microcephaly
- Cranial Malformation

अंतरगर्भाशयी प्रभाव (Intrauterine Influences)

- माँ के संक्रमण
- अपरा की अपर्याप्तता (Placental insufficiency)
- प्री-एक्लेम्प्सिया (Pre-eclampsia)
- गर्भकाल में रक्तस्राव (Antepartum-haemorrhage)

जन्म के समय स्थितियाँ (Perinatal Conditions)

- जन्म के समय क्षति

- जन्म के समय दम घुटना
- कुसमयता (Prematurity)
- कम वजन (Low birth weight)
- अंतरकपालीय रक्तस्राव (Introacranial haemorrhage)

प्रसवोपरांत स्थितियाँ (Postnatal Conditions)

- CNS संक्रमण।
- कर्निकटरस (Kernicterus)
- विषाक्त एनसिफेलोपैथी (Toxic encephalopathy)
- आयोडीन की कमी (Iodine deficiency)
- तीव्र PEM (Severe PEM)
- चयापचय विकार (Metabolic disorder)

वातावरणीय एवं सामाजिक–सांस्कृतिक कारक (Environmental and Socio-cultural factors)

- गरीबी (Poverty)
- टूटे परिवार (Broken family)
- बच्चे का उत्पीड़न (Child abuse)
- माता-पिता द्वारा उपेक्षा (Child neglect)
- स्वस्थ वातावरण की कमी (Lack of healthy environment)

नैदानिक लक्षण (Clinical Menifestation)

- मानसिक बुद्धिमता का शारीरिक आयु से कम होना।
- परिपक्वता की कमी (Poor maturation)
- सीखने की समस्याएँ (Learning difficulties)
- अनुपयुक्त पारिवारिक एवं सामाजिक समंजन (Inappropriate family and social adjustment)
- इन्फेन्ट (Infant)
    - खाने में कमी (Poor feeding)
    - चूसने में कमजोरी (Weak sucking)
    - कम वज़न वृद्धि (Poor weight gain)
    - दृष्टि एवं सुनने में कमी (Poor visual and auditory response)
    - साधने के विकास में देरी (Delayed head and trunk control)
    - पेशिय तान की कमी या ऐंठन (Hypotonia or spastic muscle tone)

टोडलर (Toddler)

- देर से बोलना सीखना (Delayed speech)
- भाषा का विकार (Language disability)
- मोटर क्रियाएँ सीखने में देरी (Delayed motor skills)

- स्वतः काम करने में विफलता (Failure to achieve independence)
- ध्यान की कमी (Lack of attention)
- एकाग्रता की कमी (Lack of concentration)
- भावात्मक अस्थिरता (Emotional instability)
- सोने में समस्या (Sleep problems)
- अत्यधिक क्रियाशीलता (Hyperactivity)
- झटके आना (Convulsions)

नैदानिक आंकलन (Diagnostic Evaluation)

- इतिवृत्ति (History Taking)
  - गर्भावस्था, प्रसव एवं प्रसवोपरांत की घटनाओं की जानकारी।
  - किसी प्रकार के रोग की जानकारी।
- IQ का आँकलन करने के लिए IQ test.
- मूत्र जाँच (Urine Test): यह चयापचय रोग (Metabolic disease) का पता लगाने के लिए करेंगे।
- अन्य जाँच जिसके द्वारा मानसिक मंदता की पुष्टि करेंगे वह हैं–
  - Chromosomal studies
  - Hormonal assay
  - Serological test
  - CSF study
  - X-ray skull
  - CT scan एवं MRI

प्रबंधन (Management)

- परिवार के सदस्यों एवं माता-पिता की उचित काउंसिलिंग करना।
- माता-पिता को बच्चों की स्थिति तथा आवश्यक सूचना देना।
- उन्हें बच्चे को दी जाने वाली दीर्घकलिक देखभाल के बारे में उचित जानकारी देना।
- बच्चे की विभिन्न थेरेपी के बारे में बताना, जो उसे स्वावलंबी बनाने में थोड़ी सहायता प्रदान करेंगी।
- बच्चे का टीकाकरण कराना तथा उसकी वृद्धि मानीटर करना।
- माता-पिता को मानसिक सहयोग प्रदान करेंगे।

रोकथाम प्रबंधन (Preventive Management)

प्राथमिक स्तर (Primary level prevention)

इस स्तर में रोग के उत्पन्न होने से पहले ही उसकी रोकथाम के उपाय किए जाते हैं। इसके अन्तर्गत किए जाने वाले कार्य इस प्रकार हैं:–

- गर्भावस्था, प्रसव एवं प्रसव उपरान्त (Antenatal, intranatal and postnatal) माँ को उचित (Appropriate) एवं अच्छी देखभाल देना।
- प्रसव (Intranatal) के दौरान किसी प्रकार के उपद्रव (Complication) को रोकना।
- यदि बच्चा शारीरिक एवं मानसिक रूप से विकलांग है तो
    - उसे विशिष्ट (Special) प्रशिक्षण (Training) प्रदान करना।
    - माता-पिता को उसकी देखभाल संबंधित परामर्श देना।
    - माता-पिता को ऐसे बच्चों को स्वीकार करने की हिम्मत एवं हौसला प्रदान करना।
- माँ-पिता-बच्चों के संबंधों को मजबूत बनाने संबंधित स्वास्थ्य शिक्षा प्रदान करना।
- परिवार में परस्पर प्यार, विश्वास एवं आदर की भावना को बढ़ावा देना।
- बच्चों के शारीरिक एवं मानसिक विकास के लिए परिवार एवं स्कूल में शिक्षा प्रदान करना।
- बच्चों को अच्छा आचरण अपनाने के लिए प्रोत्साहित करें।
- सामुदायिक स्तर पर मानसिक रोगों संबंधित कार्यक्रम, प्रशासन एवं साधन उपलब्धता को मजबूत करना।
- शिक्षा खासकर नैतिक मूल्य (Moral values) पर ध्यान देना।

द्वितीयक स्तर (Secondary level prevention)

इस स्तर में मानसिक रोगों का शीघ्र निदान (Early diagnosis) एवं उपचार (Treatment) किया जाता है। इसमें किए जाने वाले कार्य निम्नलिखित हैं:–

- व्यक्ति के मानसिक रोग के लक्षणों (Symptoms) को पहचानना।
- लक्षणों की पहचान होते ही व्यक्ति को उपयुक्त इलाज के लिए अस्पताल लाना।
- जोखिम वर्ग (Risk group) में मानसिक रोगी की प्रस्तुति के लिए परीक्षण कार्यक्रम (Screening programme) करना।
- मानसिक रोगों का समय पर उपयुक्त उपचार करना।
- लोगों में मानसिक रोग एवं उसके लक्षणों (Symptoms) के बारे में जागरूकता फैलाना।
- मानसिक रोग से संबंधित अंधविश्वास एवं सामाजिक कलंक (Social stigma) को शिक्षा के द्वारा दूर करना।
- मानसिक विकारों से उचित प्रबंधन (Appropriate management) से संबंधित अस्पताल एवं समुदाय में कार्यरत स्वास्थ्य अधिकारी एवं कार्यकर्ताओं को प्रशिक्षण देना।
- मानसिक रोग संबंधित राष्ट्रीय कार्यक्रमों को, स्वास्थ्य संस्था के सभी स्तरों पर लागू करना तथा उसका सक्रिय संचालन (Active organization) करना।

- मानसिक स्वास्थ्य के क्षेत्र में काम करने वाले स्वास्थ्य कर्मियों को परामर्श सेवाएँ (Consultation services) उपलब्ध कराना।

तृतीयक स्तर (Tertiary level prevention)

यह स्तर रोग के पुनः पतन (Relapse) की रोकथाम से संबंधित होता है। इसमें किए जाने वाले मुख्य कार्य हैं:–

- अस्पताल में भर्ती रोगियों का पूर्ण उपचार करना।
- उपचार के समय रोगी के परिवार की सक्रिय सहभागिता (Active participation) को बढ़ावा देना।
- रोगी के लिए विभिन्न व्यावसायिक और मनोरंजन गतिविधियों का प्रबंधन करना ताकि उसका ध्यान अन्य क्रियाओं में लगे।
- पारिवारिक सदस्यों से मिलकर सामुदायिक कार्यक्रम शुरू करना।
- मानसिक स्वास्थ्य संस्थानों में काम करने वाली सामुदायिक स्वास्थ्य नर्सों को फौलो-अप केस देना, ताकि वह समय-समय पर उनका अवलोकन (Observation) कर सकें।
- सामुदायिक स्वास्थ्य नर्सों एवं सामुदायिक संस्थान में निरन्तर एवं परस्पर सम्पर्क एवं सहयोग बना कर रहना।

प्रश्न **Write in details about School Health Services. स्कूल स्वास्थ्य सेवाओं के बारे में विस्तृत रूप से लिखें।**

उत्तर **परिभाषा**

स्कूल स्वास्थ्य कार्यक्रम वह कार्यक्रम है जो स्कूली बच्चों के स्वास्थ्य एवं स्वास्थ्य संबंधी विकास के लिए महत्वपूर्ण योजना बनाता है तथा उन्हें सभी स्कूलों में लागू करता है, जिससे स्कूली बच्चों को प्राथमिक स्वास्थ्य सेवा, पोषण एवं टीकाकरण दिया जा सके तथा संक्रामक रोग एवं अस्वस्थ जीवनशैली और आदतों से बचाया जा सके। एक बालक के संपूर्ण विकास के लिए उसे हर स्तर पर अच्छी स्वास्थ्य सुविधाएँ मिल सकें इसके लिए स्कूल स्वास्थ्य सेवाओं की शुरूआत की गई।

स्कूल स्वास्थ्य सेवा के मुख्य उद्देश्य (Aim) हैं:–

- स्वास्थ्य निरीक्षण, स्वास्थ्य सेवा एवं पोषण कार्यक्रमों द्वारा स्कूली बच्चों का सम्पूर्ण विकास एवं उन्नति हो सके।
- संक्रामक रोगों की रोकथाम एवं कन्ट्रोल किया जा सके।
- स्कूल स्वास्थ्य सेवाओं एवं स्वस्थ जीवन को स्कूल में प्रोत्साहित करना, ताकि छात्र स्वास्थ्य के प्रति अनुकूल प्रवृत्ति अपना सके।

अन्य उद्देश्य हैं (Other aims are)

- बच्चे में स्वास्थ्य के प्रति स्वास्थ्य एवं सकारात्मक सोच का विकास करना।
- अच्छे स्वास्थ्य के प्रति बच्चों को स्वस्थ संबंधी ज्ञान एवं प्रवृत्ति अपनाने में सहायता करना।

- बच्चों को सामान्य स्वास्थ्य समस्याओं एवं उनकी रोकथाम के तरीकों से अवगत कराना।
- बच्चे को स्वास्थ्य प्रचार में एक चेन्ज ऐजेन्ट (change agent) की तरह समझना तथा उन्हें स्वास्थ्य के प्रति प्रोत्साहित करना।
- शिक्षकों को स्वास्थ्य संबन्धी जानकारी से लैस (equip) करना, जिससे वह बच्चे को एक प्रभावी वातावरण में स्वास्थ्य शिक्षा दें सके।
- स्कूल के वातावरण की साफ-सफाई को सुनिश्चित करना तथा पीने के पानी तथा कूड़ा फेंकने की विधि एवं स्थान आदि पर विशेष ध्यान देना।
- एक उचित सामाजिक एवं भावनात्मक व्यवहार को प्रोत्साहित करना।
- स्वास्थ्य समृद्धि के लिए स्कूल, घर एवं समुदाय के लोगों का सहयोग प्राप्त करना।

स्कूल स्वास्थ्य सेवा के महत्व (Importance of school health services)

- स्कूल स्वास्थ्य सेवाएँ विभिन्न प्रकार से बच्चों के स्वास्थ्य की देखभाल करती हैं तथा भविष्य में स्वस्थ जीवन शैली अपनाने में सहायता करती हैं। मुख्य कारण जिसकी वजह से स्कूल स्वास्थ्य सेवाएँ महत्वपूर्ण हैं वह है:–

बच्चों का प्राथमिक स्वास्थ्य परीक्षण

- स्कूल स्वास्थ्य सेवाओं के अतंर्गत बच्चों का प्राथमिक परीक्षण किया जाता है। इस परीक्षण के कारण यह पता लगाया जा सकता है कि कितने बच्चे कमजोर या कुपोषण का शिकार हैं, जिनकी वृद्धि नहीं हो रही है या जिनमें किन्ही चिन्हों एवं लक्षणों को देखकर किसी रोग के होने की सम्भावना होती है।
- ऐसे बच्चों का पूर्णरूप से परीक्षण कर, सही समय पर उनका उपचार कराया जा सकता है।

स्कूल की स्वच्छता पर नियन्त्रण

- इस कार्यक्रम के अंतर्गत स्कूल की स्वच्छता का निरीक्षण किया जाता है।
- स्कूल में बच्चों को स्वच्छ पीने का पानी, स्वच्छ मूत्रालय एवं शौचालय आदि के प्रबंधन को सुनिश्चित किया जाता है, ताकि बच्चे किसी प्रकार के जल या शौच से उत्पन्न हुए संक्रमण का शिकार न हो। अतः यह बिमारियों की रोकथाम के लिए भी महत्वपूर्ण है।

राष्ट्रीय पोषण कार्यक्रम को बच्चों तक पहुचानें का माध्यम

मिड-डे-मील, Vitamin A प्रोग्राम आदि का संचालन स्कूली स्तर पर किया जाता है। अधिकतर बच्चे स्कूल अवश्य जाते हैं, इसलिए स्कूल स्वास्थ्य सेवाओं के अन्तर्गत स्कूली बच्चों में पोषण संबंधी समस्याओं को पहचाना जा सकता है तथा उनका निवारण किया जा सकता है।

चिकित्सा का प्रचार (Health Promotion)

स्कूली स्तर से यदि बच्चों को स्वास्थ्य के प्रति सचेत किया जाए, तो वह स्वास्थ्य को अपनाने तथा दूसरों तक पहुँचाने में सहायक होते हैं। इस कारण यदि स्कूल स्वास्थ्य सेवाओं को प्रोत्साहित किया जाता है तो अन्य स्वास्थ्य सम्बन्धी सेवाओं का प्रचार अपने आप बच्चों के बीच हो जाता है तथा वे स्वास्थ्य के प्रति जागरूक हो जाते हैं।

- बच्चे प्रत्येक राष्ट्र का भविष्य होते हैं, यदि उनके स्वास्थ्य का ध्यान नहीं रखेंगे तो राष्ट्र के स्वास्थ्य पर असर पड़ेगा। इसलिए एक स्वस्थ राष्ट्र के लिए स्वस्थ बच्चों का होना अनिवार्य है। स्कूल स्वास्थ्य सेवाएँ हमें इसे बनाए रखने में सहायक होती हैं।
- इस कार्यक्रम द्वारा युवा पीढ़ी को जीवन शैली अपनाने के लिए, शिक्षा एवं प्रोत्साहन दिया जाता है; जिससे वे भविष्य में स्वास्थ्य के प्रति सचेत रहें।
- बच्चें का स्वास्थ्य उन्हें एक अच्छा नागरिक बनाने के लिए सहायक होता है, ताकि वह अपना, अपने परिवार का, समाज का तथा राष्ट्र का वेलफेयर (welfare) कर सके।
- स्कूल में आने वाले बच्चे विभिन्न, सामाजिक, आर्थिक एवं सांस्कृतिक तबके से होते हैं। जो उनके स्वास्थ्य एवं पोषण पर असर डालता है। अतः स्कूल स्वास्थ्य सेवाओं द्वारा उन सभी बच्चों को समान रूप से स्वास्थ्य, देखभाल एवं शिक्षा दी जा सकती हैं, ताकि वे अपने स्वास्थ्य का प्रबंधन कर सकें।

प्रश्न स्कूल स्वास्थ्य कार्यक्रम में नर्स की भूमिका लिखिए। (Write role of Nurse in School Health Programme.)

उत्तर स्कूल स्वास्थ्य कार्यक्रम में नर्स की भूमिका इस प्रकार है:–

प्राथमिक स्वास्थ्य परीक्षण एवं देखभाल (Preliminary health examination and care)

- नर्स चिकित्सा अधिकारी के स्कूल में आने से पहले बच्चों का प्राथमिक स्वास्थ्य परीक्षण करती है।
- वह रोग ग्रस्त, कुपोषण का शिकार, कमजोर एवं विकास में कमी आदि जैसे लक्षण वाले बच्चों को अलग कर लेती है, ताकि अधिकारी पूर्ण रूप से उनका परीक्षण कर सके।
- बच्चें में किसी रोग के पाये जाने पर वह उसकी चिकित्सा का परामर्श भी देती है।
- वह बच्चों एवं शिक्षकों को प्राथमिक देखभाल के बारे में बताती है।

स्कूल की स्वच्छता (Sanitation of School)

- सामुदायिक स्वास्थ्य नर्स स्कूल की साफ-सफाई का निरीक्षण करती है।
- वह बच्चे के लिए उपलब्ध पीने के पानी की स्वच्छता एवं प्रबंधन को देखती है।

- स्कूल द्वारा छात्र-छात्राओं के लिए अलग-अलग एवं साफ-सुथरे मूत्रालय एवं शौचालय का प्रबंधन होना चाहिए, वह इसे सुनिश्चित करती है तथा प्रबंधन को सूचित करती है।

स्कूली बच्चों के पोषण की आवश्यकताएँ (Nutritional needs of School Children)

- वह स्कूली बच्चों में उपस्थित कुपोषण या अल्पपोषण का अवलोकन एवं परीक्षण करती है।
- वह स्कूल में पोषण कार्यक्रम का संचालन करती है जैसे मिड डे मील (Mid-day meal), Vit-A का वितरण (Vit A distribution)।

टीकाकरण (Immunization)

स्कूली बच्चों को क्षयरोग [Tuberculosis (T.B.), टेटनस (Tetanus) एवं टॉयफाइड (Typhoid) आदि रोगों के प्रति टीकाकरण किया जाता है।

प्राथमिक उपचार (First aid)

- वह स्कूली बच्चों को स्वयं भी प्राथमिक उपचार देती है।
- वह स्कूल के शिक्षक, मॉनीटर, क्लर्क आदि को प्राथमिक उपचार का प्रशिक्षण देती है ताकि समय पर कोई इसे प्रभावी रूप से प्रयोग कर सके।

स्वास्थ्य शिक्षा (Health Education)

- सामुदायिक स्वास्थ्य परिचायिका स्कूलों में जाकर बच्चों को साफ-सफाई से रहने, अच्छी आदतें अपनाने एवं स्वास्थ्य की देखभाल करने के बारे में सिखाती है।
- वह उन्हें पौष्टिक भोजन, उपयुक्त व्यायाम करना, समय पर सोने आदि के बारे में भी शिक्षा प्रदान करती है।

स्कूल के स्वास्थ्य रिकॉर्ड को बनाना (Maintaining School health Record)

स्कूल के प्रत्येक बच्चे का स्वास्थ्य रिकॉर्ड रखा जाना चाहिए। इन रिकॉर्ड में बच्चे से संबंधित व्यक्तिगत जानकारी जैसे (जन्म की तारीख, पता आदि) के साथ-साथ उसके स्वास्थ्य संबंधी तत्कालीन एवं पुरानी समस्याओं को रिकॉर्ड करना नर्स का कार्य है।

MULTIPLE CHOICE QUESTIONS

1. **Shape of posterior fontanelle is ....**
    पोस्टीरियर फोन्टनेल का आकार होता है–
    a. Diamond (डाईमण्ड)
    b. Triangular (त्रिकोण)
    c. Diagonal (विकर्ण)
    d. Oval (अण्डाकार)
    उत्तर (b) Triangular (त्रिकोण)

2. **Oral thrush is caused by ....**
    ओरल थ्रश का कारण है–
    a. Bacteria (जीवाणु)
    b. Fungus (फफूँद)
    c. Virus (विषाणु)
    d. Rickettsia (रिकेटसिआ)
    उत्तर (b) Fungus (फफूँद)

3. **Baby born before completion of 37 weeks of gestation is called:**
    a. Preterm baby (प्रीटर्म शिशु)
    b. Postterm baby (पोस्टटर्म शिशु)
    c. Low birth weight baby (कम जन्म वजन वाले शिशु)
    d. Normal baby (सामान्य शिशु)
    उत्तर (a) Preterm baby (प्रीटर्म शिशु)

4. **In children deficiency of protein leads to:**
    बच्चों में प्रोटीन की कमी से होता है–
    a. Malaria (मलेरिया)
    b. Night blindness (रतौंधी)
    c. Scurvy (स्कर्वी)
    d. Kwashiorkor (क्वाभियोरकर)
    उत्तर (d) Kwashiorkor (क्वाभियोरकर)

5. **Immunoglobulin present in breast milk is:**
    माँ के दूध में पाया जाने वाला इम्म्यूनोग्लोबुलीन है–
    a. lg A (आई.जी.ए.)
    b. lg G (आई.जी.जी.)
    c. lg M (आई.जी.एम.)
    d. lg E (आई.जी.इ.)
    उत्तर (a) lg A (आई.जी.ए.)

6. **Inflammation of brain is called:**
    मस्तिष्क के प्रदाह को कहते हैं:–
    a. Nephritis (नेफ्रेटिस)
    b. Meningitis (मिनेनजायटिस)
    c. Encephalitis (एन्सेफेलाइटिस)
    d. Cystitis (सिसटैटिस)

उत्तर (c) Encephalitis (एन्सेफेलाइटिस)

7. **Lateral curvature of the spine is called:**
    मेरूदंड की मध्यरेखा से बगल की ओर वक्रता को कहते हैं।
    a. Scoliosis (स्कोलियोसिस)
    b. Lordosis (लोरडोसिस)
    c. Phimosis (फिमोसिस)
    d. Fistula (फिस्टूला)

उत्तर (a) Scoliosis (स्कोलियोसिस)

8. **A malformation when the site of urethral meatus is on the penile ventral surface is:**
    यह एक कुनिर्माण होता है जिसमें मूत्रमार्ग की नलिका शिश्न की निचली सतह पर खुलती है।
    a. Epispadias (एपिस्पेडियस)
    b. Hypospadias (हाइपोस्पेडिएस)
    c. Phimosis (फीमोसीस)
    d. Fistula (फिस्टूला)

उत्तर (b) Hypospadias (हाइपोस्पेडिएस)

9. **The hormone helps the breast milk production:**
    माँ के स्तन में दूध बनने के लिए हारमोन सहायता करता है।
    a. Prolactin (प्रोलैक्टिन)
    b. Oxytocin (ऑक्सीटोसीन)
    c. Thyroxine (थाईरोक्सिन)
    d. Insulin (इन्सुलिन)

उत्तर (a) Prolactin (प्रोलैक्टिन)

10. **B.C.G. vaccine is given to prevent:**
    किसके बचाव के लिए बी.सी.जी. का टीका देते हैं–
    a. Diphtheria (डिप्थीरिया)
    b. Chickenpox (चिकन पॉक्स)
    c. Measels (खसरा)
    d. Tuberculosis (क्षयरोग)

उत्तर (d) Tuberculosis (क्षयरोग)

11. **100 mL of breast milk provide how many calories:**
    100 मिली माँ के दूध से कितना कैलोरी मिलता है–
    a. 66 cal (60 कैलोरी)
    b. 36 cal (36 कैलोरी)
    c. 100 cal (100 कैलोरी)
    d. 5 cal (5 कैलोरी)
    उत्तर (a) 66 cal (60 कैलोरी)

12. **Pus in the pleural cavity is known as:**
    फुफ्फुस गुहा के पीव होने को कहते हैं।
    a. Atelectasis (एटलेक्टासिस)
    b. Emphysema (एम्फायसीमा)
    c. Empyema (एम्पाइमा)
    d. Pneumonia (निमोनिया)
    उत्तर (c) Empyema (एम्पाइमा)

13. **Neonatal hypoglycemia is treated with:**
    नियोनेटल हायपोग्लायसीमिया के इलाज में प्रयोग होता है।
    a. Normal Saline (नार्मल सेलाइन)
    b. 10% dextrose (10% डेक्सट्रोस)
    c. Insulin (इन्सुलिन)
    d. Sterile water (स्टाइल वाटर)
    उत्तर (b) 10% dextrose (10% डेक्सट्रोस)

14. **A pediatrician orders 250 mL of isolyte P to infuse over 5 hours. The drop factor is 60 drops/mL. A nurse sets the flow rate at how many drops/mL.**
    250 मिली आइसोलाइट पी 5 घंटे के अन्दर देने के लिये डॉक्टर ने आदेश दिया है एक मिली में 60 ड्राप्स हैं तो इसका **flow rate** कितना होना चाहिए।
    a. 50 drops (50 ड्रॉप्स)
    b. 15 drops (15 ड्राप्स)
    c. 25 drops (25 ड्रॉप्स)
    d. 30 drops (30 ड्राप्स)
    उत्तर (a) 50 drops (50 ड्रॉप्स)

15. **Ascariasis is caused by:**
    एस्करियासिस होता है।
    a. Roundworm (राउन्डवोर्म)
    b. Pinworm (पिनवोर्म)

    c. Hookworm (हुकवोर्म)

    d. Tapeworm (टेपवोर्म)

उत्तर (a) Roundworm (राउन्ड वोम)

16. **Hemophilia A is due to the deficiency of**
हीमोफीलिया ए किस चीज की कमी से होता है।

    a. Factor IX (फैक्टर IX)

    b. Factor X (फैक्टर X)

    c. Factor VIII (फैक्टर VIII)

    d. Factor IV (फैक्टर IV)

उत्तर c. Factor VIII (फैक्टर VIII)

17. **Backward curvature of the spine is called:**
मेरूदण्ड की मध्यरेखा से पीछे की ओर वक्रता को कहते हैं।

    a. Scoliosis (स्कोलिओसिस)

    b. Kyphosis (कायफोसिस)

    c. Lordosis (लाडोसिस)

    d. Osteomalacia (ऑस्टियोमलेभिया)

उत्तर (b) Kyphosis (कायफोसिस)

18. **Wilms tumor is associated with:**
विल्म्स ट्यूमर दिखाई देता है।

    a. Heart (हृदय)

    b. Liver (यकृत)

    c. Brain (मस्तिष्क)

    d. Kidney (किडनी)

उत्तर (d) Kidney (किडनी)

19. **Dosage of BCG vaccine is:**
बी.सी.जी. टीके की खुराक है।

    a. 0.5 mL (0.5 मिली)

    b. 0.1 mL (0.1 मिली)

    c. 1 mL (1 मिली)

    d. 2 mL (2 मिली)

उत्तर (a) 0.5 mL (0.5 मिली)

20. **Moro reflex disappears.**
मोरो रिफ्लेक्स समाप्त होता है।

    a. 1 year (1 साल)

    b. 8–9 months (8–9 महीना)

c. 5-6 months (5-6 महीना)

d. 3-4 months (3-4 महीना)

उत्तर (d) 3-4 months (3-4 महीना)

21. **Which assessment finding is documented in case of an infant with Hirschsprung's diseases:**
Hirschsprung's रोगों के साथ एक नवजात शिशु के मामले में निम्न में से कौन सा मुल्यांकन है।

a. Diarrhea (डायरिया)

b. Projectile vomiting (प्रक्षेप्य उल्टी)

c. Regurgitation of feed (फीड के Regurgitation)

d. Foul smelling ribbon like stools (गंदा महक रीबन की तरह मल)

उत्तर (d) Foul smelling ribbon like stools (गंदा महक रीबन की तरह मल)

22. **First permanent tooth will erupt at the age of ....**
पहला स्थायी दाँत किस उम्र में आ जाते हैं।

a. 3 years (3 वर्ष)

b. 6 years (6 वर्ष)

c. 7 years (7 वर्ष)

d. 9 years (9 वर्ष)

उत्तर (b) 6 years (6 वर्ष)

23. **Damage to the upper brachial plexus involving the 5th and 6th cervical nerve roots is called ....**
ऊपरी बाहु 5वीं और 6वीं ग्रीवा तंत्रिका जड़ों से जुड़े जाल के नुकसान को कहा जाता है–

a. Erb's palsy (अर्ब पैल्सी)

b. Facial palsy (फेसियल पेल्सी)

c. Klumpke's palsy (क्ल्स्कीस पैल्सी)

d. Brachial palsy (ब्रेकियल पैल्सी)

उत्तर (a) Erb's palsy (अर्ब पैल्सी)

24. **Human breast milk contains:**
मानव स्तन दूध में शामिल हैं–

a. lgA (lgA)

b. lgG (lgG)

c. lgM (lgM)

d. lgF (lgF)

उत्तर (a) lgA (lgA)

25. **A pediatrician orders 500 mL of Isolyte - P to infuse over 5 hours the drop factor is 10 drops/mL. A nurse sets the flow rate at how many drops/ minute.**

Isolyte -P की 500 mL एक चिकित्सक के आदेश पर 5 घंटे तक बूंद को पानी में डालने के लिए 10 बूंद प्रति मिलीलीटर है एक नर्स कितने बूंद प्रति मिनट की दर से प्रवाह को निर्धारित करती है–

   a. 15 drops (15 बूँद)

   b. 17 drops (17 बूँद)

   c. 20 drops (20 बूँद)

   d. 22 drops (22 बूँद)

उत्तर (b) 17 drops (17 बूँद)

26. **Down syndrome is also known as:**

डाउन सिंड्रोम के रूप में भी जाना जाता है–

   a. Trisomy 18 (ट्राईसोमी 18)

   b. Trisomy 21 (ट्राईसोमी 21)

   c. Trisomy 13 (ट्राईसोमी 13)

   d. Trisomy 15 (ट्राईसोमी 15)

उत्तर b. Trisomy 21 (ट्राईसोमी 21)

27. **DPT booster dose is given at:**

डीपीटी बूस्टर की खुराक दी जाती है–

   a. 15-18 months (15-18 महीने में)

   b. 6-8 months (6-8 महीने में)

   c. 2 months (2 महीने में)

   d. 6 years (6 वर्ष में)

उत्तर (a) 15-18 months (15-18 महीने में)

28. **Which of the following toy will you suggest as most appropriate for an 8 month old child.**

8 माह के शिशु के लिए निम्न में से आप कौन सा खिलौना हेतु सुझाव देंगे–

   a. Push pull toys (पुश पुल टवायज)

   b. Rattle (रैटल)

   c. Large blocks (लार्ज ब्लाक)

   d. Mobile (मोबाइल)

उत्तर (b) Rattle (रैटल)

29. **Which of the following is the clinical manifestation of infants of diabetic mother.**
    इसमें से कौन सा लक्षण मधुमेह ग्रसित माँ के शिशुओं में परिलक्षित होता है–
    a. Microsomia (मइकोसोमिया)
    b. Macrosomia (मैक्रोसोमिया)
    c. Hypermagnesemia (हाइपरमैगनेसेमिया)
    d. Hypercalcemia (हाइपरकैल्सिमिया)

उत्तर (b) Macrosomia (मैक्रोसोमिया)

30. **Oral stage is .... मौखिक अवस्था है–**
    a. Birth to one year (जन्म से 1 साल तक)
    b. 3–6 years (3–6 साल)
    c. 8–12 years (8–12 साल)
    d. 16–19 years (16–19 साल)

उत्तर (a) Birth to one year (जन्म से 1 साल तक)

31. **A pediatrician orders 500 mL of normal saline to infuse over 5 hours. The drop factor is 10 drops/mL. A nurse sets the flow rate at how many drop per minute.**
    a. 15 drops
    b. 17 drops
    c. 20 drops
    d. 22 drops

Ans (b) 17 drops

32. **The play during toddler period is:**
    a. Solitary
    b. Parallel
    c. Co-operative
    d. None of the above

Ans (a) Solitary

33. **Which of the following is the drug of choice for the newborn with acquired immunodeficiency syndrome?**
    a. Phenobarbitone
    b. Sodium benzoate
    c. Zidovudine
    d. Prednisolone

Ans (c) Zidovudine

34. **Which among the following is a characteristic of a premature baby?**

    a. Normal muscle tone

    b. Less lanugo is present

    c. Labia minora is exposed

    d. Normal sole creases

Ans (c) Labia minora is exposed

35. **Brachial paralysis of the upper portion of the arm is known as:**

    a. Erb's palsy

    b. Facial palsy

    c. Klumpke's palsy

    d. Brachial palsy

Ans (a) Erb's palsy

36. **The nurse doing a newborn assessment counts the infant umbilical cord vessels. In a normal infant there are:**

    a. 2 vessels-one vein and one artery

    b. 3 vessels-2 veins and one artery

    c. 3 vessels-one vein and 2 arteries

    d. 4 vessels-2 veins and 2 arteries.

Ans (c) 3 vessels-one vein and 2 arteries

37. **In term of preventive teaching for the parents of a one year old, the nurse would speak to them about.**

    a. Nutrition

    b. Toilet

    c. Training

    d. Sexual development

Ans (a) Nutrition

38. **What will be the appropriate action of nurse when the neonate seems to have convulsions?**

    a. Ensure the child's airway and administers oxygen

    b. Remove the eyeglasses from the child if present

    c. Call the parents and explain the seriousness to the parents

    d. None of the above

Ans (a) Ensure the child's airway and administers oxygen

39. **Which of the following is a clinical manifestation of infants of diabetic mother?**

    a. Macrosomia

    b. Hyper magnesemia

    c. Hyper calcemia

    d. Microsomia

Ans (a) Macrosomia

40. The muscles used for intramuscular injection in children are:

    a. Vastus lateralis

    b. Rectus femoris

    c. Gluteal

    d. All the above

Ans (a) Vastus lateralis

41. Infancy में खेल का प्रकार होता है (The type of play during infancy is)

    a. एकान्त खेल (Solitary play)

    b. समानांतर खेल (Parallel play)

    c. संबंधित खेल (Associative play)

    d. सहयोगी खेल (Cooperative play)

उत्तर (a) एकान्त खेल (Solitary play)

42. 12 से 15 महीने का बच्चा सीखता है। (Child between 12 month and 15 month learn to):

    a. आसान शब्द बोलना (Say simple words)

    b. चम्मच प्रयोग करना (Use of spoon)

    c. सीधे चलना (Walk erect)

    d. सीढ़ी चढ़ना (Climb stairs)

उत्तर (c) सीढ़ी चढ़ना (Climb stairs)

43. रोग होने के बाद शरीर में antibody बनने के बाद प्रतिरक्षा बनने को कहते है। Immnity by antibody formation during the course of a disease

    a. सक्रिय प्राकृतिक प्रतिरक्षा (Active natural immunity)

    b. सक्रिय कृत्रिम प्रतिरक्षा (Active artificial immunity)

    c. निष्क्रिय प्राकृतिक प्रतिरक्षा (Passive natural immunity)

    d. निष्क्रिय कृत्रित प्रतिरक्षा (Passive artificial immunity)

उत्तर (a) सक्रिय प्राकृतिक प्रतिरक्षा (Active natural immunity)

44. शरीर में दाने निकलने तथा कोपलिक धब्बे का मुँह में होना, इस रोग की विशेषता है।

A viral infection characterized by rash and koplik spots in the month.

    a. रूबोला (Rubeola)

    b. रूबेला (Rubella)

    c. चेचक (Chickenpox)

    d. खसरा (Measles)

उत्तर (d) खसरा (Measles)

45. **Chickenpox का वाइरस यह रोग भी कर सकता है।**
The virus causing chickenpox can also produce.
- a. जर्मन मीज़ल्स (German measles)
- b. हरपीज़ जोस्टर (Herpes zoster)
- c. संक्रमित हिपेटाइटिस (Infectious hepatitis)
- d. इनमें से कोई नहीं (None of the above)

उत्तर (b) हरपीज़ जोस्टर (Herpes zoster)

46. **A streptococcal infection जिसकी विशेषता है जोड़ो में सूजन, बुखार तथा Endocarditis होने की संभावना।**
A streptococcal infection characterized by swollen joints, fever and possibility of endocarditis is:
- a. वूपिंग कफ (Whooping cough)
- b. टिटनस (Tetanus)
- c. रूमेटिक बुखार (Rheumatic fever)
- d. खसरा (Measles)

उत्तर (c) रूमेटिक बुखार (Rheumatic fever)

47. **एक बच्चे को 24 घंटे में 1000 mL 5% dextrose दिना जाना है तथा मिनी ड्रॉपर द्वारा 60 drop/mL दिया जा सकता है। द्रव देने की दर होगी।**
A child is getting 5% dextrose 1000 mL IV in 24 hours, the mini dropper delivers 60 drop/mL. The rate of flow will be
- a. 30 drop/min
- b. 32 drop/min
- c. 38 drop/min
- d. 42 drop/min

उत्तर (d) 42 drop/min

48. **रक्त कैंसर के उपचार के लिए पसंदीदा दवा है।**
Drug of choice to treat leukemia is:
- a. Prednisolone
- b. Methotrexate
- c. Vincristine
- d. Vinblastine

उत्तर (c) Vincristine

49. मम्पस के द्वारा किशोर लड़को में होने वाली जटिलता है।
Most important complication of mumps in adolescent boys is:
   a. हाइपोथाईरोडिज्म (Hypothyroidism)
   b. हाईपोपिट्युटरिजम (Hypopituitarism)
   c. नपुंसका (Sterility)
   d. कैकेक्सिया (Cachexia)
उत्तर (c) नपुंसका (Sterility)

50. ओरल थ्रश का कारण है।Cause of oral thrush is:
   a. निसीरिया गोनोरिया (Neisseria gonorrhoeae)
   b. एंट अमीबा (Entamoeba)
   c. कैन्डिडा एल्बिकन्स (Candida albicans)
   d. वेरीसिला (Varicella)
उत्तर (c) कैन्डिडा एल्बिकन्स (Candida albicans)

51. ओरल पोलियो के टीके का दूसरा नाम है।
Name of the oral polio vaccine is:
   a. BCG
   b. TAB
   c. Salk
   d. Sabin
उत्तर (d) Sabin

52. परट्यूसिस के संचारण की विधि है।
Mode of Transmission of pertussis is:
   a. वेक्टर द्वारा (Through vector)
   b. संदूषित पानी द्वारा (Through contaminated water)
   c. ड्रोपलेट संक्रमण (Droplet infection)
   d. मल-मुँह द्वारा (Faeco-oral route)
उत्तर (c) ड्रोपलेट संक्रमण (Droplet infection)

53. इनमें से ट्रिपल एंटीजन है–
Tripple antigen denotes
   a. DPT
   b. BCA
   c. TAB
   d. OPV
उत्तर (a) DPT

54.   डिफ्थीरिया का कारक सूक्ष्म जीव है।
The causative organism of diptheria is:
   a.   माइकोबैक्टीरियम (Mycobacterium)
   b.   स्ट्रेप्टोकोकस (Streptococcus)
   c.   कोरीनीबैक्टीरियम डिफ्थीरिया (Corynebacterium diptheria)
   d.   स्टेफाइलोकोकस़ (Staphylococcus)
उत्तर   (c) कोरीनीबैक्टीरियम डिफ्थीरिया (Corynebacterium diptheria)

55.   नवजात शिशु का औसतन वजन होता है।
Average weight of a newborn baby is:
   a.   2 kg
   b.   3 kg
   c.   4 kg
   d.   5 kg
उत्तर   (b) 3 kg

56.   बच्चे का जन्म वजन इस आयु में पहुँच कर दोगुना हो जाता है।
The birth weight of the baby doubles at the age of:
   a.   तीन महीना (3 months)
   b.   छः महीना (6 months)
   c.   आठ महीना (8 months)
   d.   दस महीना (10 months)
उत्तर   (b) छः महीना (6 months)

57.   बच्चे के दाँत निकलने की आयु है–
   a.   चार महीना (4 months)
   b.   छः महीना 6 (months)
   c.   आठ महीना 8 (months)
   d.   दस महीना 10 (months)
उत्तर   (b) छः महीना 6 (months)

58.   ट्रेकियोईसोफेजियल फिस्टुला के बच्चे में यह लक्षण होगा।
A child with tracheoesophageal fistula will have
   a.   अत्यधिक लार टपकना (Excessive drooling of saliva)
   b.   पल्स दर बढ़ना (Tachycardia)
   c.   उच्च रक्त चाप (Hypertension)
   d.   निम्न रक्त चाप (Hypotension)
उत्तर   (a) अत्यधिक लार टपकना (Excessive drooling of saliva)

59. ट्रायसोमी 21 हैं। Trisomy 21 is:
- a. क्लेनिफिल्टरस सिंड्रोम (Klinefelter's syndrome)
- b. गोनाडल एजेनेसिस (Gonadal agenesis)
- c. टर्नरस सिंड्रोम (Turner's syndrome)
- d. डाउन्स सिंड्रोम (Down's syndrome)

उत्तर (d) डाउन्स सिंड्रोम (Down's syndrome)

60. बच्चे के नाक पर उपस्थित सफेद उभरे हुए दानों को कहते हैं।
Small, whitish pinpoint spots found in infants nose.
- a. वरनिक्स (Vernix)
- b. मंगोलियन धब्बे (Mongolian spot)
- c. मीलिया (Milia)
- d. पोस्टुल (Pustule)

उत्तर (c) मीलिया (Milia)

61. प्रोटीन की कमी के कारण होता है।
Protein deficiency leads to:
- a. क्वाशियोरकर (Kwashiorkar)
- b. मरास्मस (Marasmus)
- c. पैलेग्रा (Pellagra)
- d. बेरी–बेरी (Beri-Beri)

उत्तर b. मरास्मस (Marasmus)

62. माँ के दूध में उपस्थित immunoglobulin हैं।
Immunoglobulin present in human milk is:
- a. Ig G
- b. Ig M
- c. Ig E
- d. Ig A

उत्तर (d) Ig A

63. बच्चे द्वारा पहले त्यागे मल का कहते हैं।
The first stool of newborn is called:
- a. मीकोनियम (Meconium)
- b. पानीदार मल (Watery stool)
- c. ढीला मल (Loose stool)
- d. डाउन्स सिंड्रोम (Down's syndrome)

उत्तर (a) मीकोनियम (Meconium)

64. विटामिन C की कमी से होता है।
Deficiency of vitamin C leads to:
   a. जेरोप्थेलमिया (Xerophthalmia)
   b. सकर्वी (Scurvy)
   c. रतौंधी (Night-blindness)
   d. बेरी-बेरी (Beri-beri)

उत्तर (b) सकर्वी (Scurvy)

65. व्यापक टीकाकरण कार्यक्रम किस वर्ष प्रारंभ हुआ।
Universal Immunization Programme was launehed in the year.
   a. 1975
   b. 1971
   c. 1985
   d. 1965

उत्तर (c) 1985

66. BCG टीका किस विधि से दिया जाता है।
Route of administration of BCG vaccine is:
   a. इन्ट्राडर्मल (Intradermal)
   b. इन्ट्रावीनस (Intravenous)
   c. इन्ट्रामस्कुलर (Intramuscular)
   d. सबक्युटेनियस (Subcutaneous)

उत्तर (d) सबक्युटेनियस (Subcutaneous)

67. ग्लोमरूलोनेफराईटिस में मूत्र का रंग होता है।
Colour of urine in glomerulonephritis is:
   a. भूरा रंग (Brown color)
   b. हरा रंग (Green color)
   c. पीला रंग (Yellow color)
   d. गहरा कोला रंग (Dark cola color)

उत्तर (d) गहरा कोला रंग (Dark cola color)

68. गुर्दे का तीव्र मेलिगनेंट ट्यूमर है।
Highly malignant tumor of kidney is:
   a. रेटिनोब्लास्टोमा (Retinoblastoma)
   b. एविंग्स सारकोमा (Ewings sarcoma)
   c. विल्म्स ट्यूमर (Wilms tumor)
   d. ओस्टियोसारकोमा (Osteosarcoma)

उत्तर c. विल्म्स ट्यूमर (Wilms tumor)

69. एसकेरिएसिस का कारण सूक्ष्म जीवी है।
The Causative micro-organism of ascariasis is:
   a. कोरीनीवैक्टीरियम (Corynebacterium)
   b. एसकेरिस लम्ब्रिकोइडिस (Ascaris Lumbricoides)
   c. क्लेबशिएला (Klebsiella)
   d. सालमोनेला (Salmonella)
उत्तर b. एसकेरिस लम्ब्रिकोइडिस (Ascaris Lumbricoides)

70. जन्म से उपस्थित aganglionic megacolon है।
Congenital, aganglionic megacolon is:
   a. पायलोरिक स्टेनोसिस (Pyloric stenosis)
   b. वाल्वोलस (Volvulus)
   c. हर्सप्रिंग्स रोग (Hirschsprung's disease)
   d. GERD
उत्तर (c) हर्सप्रिंग्स रोग (Hirschsprung's disease)

71. हर्सप्रिंग्स रोग में मल की विशेषता होती है।
Characteristic of stool in Hirschsprung's disease is:
   a. फीते के आकार जैसी मल (Ribbon shaped stool)
   b. चावल के पानी जैसा मल (Rice water stool)
   c. ढीला मल (Loose Stool)
   d. चिकनी मिट्टी के रंग का मल (Clay colored stool)
उत्तर (a) फीते के आकार जैसी मल (Ribbon shaped stool)

72. इस रोग में X-ray करने पर हृदय का आकार बूट जैसा दिखता है।
Boot-shaped heart in X-ray is seen in.
   a. टेट्रोलोजी ऑफ फैलेट (Tetralogy of Fallot)
   b. एओर्टिक स्टेनोसिस (Aortic stenosis)
   c. ओवर राइडिंग ऑफ एऑर्टा (Overriding of aorta)
   d. इनमें से कोई नहीं (None of the above)
उत्तर (a) टेट्रोलोजी ऑफ फैलेट (Tetralogy of Fallot)

73. Physiological पीलिया की उत्पत्ति होते है।
Physiological jaundice appears.
   a. जन्म से दूसरे या तीसरे दिन (On 2nd and 3rd day of birth)
   b. जन्म के 24 घंटे के अंदर (Within 24 hours of birth)
   c. जन्म के 7 दिन बाद (After 7 day of birth)
   d. जन्म के 6वें दिन बाद (On 6th day of birth)
उत्तर (a) जन्म से दूसरे या तीसरे दिन (On 2nd and 3rd day of birth)

74. हाईपर बिलीरूबीनिमिया की जानलेवा जटिलता है।
Life-threatening complication of hyperbilirubinemia in newborn.
   a. यकृत विफलता (Liver failure)
   b. गुर्दे की विफलता (Kidney failure)
   c. कार्डाइटिस (Carditis)
   d. कर्निकटरस (Kernicterus)

उत्तर d. कर्निकटरस (Kernicterus)

75. जब नवजात बच्चे के माथे पर अँगुली से थपकी दी जाती है तो वो पलक झपकाता है। यह है
When the forehead is tapped gently in new born, eyes will blink, This reflex is:
   a. मोरो रिफलैक्स (Moro reflex)
   b. रूटिंग रिफलैक्स (Rooting reflex)
   c. ग्लैबेलर रिफलैक्स (Glabellar reflex)
   d. इनमें से कोई नहीं (None of the above)

उत्तर (c) ग्लैबेलर रिफलैक्स (Glabellar reflex)

76. मोरो रिफलैक्स इस आयु में समाप्त हो जाता है।
Moro reflex disappears by:
   a. एक महीना (One month)
   b. तीन महीना (Three month)
   c. छः महीना (Six month)
   d. आठ महीना (Eight month)

उत्तर (b) तीन महीना (Three month)

77. नवजात शिशु में हीमोलिटिक रोग का कारण है।
Hemolytic disease in newborn is due to:
   a. नवजात पीलिया (Neonatal jaundice)
   b. Rh-incompatibility
   c. एनीमिया (Anemia)
   d. सेप्सिस (Sepsis)

उत्तर (b) Rh-Incompatibility

78. तीव्र श्वसन अवसाद के साथ पैदा होने वाले शिशु का अपगार स्कोर होगा।
Apgar score of a newborn baby born with severe respiratory depression is:
   a. <3
   b. 3–5

c. 5–7

d. >9

उत्तर (b) 3–5

79. गर्भावस्था में Folic acid की कमी के कारण होता है।
Folic acid deficiency in pregnancy predisposes to:
a. हृदय विकार (Cardiac defects)
b. मोतियाबिंद (Cataract)
c. न्यूरल ट्यूब डिफेक्ट (Neural tube defect)
d. हाथ-पैर के विकार (Limb abnormalities)

उत्तर (c) न्यूरल ट्यूब डिफेक्ट (Neural tube defect)

80. वह विटामिन जो धूप की रोशनी के कारण क्रियाशील हो जाता है।
The vitamin which is activated by sunlight.
a. विटामिन ए (Vitamin A)
b. विटामिन डी (Vitamin D)
c. विटामिन ई (Vitamin E)
d. विटामिन के (Vitamin K)

उत्तर (b) विटामिन डी (Vitamin D)

81. इन्जेक्टेबल पोलियो के टीके को कहते हैं।
Injectable polio vaccine is:
a. Salk vaccine
b. Sabin vaccine
c. Triple vaccine
d. DPV

उत्तर (a) Salk vaccine

82. विश्व स्तनपान सप्ताह कब मनाया जाता है।
World Breast feeding week is celebrated on.
a. अगस्त का पहला हफ्ता (1st week of August)
b. अगस्त का दूसरा हफ्ता (2nd week of August)
c. मई का पहला हफ्ता (May 1st week)
d. मई का दूसरा हफ्ता (May 2nd week)

उत्तर (a) अगस्त का पहला हफ्ता (1st week of August)

83. **Baby friendly hospital initiative (BFHI)** की शुरूआत किस वर्ष में हुई।
BFHI was launched in year
a. 1980
b. 1992

c. 1994

d. 1996

उत्तर (b) 1992

84. क्लैफ्ट लिप या क्लैफ्ट पैलेट के बच्चे को feed करते समय होने वाली मुख्य जटिलता है।
Common complication that can occur while feeding a baby with cleft lip or cleft palate is:

a. टपकना (Drooling)

b. बाहर वापस आना (Regurgitation)

c. एस्पिरेशन (Aspiration)

d. उल्टी (Vomiting)

उत्तर (c) एस्पिरेशन (Aspiration)

85. ट्रेकिया एवं ईसोफेगस के मध्य उपस्थित असामान्य छिद्र को कहते हैं।
Abnormal opening between trachea and oesophagus is called:

a. टेट्रोलोजी ऑफ फैलेट (Tetralogy of Fallot)

b. ट्रेकियोस्टोमी (Tracheostomy)

c. इसोफेजियल एट्रेसिया (Esophageal atresia)

d. ट्रेकियोईसोफेजियल फिश्टुला (Tracheoesophageal fistula)

उत्तर (d) ट्रेकियोईसोफेजियल फिश्टुला (Tracheoesophageal fistula)

86. आंत के एक भाग का दूसरे भाग में धंसने को कहते है।
Telescoping of one part of bowel to another part is:

a. इन्ट्यूससेप्शन (Intussusception)

b. पायलोरिक स्टेनोसिस (Pyloric stenosis)

c. आंत बाधा प्दजमेजपदंस (Obstruction)

d. मेगाकोलन (Megacolon)

उत्तर (a) इन्ट्यूससेप्शन (Intussusception)

87. उदरीय अंगो का अम्बलिकल कार्ड द्वारा बाहर उभर कर आने को कहते है।
Herniation of abdominal organ into the umbilical cord with evisceration into sac.

a. ओम्फेलोसील (Omphalocele)

b. एक्जोष्थेलमोस (Exophthalmos)

c. ओम्फेलाइटिस (Omphalitis)

d. डायफ्रगमेटिक हर्निया (Diaphragmatic hernia)

उत्तर (a) ओम्फेलोसील (Omphalocele)

88. **Duhamel's surgery की जाती है।**
    Duhamel's surgery is done for:
    a. मेगाकोलन (Megacolon)
    b. वोर्म का रोग (Worm infestation)
    c. इन्ट्यूससेप्शन (Intussusception)
    d. हर्सप्रग्सं रोग (Hirschsprung's disease)

उत्तर (d) हर्सप्रग्सं रोग (Hirschsprung's disease)

89. **प्लूरल स्पेस में वायु एकत्रित होने को कहते है।**
    Accumulation of air in the pleural space is called:
    a. न्यूमोथोरेक्स (Pneumothorax)
    b. हीमोथोरेक्स (Hemothorax)
    c. पायोथोरेक्स (Pyothorax)
    d. टेम्पोनेड (Tamponade)

उत्तर (a) न्यूमोथोरेक्स (Pneumothorax)

90. **क्रुप का अर्थ है।**
    Croup is:
    a. Laryngo tracheal bronchitis
    b. Tracheoesophageal fistula
    c. Tracheal fistula
    d. Esophagitis

उत्तर (a) Laryngo tracheal bronchitis

91. **प्लूरल गुहा में पस इकट्ठा होने को कहतें है।**
    Collection of pus in the pleural cavity is:
    a. ब्रोन्कोस्पासम (Bronchospasm)
    b. एम्फायसीमा (Emphysema)
    c. अस्थमा (Asthma)
    d. एम्पाइमा (Empyema)

उत्तर (d) एम्पाइमा (Empyema)

92. **हायलाइन झिल्ली रोग है।**
    Hyaline membrane disease is:
    a. श्वसन संक्रमण (Respiratory infection)
    b. श्वसन तनाव सिंड्रोम (Respiratory distress syndrome)
    c. श्वसन पक्षाघात (Respiratory paralysis)
    d. इनमें से कोई नही (None of the above)

उत्तर (b) श्वसन तनाव सिंड्रोम (Respiratory distress syndrome)

93. Waiter's tip स्थिति इसमें देखी जाती है।
Waiter's tip position is seen in:
a. बेल्स पेल्सी (Bell's palsy)
b. फेशियस पेल्सी (Facial palsy)
c. अर्बस पेल्सी (Erb's palsy)
d. नितम्ब का जन्म से अस्थित होना (Congenital dislocation of hip)
उत्तर (c) अर्बस पेल्सी (Erb's palsy)

94. दाहिने एवं बाँए एट्रियम के मध्य उपस्थित असामान्य छिद्र को कहते है।
Abnormal opening between right and left atrium is called:
a. ASD
b. VSD
c. TOF
d. RVH
उत्तर (a) ASD

95. BT shunt उन बच्चें में किया जाता है, जिन्हें होता है।
BT shunt is done for children with:
a. ASD
b. VSD
c. TOF
d. RVH
उत्तर (c) TOF

96. छागदार CSF लक्षण होता है।
a. मेनिनजाईटिस (Meningitis)
b. मेनिनजियोमा (Meningioma)
c. मेनिनगोसील (Meningocele)
d. मेनिनगोमायलोसील (Meningomyelocele)
उत्तर (a) मेनिनजाईटिस (Meningitis)

97. वह रोग जो किसी के संपर्क में आने से फैलते है, उन्हें कहते हैं।
The disease transferred through contact is called:
a. Communicable disease
b. Infectious disease
c. Epidemic disease
d. Contagious disease
उत्तर (d) Contagious disease

98. एलर्जन के कारण यह रोग होता है।
Allergens causes:
a. ब्रोन्काईटिस (Bronchitis)
b. अस्थमा (Asthma)
c. ब्रोंकीएकटेसिस (Bronchiectasis)
d. निमोनिया (Pneumonia)

उत्तर (b) अस्थमा (Asthma)

99. बच्चों में IM injection देने का प्राथमिक भाग है।
Preferred site for IM injection in children is:
a. रेक्ट्स फीमोरिस (Rectus femoris)
b. वेन्ट्रोग्लूटियल (Ventrogluteal)
c. डोर्सोग्लूटियल (Dorsogluteal)
d. वास्टस लेटरेलिस (Vastus lateralis)

उत्तर d. वास्टस लेटरेलिस (Vastus lateralis)

100. स्ट्रेबिसमस को कहते है।
Strabismus is:
a. मोतियाबिंद (Cataract)
b. स्कुइंट (Squint)
c. ग्लूकोमा (Glaucoma)
d. ट्रेकोमा (Trachoma)

उत्तर (b) स्कुइंट (Squint)

101. बचपन में होने वाला मुख्य कैंसर है।
Comman form of childhood cancer is:
a. न्यूरोब्लास्टोमा (Neuroblastoma)
b. विल्मस ट्यूमर (Wilm's Tumor)
c. रक्त कैंसर (Leukemia)
d. नेफरोब्लास्टोमा (Nephroblastoma)

उत्तर (c) रक्त कैंसर (Leukemia)

102. कूलीज एनीमिया का दूसरा नाम है।
Cooley's anemia is:
a. सीकल सेल एनीमिया (Sickle cell anemia)
b. थेलेसीमिया (Thalassemia)
c. लौह की कमी का एनीमिया (Iron deficieny anemia)
d. SLE

उत्तर (b) थेलेसीमिया (Thalassemia)

103. जब पुरूष जननांग में अगली त्वचा संकरी होती है तथा पीछे नहीं खिसकती है, वह स्थिति है।

Condition in male in which the foreskin is norrwed and connot be retracted:

   a. हाइपोस्पेडियास (Hypospadias)

   b. एपीस्पेडियास (Epispadias)

   c. फीमोसिस (Phimosis)

   d. इनमें से कोई (None of the above)

उत्तर (c) फीमोसिस (Phimosis)

104. तेज एवं तीव्र Pansystolic मरमर इस अवस्था को कहते हैं।

Loud, harsh, pansystolic murmur is observed in:

   a. VSD

   b. ASD

   c. RVH

   d. TGA

उत्तर (a) VSD

105. फेफड़ों के पतन को कहते है।

Collapse of lungs is:

   a. ब्रोन्काईटिस (Bronchitis)

   b. ब्रोन्कीएक्टेसिस (Bronchiectasis)

   c. एटिलेक्टेसिस (Atelectasis)

   d. अस्थमा (Asthma)

उत्तर (c) एटिलेक्टेसिस (Atelectasis)

106. लेरिग्स में रूकावट के कारण यह होता है।

Obstruction of larynx lead to:

   a. फेरिन्जाइटिस (Pharyngitis)

   b. ओटायटिस (Otitis)

   c. क्रूप (Croup)

   d. RDS

उत्तर c. क्रूप (Croup)

107. हुकवोर्म द्वारा होता है।

Hook worm infestation is:

   a. एन्कायलोस्टोमिएसिस (Ancylostomiasis)

   b. लिस्मेनिएसिस (Leishmaniasis)

   c. आक्सीयूरिआस (Oxyurias)

   d. एसकेरिएसिस (Ascariasis)

उत्तर (d) एसकेरिएसिस (Ascariasis)

108. इनमें से पेरासाइट संक्रमण हैं।

A parasite infection is:

   a. पैलेग्रा (Pellagra)

   b. मेगाकोलन (Megacolon)

   c. एसाईटिस (Ascites)

   d. एसकेरिएसिस (Ascariasis)

उत्तर (d) एसकेरिएसिस (Ascariasis)

109. एस्कोर्बिक एसिड का दूसरा नाम है।

Ascorbic acid is:

   a. विटामिन ए (Vitamin A)

   b. विटामिन बी (Vitamin B)

   c. विटामिन सी (Vitamin C)

   d. विटामिन डी (Vitamin D)

उत्तर (c) विटामिन सी (Vitamin C)

110. PEM का दूसरा नाम है।

PEM is otherwise called:

   a. मरास्मस (Marasmus)

   b. क्वाशियोरकर (Kwashiorkor)

   c. डाउन्स सिंड्रोम (Down's syndrome)

   d. मंगोलिज्म (Mongolism)

उत्तर (b) क्वाशियोरकर (Kwashiorkor)

111. मरास्मस का विशेष लक्षण है।

Characteristic features of marasmus:

   a. Buffalo hump

   b. Scleroderma

   c. Barlow's sign

   d. Old man appearance

उत्तर (d) Old man appearance

112. टायफाइड का इन्क्यूबेशन काल है।

Incubation period of typhoid is:

   a. 2–7 दिन

   b. 5–10 दिन

   c. 6–30 दिन

   d. 15–30 दिन

उत्तर (c) 6–30 दिन

113. टायफाइड बुखार का संचरण होता है।
Typhoid fever is transmitted by:
   a. मल-मुख मार्ग (Fecal-oral route)
   b. संदूषित हवा (Contaminated air)
   c. फोमाइट (Fomites)
   d. पेरेन्ट्रल मार्ग (Parenteral route)
उत्तर (a) मल-मुख मार्ग (Fecal-oral route)

114. टिटनस का नैदानिक लक्षण है।
Clinical sign seen in tetanus is:
   a. कोपलिक स्पोट (Koplik's spot)
   b. सूडोमेम्ब्रेन (Pseudomembrane)
   c. ओपिस्थोटोनस (Opisthotonus)
   d. हाइड्रोफोबिया (Hydrophobia)
उत्तर (c) ओपिस्थोटोनस (Opisthotonus)

115. मूत्र मार्ग का द्वार जब पिनाइल Dorsal surface पर खुलता है, उसे कहते हैं।
Urethral meatus is on the penile dorsal surface in:
   a. पेराफीमोसिस (Paraphimosis)
   b. एपिस्पेडियास (Epispadias)
   c. फीमोसिस (Phimosis)
   d. हाइपोस्पेडियास (Hypospadias)
उत्तर (b) एपिस्पेडियास (Epispadias)

116. विल्म ट्यूमर से प्रभावित होने वाला अंग है।
Wilms tumor is affecting the:
   a. यकृत (Liver)
   b. गुर्दे (Kidney)
   c. हड्डी (Bone)
   d. त्वचा (Skin)
उत्तर (b) गुर्दे (Kidney)

117. डिफ्थीरिया का कारक सूक्ष्मजीवाणु होता है।
Causative agent of diphtheria is:
   a. कोरीनीबैक्टीरियम (Corynebacterium)
   b. बोरडीटैला (Bordetella)
   c. क्लेबशिएला (Klebsiella)
   d. सालमोनेला (Salmonella)
उत्तर (a) कोरीनीबैक्टीरियम (Corynebacterium)

118. ट्यूबरकुलिन टेस्ट का दूसरा नाम है।
Tuberculin test is commonly known as:
   a. शिक टेस्ट (Shick test)
   b. मेनटाक्स टेस्ट (Mantoux test)
   c. VDRL
   d. ELISA

उत्तर (b) मेनटाक्स टेस्ट (Mantoux test)

119. इन्फेंट्र के पोषण का सूचक होता है।
The best indicator of infant nutrition is:
   a. लम्बाई (Height)
   b. वजन (Weight)
   c. वाईटल चिन्ह (Vital sings)
   d. आवश्यक ऑकड़े (Vital statistics)

उत्तर (b) वजन (Weight)

120. नवजात शिशु में Exchange transfusion के लिए कौन सी vein का प्रयोग किया जाता है।
The vein which will most likely be used to give exchange transfusion in the newborn.
   a. जुगलर वेन (Jugular vein)
   b. फीमोरल वेन (Femoral vein)
   c. टेम्पोरल वेन (Temporal vein)
   d. अम्बलिकल वेन (Umbilical vein)

उत्तर (d) अम्बलिकल वेन (Umbilical vein)

121. नवजात शिशु की आँखे में गोनोकोकाई के संक्रमण को कहते हैं।
Infection of the eye of newborn due to gonococci.
   a. ओथ्थेलमिया नियोनेटोरम (Ophthalmia neonatorum)
   b. कर्निकट्रस (Kernicterus)
   c. मोनीलिएसिस (Moniliasis)
   d. इनमें से कोई नही (None of the above)

उत्तर (a) ओथ्थेलमिया नियोनेटोरम (Ophthalmia neonatorum)

122. Bilirubin द्वारा उत्पन्न एनसिफेलोपेथी को कहते हैं।
Bilirubin encephalopathy is termed as:
   a. कर्निगस चिन्ह (Kernig's sign)
   b. पोर्टल उच्च रक्तचाप (Portal hypertension)
   c. कर्निकटरस (Kernicterus)
   d. फिनाइलकोटोन्यूरिया (Phenylketonuria)

उत्तर (c) कर्निकटरस (Kernicterus)

123. डिलीवरी के पश्चात पहले तीन दिन तक स्तन से निकलने वाला पीला गाढ़ा स्राव होता है।
    Yellow, Thick secretion from the breasts in the first three days of the delivery is called.
    a. कोलोस्ट्रम (Colostrum)
    b. परिपक्व दूध (Mature milk)
    c. माँ का दूध (Mother's milk)
    d. वसायुक्त दूध (Fatty milk)

उत्तर (a) कोलोस्ट्रम (Colostrum)

124. स्कूल की आयु में विकासशील कार्य होता है।
    Developmental task during the school age is:
    a. Trust VS Mistrust
    b. Autonomy VS shame
    c. Initiative VS guilt
    d. Industry VS inferiority

उत्तर (d) Industry VS inferiority

125. सिर का माप .... वर्ष में छाती के माप के बराबर हो जाता है।
    The head circumference becomes equal to chest circumference at:
    a. एक वर्ष (One year)
    b. दो वर्ष (Two year)
    c. तीन वर्ष (Three year)
    d. चार वर्ष (Four year)

उत्तर (b) दो वर्ष (Two year)

126. एक इन्फेन्ट बिना सहारे के .... महीने में बैठ सकता है।
    An infant can sit it without support at ....
    a. दो महीना (Two month)
    b. तीन महीना (Three month)
    c. चार महीना (Four month)
    d. छः महीना (Six month)

उत्तर (d) छः महीना (Six month)

127. एक वर्ष से तीन वर्ष की आयु तक की अवधि को कहते हैं।
    Period from one year to three years of age is called.
    a. इन्फेन्सी (Infancy)
    b. टोडलर (Toddler)
    c. प्री-स्कूलर (Pre-schooler)
    d. स्कूलर (Schooler)

उत्तर (b) टोडलर (Toddler)

128. नवजात काल होता है।
Neonatal period means:
   a. जन्म से एक हफ्ता (from birth to one weeks)
   b. जन्म से दो हफ्ता (from birth to two weeks)
   c. जन्म से चार हफ्ता (from birth to four weeks)
   d. जन्म से एक साल (from birth to one year)
उत्तर (c) जन्म से चार हफ्ता (from birth to four weeks)

129. नवजात शिशु में पाया जाने वाला मुख्य प्रकार का पीलिया है।
The most common type of jaundice in newborn is:
   a. हीमोलिटिक (Hemolytic)
   b. फिजियोलोजिकल (Physiological)
   c. बाधित (Obstructive)
   d. हिपेटोजेनिक (Hepatogenic)
उत्तर (b) फिजियोलोजिकल (Physiological)

130. डॉ0 साल्क ने किस रोग की रोकथाम के लिए टीके का आविष्कार किया।
Dr Salk discovered a vaccine for the prevention of which disease:
   a. खसरा (Measles)
   b. चेचक (Small pox)
   c. पोलियो (Poliomyelitis)
   d. टिटनस (Tetanus)
उत्तर (c) पोलियो (Poliomyelitis)

131. बच्चों में पाया जाने वाला मुख्य फ्रैक्चर है।
Common type of fracture in children is:
   a. सामान्य फ्रैक्चर (Simple fracture)
   b. कोलिस फ्रैक्चर (Colles fracture)
   c. ग्रीनस्टिक फ्रैक्चर (Greenstick fracture)
   d. जटिल फ्रैक्चर (Complicated fracture)
उत्तर (c) ग्रीनस्टिक फ्रैक्चर (Greenstick fracture)

132. इनमें से कौन सा तथ्य सेफलोहेमेटोमा के लिए सही है।
Which of the following is true for cephalohematoma.
   a. सूजन जन्म के तुरंत बाद उभरती है (Swelling appears immediately after birth)
   b. सूजन में दबाव से गढ्डा पड़ता है (Pitting on pressure)
   c. स्केल्प को हिला सकते है (Scalp is movable)
   d. सूचर को पार नहीं करते (It does not cross a suture)
उत्तर (d) सूचर को पार नहीं करते (It does not cross a suture)

133. एम्नियोटिक द्रव में अल्फा फीटोप्रोटीन की उपस्थिति सूचक है।
Presence of alpha fetoprotein (AFP) in amniotic fluid indicates.
   a. हाइड्रोसिफेलस (Hydrocephalus)
   b. TOF
   c. TEF
   d. स्पाइना बाइफिडा (Spina bifida)
उत्तर (d) स्पाइना बाइफिडा (Spina bifida)

134. 2 महीने के बच्चे को ऑक्सीजन प्रदान करने की सबसे उचित विधि है।
Best method of Oxygen administration in 2 month old baby is:
   a. आक्सीहुड (Oxyhood)
   b. नेजल कैनुला (Nasal cannula)
   c. नेजल प्रोंगस (Nasal prongs)
   d. ऑक्सीजन मास्क (Oxygen mask)
उत्तर (a) आक्सीहुड (Oxyhood)

135. निरंतर cyanotic spells इस व्यवस्था में होते है।
Frequent cyanotic spell occurs in this condition.
   a. VSD
   b. PDA
   c. TOF
   d. RVH
उत्तर (c) TOF

136. अनुप्राशन का आरंभ .... महीने से किया जाता है।
Weaning starts at .... month
   a 6
   b 9
   c) 12
   d) 15
उत्तर (a) 6

137. जन्म के समय ब्रेकियल प्लेक्सेस की क्षति के कारण उत्पन्न स्थिति को कहते है।
Birth injury due to damage of brachial plexus.
   a. फेशियल पेल्सी (Facial palsy)
   b. अर्बस पेल्सी (Erb's palsy)
   c. सेफलोहिमेटोमा (Cephalohematoma)
   d. सबड्यूरल हिमेटोमा (Subdural hematoma)
उत्तर (b) अर्बस पेल्सी (Erb's palsy)

138. अगला फोन्टेनेल .... महीने पर बंद होता है।
Anterior fontanel closes at .... month
   a.   4–5 महीना
   b.   6–8 महीना
   c.   9–12 महीना
   d.   16–18 महीना

उत्तर (d) 16–18 महीना

139. **Sun setting** आँखे विकार का लक्षण है।
Sun setting eyes is a feature of which disorder:
   a.   डाउन्स सिंड्रोम (Down's syndrome)
   b.   हाइड्रोसिफेलस (Hydrocephalus)
   c.   एनसिफेलाइटिस (Encephalitis)
   d.   मेनिनजाइटिस (Meningitis)

उत्तर (b) हाइड्रोसिफेलस (Hydrocephalus)

140. टेस्टीस की जन्म के बाद नीचे की तरफ स्थानांतरित न होना कहलाता है।
Undescended testis is called:
   a.   क्रिप्टोकार्इडिडिज्म (Cryptorchidism)
   b.   इन्गुआइनल हर्निया (Inguinal hernia)
   c.   अम्बलिकल हर्निया (Umbilical hernia)
   d.   हाइड्रोसील (Hydrocele)

उत्तर (a) क्रिप्टोकार्इडिडिज्म (Cryptorchidism)

FILL IN THE BLANKS

1. Inflammation of meninges is known as ....
   Meninges से सूजन आने को .... कहते हैं।

उत्तर Meningities (मेनिनजाईटिस)

2. Average weight of newborn baby is .... kg
   नवजात शिशु का वजन सामान्यतः .... किग्रा होता है।

उत्तर 2.5

3. In .... disease head circumference will increase.
   .... बीमारी में हेड सरकम्फरेन्स बढ़ा हुआ होता है।

उत्तर Hydrocephalus (हाइड्रोसिफ़लस)

4. Causative organism of oral thrush is ....
   Oral thrush के किटाणु का नाम है ....

उत्तर Candida albicans (केन्डिडा ऐलिबकान्स)

5. Juvenile justice act was implemented on ....
   Juvenile justice Act .... में लागू हुआ।

उत्तर 2000

6. Surgical removal of appendix is known as ....
   सर्जरी द्वारा अपेंडिक्स को निकालने के लिए .... कहते
   हैं।

उत्तर Appendicectomy (ऐपेन्डिक्टमी)

7. Normal bilirubin level in blood is ....
   रक्त की बिलीरूबीन की सामान्य मात्रा .... है।

उत्तर 1.5 mg/dL

8. Surgical management for phimosis is ....
   फीमोसिस का सर्जिकल प्रबंधन है ....

उत्तर Circumcision (सर्कमसिजन)

9. B.C.G. vaccine is given to prevent ....
   .... से बचाव के लिए बी.सी.जी. का टीका देते हैं।

उत्तर Tuberculosis (टीबी)

10. Commonly used antiretroviral drug is ....
    साधरण रूप से उपयोग करने वाला एंटीरेट्रोवायरल दवाई है ....

उत्तर Zidovudine

11. Causative organism of rheumatic fever is ....
    रूमैटिक ज्वर का कीटाणु .... है।

उत्तर Beta hemolytic streptococci

12. Surgical management for phimosis is ....
फीमोसीस का सर्जिकल प्रबंधन है ....

उत्तर Circumcision (सर्कमसिजन)

13. Full form of PDA is ....
पी.डी.ए. का पूरा नाम ....

उत्तर Patent Ductus Arteriosus (पेटेन्ट डक्टस आर्टिरियोसस)

14. Apgar score system is developed by ....
अपगर स्कोर को .... द्वारा दर्शाया गया था।

उत्तर Dr Virginia Apgar

15. When the cheek is touched along the side of the mouth, the neonates will turn their head to that side it is known as ....
मुँह के कोने की तरफ से गाल को छूने पर शिशु उद्दीपक की दिशा में सिर घुसा लेता है, इसे .... कहते हैं।

उत्तर Rooting reflex (रुटिंग रिफलेक्स)

16. .... is a collection of blood between the skull bone and its periosteum.
शिशु की खोपड़ी में और पेरिऑस्टिअम के बीच में रक्त का इकट्ठा होने को .... कहते हैं।

उत्तर Cephalohematoma (सिफैलोहिमेटोमा)

17. Commanly used antiretroviral drug is:
साधारण रूप से उपयोग करने वाला एन्टीरिट्रोवैरल दवाई है ....

उत्तर Zidovudine

18. Life span of red blood cells in new born baby is ....
नवजात शिशु के लाल रक्त कणों का जीवनकाल है ....

उत्तर 60–90 days

19. Tetanus neonatorum is caused by ....
टेटनस नीयोनाट्रोम .... कीटाणु से होता है।

उत्तर Clostridium tetani क्लोस्ट्रीडियम टिटनी

20. Incubation period of measles is ....

उत्तर 7–14 days

21. Jaundice appearing in new born after first 48 hours is called ....
नवजात शिशु के पहले 48 घंटों के बाद पीलिया के लक्षणों को .... कहा जाता है।

उत्तर Physiological jaundice

22. Wilms tumor is the tumor of the ....
    विल्म ट्यूमर है .... का ट्यूमर

उत्तर Kidney गुर्दा

23. Phototherapy is used in case of ....
    फोटोथेरेपी .... के केस में दी जाती है।

उत्तर Jaundice (पीलिया)

24. Ascariasis is caused by ....
    ऐसकेरिएसिस होता है ....

उत्तर Round worm (राउंड वोर्म)

25. Hemolytic disease to Rh incompatibility is known as ....
    हेमोलाइटिक कारण आर एच असंगति को बीमारी के रूप में जाना जाता है।

उत्तर Erythroblastosis fetalis

26. Inflammation of the middle ear is known as ....
    मध्य कान की सूजन के रूप में जाना जाता है ....

उत्तर Otitis media

27. Causative organism for scabies is ....
    खुजली का कारक जीव है ....

उत्तर Sarcoptic scabiei

28. Purulent discharge from the eyes of the new born is known as ....
    ....
    नवजात की आंखों से पीपदार स्त्राव के लिए जाना जाता है।

उत्तर Ophthalmia neonatorum

29. Normal infant recognizes its parents at ....
    सामान्य नवजात शिशु अपने माता-पिता को कब पहचानता है ....

उत्तर 2-3 months

30. Heriniation of intestines in to the umbilical is called ....
    आंतों के umbilical में Herniation को कहते हैं ....

उत्तर Omphalocele

31. The father of Pediatrics is ....

Ans Waldo 'Bill' Nelson

32. Babies with a birth weight more than 90th percentile for the period of
    gestational age are called ....

Ans Large for gestational age

33. The baby sits without support by the age of .... months.

Ans 7 to 8

34. Baby receives .... immunoglobulin through colostrum.

Ans IgA

35. Eruption of teeth in child starts from .... months.

Ans 7

36. Hemolytic disease due to Rh incompatibility is known as ....

Ans Erythroblastosis fetalis

37. Vaccine of measles should be given at .... months.

Ans 9

38. The normal level of SPO_2 in neonates is ....

Ans 99%

39. Congenital absence of the rectum is called ....

Ans Rectal atresia

40. .... is the causative organism of oral thrush.

Ans Candida albicans

41. एक वर्ष के बालक का वजन जन्म के वजन .... का होता है।
   The weight of one year old male child is ....

उत्तर तिगुना (7.5 kg) (Trebled of birth weight)

42. क्षय रोग का कारण .... होता है।
   Tuberculosis is caused by ....

उत्तर माइकोबेक्टीरियम ट्यूबरक्युलोसिस (Mycobacterium tuberculosis)

43. वीनिंग .... माह से प्रारम्भ करनी चाहिए।
   Weaning should be started at .... month.

उत्तर 5–6

44. मीसल का टीका................................. माह में दिया जाता है।
   Vaccine of measles should be given in .... month.

उत्तर 9

45. त्वचा के अन्दर रक्तस्राव को .... कहते है।
   Bleeding under skin is called ....

उत्तर परप्यूरा (Purpura)

46. जर्मन मीज़ल्स का दूसरा नाम है ....
   Another name of german measles is ....

उत्तर रूबेला (Rubella)

47. तीव्र रूमेटिक बुखार का जीवाणु है ....
   Acute rhumatic fever is caused by .... bacteria.

उत्तर Beta hemolytic streptococci

48. DPT टीका .... रोगों में दिया जाता है।
    DPT vaccine is given for .... diseases.
उत्तर डिप्थीरिया (Diphtheria), टिटनस (Tetanus), परट्यूसिस (Pertusis)
49. DPT की बूस्टर डोज .... महीने में दी जाती है।
    Booster dose of DPT is given in .... month.
उत्तर 16–24 महीने
50. BCG का पूरा नाम है ....
    BCG stands for ....
उत्तर बेसिलस ऑफ कैलमेट एण्ड ग्वेरिन (Bacillus of Calmette and Guerin)
51. BCG का टीका .... मार्ग द्वारा दिया जाता है।
    BCG vaccine is given by .... route
उत्तर इन्ट्राडर्मल (Intradermal)
52. ओरल पोलियो टीके की खोज .... ने की।
    Oral polio vaccine was discovered by ....
उत्तर सेबिन (Sabin)
53. खसरे का टीका .... आयु पर लगाया जाता है।
    Measles vaccine is administered at the age of:
उत्तर 9 महीना (9 month)
54. माँ के दूध द्वारा बच्चे को .... इम्मूनोग्लोबुलिन दिया जाता है।
    Child gets .... immunoglobulin from mothers milk.
उत्तर Ig A
55. माँ के पहले पीले, गाढे दूध को .... कहते है।
    First, yellow and thick milk of mother is known as ....
उत्तर कोलोस्ट्रम (Colostrum)
56. बच्चे को ....महीने से अनुप्राशन प्रारंभ करना चाहिए।
    Child should start with weaning at the age of ....
उत्तर 5–6 महीना (5 to 6 months)
57. बच्चे का सिर दाहिने या बाएँ तरफ धुमाने पर उसकी आखें उस तरफ नहीं धूमती, इसे .... रिफलैक्स कहते है।
    When neonates head is slowly turn toward left or right, his eyes does not move along, this is ....reflex.
उत्तर डोल्स आई (Doll's eye)
58. बच्चे की हथेली पर कोई वस्तु रखने पर वो उसे पकड़ लेता है, यह .... रिफलैक्स है।
    When an object is placed in neonates palm they graps it, it is called .... reflex.
उत्तर पाल्मर ग्रास्प (Palmer grasp)

59 नवजात शिशु के कन्जक्टिवाईटिस को .... कहते है।
Neonatal conjunctivitis is known as ....

उत्तर ओप्थेलमिया नियोनेटोरम (Ophthalmia neonatorum)

60. नवजात शिशु के नाभि के संक्रमण को .... कहते है।
Umbilical infection of a neonate is known as ....

उत्तर ओम्फिलाइटिस (Omphalitis)

60. कैन्डिडा एल्बिकांस नवजात शिशु में .... करता है।
Candida albicans causes .... in neonates.

उत्तर ओरल थ्रश (Oral thrush)

62. पेरीओस्टियम एवं कपाल की हड्डी के बीच रक्त के एकत्रित होने को ....
.... कहते है।
Collection of blood in between periosteum and flat bone of skull is
called ....

उत्तर सेफलोहेमेटोमा (Cephalohematoma)

63. वेटर्स टिप .... का लक्षण है।
Waiter's tip is a feature of ....

उत्तर अर्बस पेल्सी (Erb's palsy)

64. जन्म के 30 से 72 घंटे के अंतराल में होने वाले पीलिया को ....
कहते है।
Jaundice appearing in between 30 to 72 hours of age is called ....
....

उत्तर फिजियोलोजिकल पीलिया (Physiological jaundice)

65. जब शरीर में अत्यधिक बिलीरूबिन होने के कारण यह मस्तिष्क तक पहुँच जाता
है उसे .... कहते है।
When the excessive bilirubin in body reaches the brain, it is called ....
....

उत्तर कर्निक्टरस (Kernicterus)

66. Rh-incompatibility के कारण .... पीलिया होता है।
.... Jaundice occurs due to Rh incompatibility.

उत्तर हीमोलिटिका (Hemolytic)

67. पीलिया के उपचार में रोशनी के प्रयोग की तकनीक को ....
कहते है।
Technique of using light for the treatment of jaundice is called ....
....

उत्तर फोटोथेरेपी (Phototherapy)

68. Exchange blood transfusion के लिए सबसे उपयुक्त रक्त समूह है ....
....
The best blood group for exchange blood transfusion is ....

उत्तर O-ve

69. बच्चे का वजन जन्म के वजन से दो गुना .... महीने पर होता है।
Weight of the neonate is doubled by the age of .... month.

उत्तर 5

70. एक वर्ष की आयु के बच्चे की लम्बाई .... होती है।
Length of one year old infant is ....

उत्तर 75 से0मी0

71. बच्चे का पिछला फोन्टेनेल .... पर बंद होता है।
Posterior fontanelle of a child closes at ....

उत्तर 1 ½ महीना (1 ½ month)

72. बच्चे के स्थाई दाँत .... आयु में निकलते है।
Permanent teeth of child erupt at an age of ....

उत्तर 6-7 वर्ष

73. बच्चा .... महीने की आयु में बिना सहारे के खड़ा हो सकता है।
A child can stand without support at .... months.

उत्तर 10–12 महीना

74 बच्चे को Intramuscular injection देने के लिए .... पेशी का प्रयोग उचित होता है।
.... muscle is the best site for intramuscular injection in children.

उत्तर वास्टस लेटरेलिस (Vastus lateralis)

75. अनुचित स्थान पर 5 वर्ष की आयु के बाद भी मल त्यागने को .... कहते है।
Passage of feces into inappropriate places after the age of 5 years is known as ....

उत्तर एन्कोप्रेसिस (Encopresis)

76. अखाद्य पदार्थों को खाने की आदत को .... कहते है।
Habit disorder of eating non-edible substance is called ....

उत्तर पाइका (Pica)

77. अचानक से होने वाले अनैच्छिक गतिविधियों को .... कहते है।
Sudden abnormal involuntary movement is called ....

उत्तर टिक्स (Tics)

78. रेड बॉय .... रोग से ग्रस्त बच्चे को कहते है।
Red boy is .... affected baby.

उत्तर क्वाशियोरकर (Kwashiorkor)

79. बिटोट्स स्पोट .... की कमी के कारण होता है।
.... deficiency causes Bitot's spot.

उत्तर विटामिन ए (Vitamin A)

80. थायमिन की कमी से होने वाला रोग है ....
.... is caused by the deficiency of thiamine.

उत्तर बेरी-बेरी (Beri-Beri)

81. चिकेन पॉक्स के वाइरस का नाम है ....
Chikenpox is caused by a virus named ....

उत्तर वेरीसिला जोस्टर (Varicella zoster)

82. लॉक जा का दूसरा नाम है ....
Another name of Lock-jaw is ....

उत्तर टिटनस (Tetanus)

83. साल्मोनेला टाइफी .... रोग का कारक हैं।
Salmonella typhi causes ....

उत्तर टायफोइड (Typhoid)

84. राउण्ड वोर्म द्वारा होने वाले रोग को कहते है ....
The disease caused by Round worm is called ....

उत्तर एस्केरिएसिस (Ascariasis)

85. बच्चे द्वारा पानी जैसा मल रक्त, म्यूकस तथा पस के साथ त्यागना ....
.... कहलाता है।
Passage of loose stool along with blood, mucus and pus is called ....
....

उत्तर डीसेन्ट्री (Dysentry)

86. .... वोर्म शरीर में त्वचा द्वारा प्रवेश करता है।
.... worm enters the body through skin.

उत्तर हुक वोर्म (Hook worm)

87. टीनिया सोलियम एक .... वोर्म है।
Taenia solium is a .... worm.

उत्तर टेपवोर्म (Tapeworm)

88. ट्रेकिया एवं ईसोफेगस के मध्य उपस्थित असामान्य छिद्र को ....
कहते है।
Abnormal opening between trachea and esophagus is called ....

उत्तर ट्रेकियोइसोफेजियल फिस्टुला (Tracheoesophageal fistula)

89. उदरीय अंगो के अम्बलिकस के बाहर उभरने को .... कहतें है।

.... is herniation of abdominal organ through the open umblicus

उत्तर ओम्फेलोसील (Omphalocele)

90. दाहिने एवं बाएँ एट्रियम के मध्य उपस्थित असामान्य छिद्र होने की स्थिति को .... कहते हैं।

An abnormal opening present between left and right atrium is called

....

उत्तर एट्रियल सेप्टल डिफेक्ट (Atrial septal defect)

91. जोनस कसौटी .... रोग के निदान में प्रयोग की जाती हैं।

Jones criteria is used for the diagnosis of ....

उत्तर तीव्र रूमेटिक बुखार (Acute rheumatic fever)

92. विटामिन सी का दूसरा नाम है ....

Other name of vitamin C is ....

उत्तर एस्कोर्बिक एसिड (Ascorbic acid)

93. स्पाइना बाइफिडा में से झिल्ली के रूप में स्नायु तंत्र का भाग बाहर उभरने को .... कहते हैं।

Herniation of a sac like mass through the spina bifida is called ....

....

उत्तर मेनिगोमाइलोसिले (Meningomyelocele)

94. विल्मस् ट्यूमर .... को प्रभावित करता है।

Wilm's tumor affects ....

उत्तर गुर्दा (Kidney)

95. .... स्थिति में सिर का माप सामान्य से अधिक हो जाता है।

In .... the head circumference is increased abnormaly

उत्तर हाइड्रोसिफेलस (Hydrocephalus)

96. पोलियो का इन्क्यूबेशन काल .... होता है।

Incubation period of polio is ....

उत्तर 5–35 दिन

97. विडाल की जाँच .... के निदान के लिए की जाती है।

Widal test is used for the diagnois of ....

उत्तर टायफाइड (Typhoid)

98. अत्यधिक आक्सीजन के दुष्प्रभाव के कारण .... होता है।

.... is caused due to excessive oxygen side effect.

उत्तर रेट्रोलेंटल फाइब्रोप्लेसिया (Retrolental fibroplasia)

99. क्षयरोग का कारक जीवाणु है ....
Causative organism for tuberculosis is ....
उत्तर माइकोबैक्टीरियम ट्यूबरक्यूलोसिस (Mycobacterium tuberculosis)

100. एक वर्ष की आयु पर बच्चे की लम्बाई .... से0मी0 होती है।
Height of a child at the age of one year is ....
उत्तर 75 से0मी0

101. एक वर्ष की आयु पर बच्चे का वजन .... किलोग्राम होता है।
Weight of a child at the age of one year is .... kg.
उत्तर 7.5–9 kg

102. एक साल के बच्चे का वजन उसके जन्म के वजन का .... होता है।
Weight of the child at one year is .... of his birth weight.
उत्तर तिगुना (Trebled)

103. एक वर्ष तक की आयु के बच्चे को .... कहते है।
Child is called .... up to one year of age.
उत्तर इन्फेन्ट (Infant)

104. PEM का पूरा नाम है ....
PEM stands for ....
उत्तर प्रोटीन एनर्जी मालन्यूट्रीशन (Protin Energy Malnutrition)

105. 8–10 Apgar score का अर्थ है कि बच्चे की स्थिति .... है
Apgar score of 8–10 indicates .... condition of baby.
उत्तर सामान्य (Normal)

106. जन्म के समय बच्चे का वजन 2.5 Kg से कम होने पर उसे .... कहते है।
Birth weight of less than 2.5 Kg, the child is known as ....
उत्तर Low birth weight baby.

107. Baby friendly hospital initiative की शुरूआत वर्ष .... में हुई।
BFHI was launched in year ....
उत्तर 1992

108. कंगारू मदर केयर .... बच्चों को दी जाती है।
Kangaroo mother care is advised for ....
उत्तर समय से पूर्व जन्में बच्चे (Pre-term baby)

109. प्लान्टर रिफलैक्स को .... भी कहते है।
Planter reflex is also known as ....
उत्तर बेबिन्सकी रिफलेक्स (Babinski's reflex)

110. बच्चे में Diabetes incipedus .... की कमी के कारण होता है।

In children Diabetes incipidus is caused due to deficiency of ....
....

उत्तर ADH (Anti-diuretic hormone)

111. TAB का टीका .... से बचाव के लिए दिया जाता है।

TAB vaccine is given for the prevention of ....

उत्तर टायफाइड (Typhoid)

112. डिप्थीरिया की जाँच के लिए .... टेस्ट किया जाता है।

.... test is performed for the diagnosis of diphtheria

उत्तर शिक टेस्ट (Schik test)

113. मुँह द्वारा दिय जाने वाले पोलियों के टीके को .... भी कहते है।

Oral polio vaccine is also called as ....

उत्तर सेबिन टीका (Sabin vaccine)

114. हीमोफीलिया बी को .... भी कहते है।

Hemophilia B is also known as ....

उत्तर क्रिसमस रोग (Christmas disease)

115. हीमोफीलिया ए .... के कारक की कमी के कारण होता है।

Hemophilia A is caused by the deficiency of .... factor.

उत्तर VIII

116. मम्प्स की मुख्य जटिलता है .... जो किशोर लड़को में पायी जाता
है।

Main complication of mumps is .... which is found among
adolescent boys.

उत्तर नपुंसकता (Sterility)

117. तीव्र अतिसार में शिशु की मृत्यु का मुख्य कारण .... होता है।

Main cause of death is severe diarrhea is ....

उत्तर निर्जलीकरण (Dehydration)

118. बच्चे में अतिसार का निदान तब किया जाता है जब वह 24 घंटे में ....
.... बार ढीला मल त्यागे।

A child is diagnosed with diarrhea, only when he passes ....
...... loss stool.

उत्तर तीन बार से अधिक (More than three time)

119. मूत्र मार्ग के द्वार का पेनिस की निचली सतह पर खुलने की स्थिति
को .... कहते हैं।

Opening of the urethra on the ventral surface of penis is
called ....

उत्तर हाइपोस्पेडियास (Hypospadias)

120 मलद्वार के चारों तरफ खुजली का कारण .... जन्तुबाधा होता है।
Perianal itching is caused by .... infestation.

उत्तर हुकवोर्म (Hookworm)

121. जब मूत्रनाल जन्म से पेनिस के पृष्ठभाग पर स्थित होती है उसे ....
कहते है।
Urethral opening on the dorsal surface of penis is called ....

उत्तर एपिस्पेडियास (Epispadias)

122. कर्निंगस चिन्ह .... में पाया जाता है।
Kernig's sign is found in ....

उत्तर मेनिनजाईटिस (Meningitis)

123. मल के साथ रक्त आने के लक्षण को .... कहते हैं।
Stool along with blood is known as ....

उत्तर मेलीना (Malena)

124. डाउन सिंड्रोम को .... भी कहते है।
Down's syndrome is also known as ....

उत्तर ट्रायसोमी 21 (Trisomy 21)

125. नवजात शिशु की नाक पर सफेद रंग के छोटे-छोटे धब्बों को ....
कहते है।
Small whitish pinpoint spots found in infants nose is called ....
....

उत्तर मीलिया (Milia)

126. बच्चे द्वारा पहले त्यागे मल को .... कहते हैं।
First stool of newborn is called ....

उत्तर मीकोनियम (Meconium)

127. विटामिन डी की कमी से .... होती है।
.... is caused due to deficiency of vitamin D.

उत्तर रिकिट्स (Rickets)

128. गहरे कोला रंग का मूत्र .... में पाया जाता है।
Dark cola, colored urine is found in ....

उत्तर ग्लोमेरूलोनेफराइटिस (Glomerulonephritis)

129. एसकेरिएस लम्ब्रीकोइडिस .... करता है।
Ascaris lumbricoids causes ....

उत्तर एसकेरिएसिस (Ascariasis)

130. रिबन के आकार का मल .... रोग की विशेषता होती है।
Ribbion shaped stool is characteristic of .... disease.

उत्तर हर्सप्रंग्स रोग (Hirschsphrungs disease)

131. चावल के पानी जैसी मल .... में होती है।
Rice water stool is characteristic of ....

उत्तर कोलरा (Cholera)

132. टेट्रोलोजी ऑफ फेलेट में X-ray में हृदय का आकार .... जैसा दिखता है।
In Tetralogy of Fallot in X-ray the shape of heart is seen as ....

उत्तर बूट (Boot)

133. पित्त सहित उल्टी .... का मुख्य लक्षण है।
Bile stained vomiting is a typical feature of ....

उत्तर इन्ट्यूससेप्सन (Intussusception)

134. प्लूरल स्पेस में वायु के एकत्रित होने को .... कहते हैं।
Accumulation of air in the pleural space is called ....

उत्तर न्यूमोथोरेक्स (Pneumothorax)

135. प्लूरल गुहा में पस के एकत्रित होने को .... कहते हैं।
Accumulation of pus in pleural cavity is called ....

उत्तर एम्पाइमा (Empyema)

136. नवजात बच्चा अपनी माँ को .... महीने से पहचान सकता है।
Newborn baby recognize his mother at .... months.

उत्तर तीन महीना (Three month)

137. सिर का माप .... वर्ष में छाती के माप के समान हो जाता है।
Head circumference becomes equal to chest circumference at ....

उत्तर दो वर्ष (2 years)

138. नवजात शिशु के ओफ्थेलमिया नियोनेटोरम का कारण .... जीवाणु होता है।
Ophthalmia neonatorum of new born is caused by .... bacteria.

उत्तर गोनोकोकाई (Gonococci)

139. बच्चे में Exchange transfusion के लिए .... शिरा का प्रयोग किया जाता है।
In neonates .... vein is used for the exchange transfusion.

उत्तर अम्बलिकल शिरा (Umbilical vein)

140. एक आउन्स .... mL के बराबर होता है।
One ounce is equal to .... mL

उत्तर 30 mL

141. अगले फोन्टेनेल को .... भी कहते है।
Anteior fontanelle is also called as ....

उत्तर ब्रेग्मा (Bregma)

142. रीसस सारडोनिकस .... में देखा जाता है।

Risus sardonicus is seen in ....

उत्तर टिटनस (Tetanus)

143 एड्स .... के कारण होता है।

AIDS is caused by ....

उत्तर Human immunodeficiency virus (HIV)

144. बुढ़े आदमी जैसी बनावट .... रोग में देखी जाती है।

Old man appearance is seen in ....

उत्तर मरास्मस (Marasmus)

TRUE AND FALSE

1. टायफाइड रोग साल्मोनेला टायफी के कारण होता है।
   Typhoid fever is caused by Salmonella typhi.

उत्तर सही

2. ओपिस्थोटोनस मुद्रा टायफाइड में होती है।
   Opisthotonous posture is a feature of typhoid.

उत्तर गलत

3. टिटनस को लॉक-जा भी कहते है।
   Tetanus is also known as lock-jaw.

उत्तर सही

4. Albendazole दवा वोर्म के उपचार में दी जाती है।
   Albendazole drug is used for the treatment of worm infestation.

उत्तर सही

5. हृदय की अस्थाई संरचना जन्म पर बन्द न होना सामान्य है।
   When the temporary structure of fetal circulation does not closes at birth, it is normal.

उत्तर गलत

6. टेट्रोलोजी ऑफ फेलेट में चार हृदय विकार होते है।
   Tetralogy of Fallot consists of four defects.

उत्तर सही

7. वेन्ट्रीकुलर सेप्टल डिफेक्ट में दाहिने एवं बाँए वेन्ट्रिकल के मध्य एक असामान्य छिद्र होता है।
   There is an abnormal opening between right and left ventricle in ventricular septal defect.

उत्तर सही

8. असामान्य रूप से सिर का माप बढ़ने को हाइड्रोसिफेलस कहते है।
   Abnormal increase in head circumference is called hydrocephalus.

उत्तर सही

9. उदरीय गुहा में पस एकत्रित होने को एम्पाइमा कहते है।
   Accumulation of pus in abdominal cavity is called empyema.

उत्तर गलत

10. बच्चों के विकास में खेल की महत्वपूर्ण भूमिका नहीं होती है।
    Play is not important for the development of children.

उत्तर गलत

11. हीमोफीलिया में bleeding time सामान्य रहता है तथा clotting time बढ़ जाता है।

    In hemophilia bleeding time is normal, whereas clotting time increases.

उत्तर सही

12. वोर्म जन्तुबाधा बच्चे में हीमोफीलिया करती है।

    Worm infestation causes hemophilia in children.

उत्तर गलत

13. टेप वोर्म शरीर में त्वचा द्वारा प्रवेश करती है।

    Tape worm penetrates the body through skin.

उत्तर गलत

14. नवजात शिशु के RBC की आयु 90 दिनों की होती है।

    Life span of RBC of neonates is 90 days.

उत्तर सही

15. 70 से कम I.Q. वाले बच्चे में मानसिक मंदता पाई जाती है।

    Child with I.Q. of less than 70 has mental retardation.

उत्तर सही

16. कर्निंगस चिन्ह टिटनस में पाया जाता है।

    Kernig's sign is sign of tetanus.

उत्तर गलत

17. टैलीपस वैरस एक प्रकार का क्लब फुट है।

    Talipes varus is a type of clubfoot.

उत्तर सही

18. रूल ऑफ फाइल द्वारा बच्चे के शरीर के जलने के प्रतिशत की गणना की जाती है।

    Rule of five is used for the calculation of the percentage of burn surface area in children.

उत्तर सही

19. फोटोथेरेपी देते समय बच्चे की विशेष देखभाल की आवश्यकता नहीं होती है।
    During phototherapy child does not require special care.

उत्तर गलत

20. फोटोथेरेपी में बच्चे को सिर्फ नीली रोशनी में रखा जाता है।
    In phototherapy the neonate is kept under blue light only.

उत्तर गलत

21. समय से पहले जन्मे बच्चे को कंगारू मदर केयर की आवश्यकता नहीं होती है।
    Pre-term babies does not require kangaroo mother care.

उत्तर गलत

22. माँ का पहला पीला गाढ़ा दूध बच्चे के लिए बहुत लाभकारी होती है।
Mothers first yellow, thick milk is beneficial for baby.

उत्तर सही

23. एक वर्ष तक की आयु के बच्चे को टोडलर कहते है।
Child upto one year of age is called toddler.

उत्तर गलत

24. Baby Friendly Hospital Initiative स्तनपान का बढ़ाना देने के लिए प्रारंभ किया गया है।
Baby Friendly Hospital Initiative was launched to promote breastfeeding.

उत्तर सही

26. पाइका का अर्थ है शरीर में अनैच्छिक गतिविधियाँ।
Pica means involuntary movement of body.

उत्तर गलत

27. जन्म के समय शिशु की हृदय दर 120–140 प्रति मिनट होती है।
Heart rate of a child at the time of birth is 120–140/min.

उत्तर सही

28. ट्रेकियोइसोफेजियल फिस्टुला एक जन्म विकार है।
Tracheoesophageal fistula is a congenital disorder.

उत्तर सही

29. क्लैफ्ट पैलेट के बच्चे को feed कराते समय मुख्य जटिलता aspiration की होती है।
Aspiration is the main complication which may arise while feeding a baby with cleft palate.

उत्तर सही

30. डाउन सिंड्रोम में बच्चे का आक्सीपुट सपाट होता है।
In down's syndrome occiput of child in flat.

उत्तर सही

31. स्पाइना बाईफिडा गर्भावस्था में Folic acid की कमी के कारण होता है।
Spina bifida is caused due to deficiency of folic acid during pregnancy.

उत्तर सही

32. मेनिनजियोमाइलोसील से प्रभावित बच्चे को पीठ के बल सुलाया जाता है।
A child with meningomyelocele is nursed in supine position.

उत्तर गलत

33. स्पाइना बाईफिडा एक जन्म विकार है।
Spina bifida is a congenital disorder.

उत्तर सही

34. सेफलोहेमेटोमा में बच्चे को विशेष उपचार की आवश्यकता नहीं होती है।
In cephalohematoma a child does not require specific treatment.

उत्तर सही

35. अर्बस पेल्सी मुँह का विकार है।
Erb's palay is a facial disorder.

उत्तर गलत

36. डाउन सिंड्रोम एक क्रोमोसोमल विकार है।
Down syndrome is a chromosomal abnormality.

उत्तर सही

37. बच्चों में सबसे अधिक पाया जाने वाला कैंसर रक्त कैंसर है।
The commonest cancer found among children is leukemia.

उत्तर सही

38. थेलेसीमिया एक अनुवांशिक रोग है जिसमें असामान्य हीमोग्लोबिन पाया जाता है।
Thalassemia is a hereditary disease in which the abnormal hemoglobin is found.

उत्तर सही

39. यदि बच्चे को दांत निकलवाते समय रक्तस्राव हो एवं यह रूके नहीं, तो बच्चे को हीमोफीलिया होने की संभावना होती है।
When the child undergo tooth extraction and following which his bleeding does not stops, it is likely that the child is having hemophilia.

उत्तर सही

40. हाइपोस्पेडियास में मूत्र मार्ग का छिद्र पेनिस की ऊपरी सतह पर पाया जाता है।
In hypospadias the urethral opening is found on the dorsal surfaces of penis.

उत्तर गलत

41. फीमोसिस एक सामान्य अवस्था है।
Phimosis is a normal condition.

उत्तर गलत

42. चिकेनपाक्स की इन्क्यूवेशन अवधि 14 से 16 दिन होती है।
Incubation period of chicken pox is 14 to 16 days.

उत्तर सही

43. तीव्र रूमेटिक बुखार गोनाकोकाई के कारण होता है।
Acute rheumatic fever is caused by gonococci.

उत्तर गलत

44.   कोपलिक स्पोट पोलियो में होते है।
      Koplik's spot is found in polio.

उत्तर गलत

45.   बच्चे के 6 महीने पर स्थाई दाँत निकलने है।
      Eruption of permanent teeth starts at 6 month.

उत्तर गलत

46.   स्ट्रेबिसमस को मोतियाबिंद भी कहते है।
      Strabismus is also called cataract.

उत्तर गलत

47.   एसकेरिएसिस एक परजीवी संक्रमण है।
      Ascariasis is a hookworm infestation.

उत्तर सही

48.   हडिड्यों के क्षय रोग को पोट्स स्थाइन कहते हैं।
      Tuberculosis of the spine is also called pott's spine.

उत्तर सही

49.   टायफाइड बुखार संदूषित वायु द्वारा फैलता है।
      Typhoid fever is transmitted by contaminated air.

उत्तर   गलत

50.   बच्चे की डेल्टाइड पेशी पर intramuscular injection लगाया जाता हैं।
      Deltoid muscle is used to give intramuscular injection in children.

उत्तर सही

51.   Weaning should start at 2 months of age.
      वीनिंग दो महीने में शुरू करते हैं।

उत्तर गलत

52.   Physiological jaundice develops within 24 hours after birth.
      फिजीयोलोजिकल पीलिया जन्म की 24 घंटे के अन्दर हो जाता है।

उत्तर गलत

53.   Facial palsy is also known as Bell's palsy
      फेसियल पालसी को बेल्स पालसी भी कहते हैं।

उत्तर गलत

53.   The infant can sit with support at 5 to 6 months age.
      बच्चा को 5 से 6 माह की उम्र में सहारे के साथ बैठ सकता है।

उत्तर सही

54.   Prolonged use of highly concentration of oxygen cause retrolental fibroplasias.
      लम्बे समय तक ज्यादा कन्स्ट्रेक्शन ऑक्सीजन देने से बच्चों में रिटोलेन्टल फैब्रोप्लासिया हो सकता है।

उत्तर सही

55. Encopresis means bed wetting.

एनकोप्रेसिस का मतलब है बेड बेटिंग।

उत्तर गलत

56. Deficiency of vit A leads to beri beri.

विटामिन A की कमी से बेरी बेरी होता है।

उत्तर गलत

57. In rectovaginal fistula there is a communication between rectum and vagina.

रेक्टोवजैनल फीस्टुला में रेक्टम और योनि के बीच में रास्ता है।

उत्तर सही

58. Kerning's sign is seen is tetanus.

टेटनस में केरनिंग चिन्ह होता है।

उत्तर गलत

59. Impetigo is a bacterial skin infection.

इमपेडिगो जीवाणु से होने वाला त्वचा का संक्रामक बीमारी है।

उत्तर सही

60. Administration of more than 40% concentrated oxygen for a long period to preterm baby leads to retrolental fibroplasia.

40 प्रतिशत से अधिक सांद्रता वाले ऑक्सीजन लम्बे समय प्रीटर्म शिशु को देने से रिट्रोलेन्टल फाइब्रोप्लेसिया होता है।

उत्तर सही

61. 0 to 1 year old baby is called toddler.

0 से 1 वर्ष के बच्चे को टोडलर कहते हैं।

उत्तर गलत

62. The head circumference becomes equal to the chest circumference by 2 years of age.

सिर की परिधि और वक्ष की परिधि दो वर्ष की आयु में बराबर होती है।

उत्तर सही

63. In corrosive poisoning vomiting is induced.

तीव्र संक्षारक विषाक्तता (कोरोसीव पॉइजनिंग) में वमन उत्पन्न करता है।

उत्तर गलत

64. The first stool of the neonate is called meconium.

नवजात शिशु के पहले मल को मेकोनियम कहते हैं।

उत्तर सही

65. Widal test is done to detect diphtheria.

डिपथीरिया पता करने के लिए विडाल टेस्ट करते हैं।

उत्तर गलत

66. Projectile vomiting is seen in pyloric stenosis.

बहिर्क्षेपी वमन पाइलोरिक स्टेनोसिस में होता है।

उत्तर सही

67. Pus in the pleural cavity is known as emphysema.

फुप्फुस गुहा में पींव या पस होने को एम्फायसिमा कहते हैं।

उत्तर गलत

68. Deficiency of antidiuretic hormone leads to diabetes insipidus.

एन्टीड्रियूरेटिक हारमोन की कमी से डायबिटीज इनसीपीडिस होता है।

उत्तर सही

69. Enuresis means bed wetting.

असंयतता का मतलब है बिस्तर गीला करना।

उत्तर सही

70. Oral thrush is caused by Candida albicans.

ओरल थ्रस कैंडिडा अल्बिकन्स के कारण होता है।

उत्तर सही

71. Talipes equinovarus is also known as clubbed fingers.

Talipes equinovarus भी जुड़ी हुई उंगलियों के रूप में जाना जाता है।

उत्तर गलत

72. Acute sinusitis is a condition in which there is inflammation of the oral MUCOUS membrance.

तीव्र Sinusitis एक बीमारी है जिसमें मौखिक श्लेश्म झिल्ली की सूजन होती है।

उत्तर गलत

73. Kwashiorkor and marasmus are commonly caused by deficiency of protein.

Kwashiarkor और marasmus आमतौर पर प्रोटीन की कमी की वजह से होता है।

उत्तर सही

74. Clove hitch is a method of restraining.

Clove hitch निरोधक की एक विधि है।

उत्तर सही

75. The temperature maintained in an incubator is 37°–39°C.

इनक्यूबेटर का तापमान 37°–39°C होता है।

उत्तर गलत

76. Encopresis is the involuntary discharge of urine.

Encopresis मूत्र की अनैच्छिक मुक्ति है।

उत्तर गलत

77. At birth head circumference is greater than chest circumference.

जन्म के समय सिर परिधि छाती परिधि से बड़ा होता है।

उत्तर सही

78. Birth to 1 year baby is called neonate.

जन्म से एक वर्ष के शिशु को न्योनेट कहा जाता है।

उत्तर गलत

79. Meningitis is a condition in which there is inflammation of the cardiac muscle.

मेनिनजाइटिस एक बीमारी है जिसमें हृदय की मांसपेशी में सूजन होती है।

उत्तर गलत

80. There is no relation between development and growth.

Ans False

81. The temperature maintained in an incubator is 37°–39°C.

Ans False

82. Diarrhea is a complication of phototherapy due to increased bile salt in the bowel.

Ans True

83. Baby friendly hospital initiative is launched in 1994.

Ans False

84. Encopresis is the involuntary discharge of urine.

Ans False

85. Respiratory distress syndrome is caused due to deficiency of fluids.

Ans False

86. Whooping cough is caused by bordetella pertussis.

Ans True

87. Talipes equinovarus is one of the varieties of clubfoot.

Ans True

88. Schick test is done in typhoid.

Ans False

89. The age of a toddler is one year.

Ans False

90. निमोनिया में फोटोथैरेपी का उपयोग किया जाता है। (Phototherapy is used in case of pneumonia).

उत्तर गलत

91. जन्म के समय सिर का आकार सीने के आकार से ज्यादा होता है। (At birth the head circumference is more that than chest circumference).

उत्तर सही

92. कुकुर खाँसी बोर्डेटेला परटुसिस के कारण होती है। (Whooping cough is caused by Bordetella pertussis).

उत्तर सही

93. टिक्स एक हैबिट डिसऑर्डर हैं। (Tics is a habit disorder).

उत्तर सही